小児 頭痛の診かた

JN036502

改訂2版

これならできる！
頭痛専門小児科医の
アプローチ

監修 **藤田光江**
筑波学園病院小児科／
東京クリニック小児・思春期頭痛外来

編集 **荒木　清**
東京都済生会中央病院小児科小児・思春期頭痛外来

桑原健太郎
広島市立広島市民病院小児科／
唐淵会桑原医院

南 山 堂

執筆者<small>（執筆順）</small>

桑原健太郎　広島市立広島市民病院小児科／唐淵会桑原医院

山中　　岳　東京医科大学小児科・思春期科学分野主任教授

藤田　光江　筑波学園病院小児科／東京クリニック小児・思春期頭痛外来

荒木　　清　東京都済生会中央病院小児科小児・思春期頭痛外来

安藤　直樹　城西こどもクリニック院長

疋田　敏之　帝京大学医学部客員研究員／ひきた小児科クリニック院長

泰地　秀信　慶應義塾大学医学部共同研究員／つくし野耳鼻咽喉科院長

尾崎　裕彦　きりんカームクリニック院長

改訂2版の序

　本書の初版は2018年4月に発刊され，現在まで約4年弱の月日が経過した．この間，頭痛関連分野の研究，診療は着々と進歩を遂げている．初版の序文にも記した頭痛診療（診断・治療）の基本ともいえる国際頭痛分類は，初版時の「国際頭痛分類 第3版beta版」から「国際頭痛分類 第3版」に，「慢性頭痛の診療ガイドライン2013」は「頭痛の診療ガイドライン2021」に改訂，出版された．

　頭痛の診療ガイドライン2021では，わが国でも2021年から使用可能となったCGRP（calcitonin gene-related peptide）関連薬剤である抗CGRP抗体，抗CGRP受容体抗体の片頭痛予防薬としての有効性が記載され，また新たに二次性頭痛の項目が加えられたことが特徴である．小児・思春期の頭痛の章もCQ（Clinical Question）が増え，小児・思春期の片頭痛非薬物療法，片頭痛に関連する周期性症候群，不登校・不規則登校を伴う頭痛の項が追加され，片頭痛の予防薬の選択に関しても新たに再検討された．

　これらの頭痛診療を取り巻く情勢の変化を取り入れ，本書も改訂が必須となり，今回の改訂2版の発刊となった．CGRP関連薬剤などの新たな治療が，直ちに小児・思春期患児に適応されるわけではないが，改訂2版では初版の内容を踏襲しつつ，国際頭痛分類 第3版および頭痛の診療ガイドライン2021を基本とし，新たに「不登校・不規則登校を伴う頭痛の治療」，「神経発達症（発達障害）に伴う頭痛の治療」の項も追加し，より小児・思春期頭痛診療の実践に適した充実した内容になったと自負している．

　新型コロナウイルス感染症（COVID-19）によるコロナ禍（下）3年目の現在，われわれ小児科の一般日常診療は激変した．感染症の減少と裏腹に，精神面での不調や昼夜逆転，不登校の児童は増加し，頭痛（片頭痛，緊張型頭痛とも）を訴える患児も増加（顕性化）した印象が強い．小児科医の皆様，脳神経内科・脳神経外科の頭痛専門医の先生方にも，小児・思春期の頭痛診療への応援・参画を是非お願いしたいと思う．本書が皆様の日常の頭痛診療に何らかの参考になれば幸いである．

2022年1月

荒　木　　清

桑原健太郎

初版の序

　「頭痛」はあくまで自覚的症状であり，その診療は必ずしも容易ではない．例えば「片頭痛」にしても，幼児期，学童期，思春期，成人ではその表現型も異なり，さらに季節，天候，学校・家庭などの環境，共存症・合併症，生活習慣などによりその頻度も容易に変化する．

　小児科の臨床では，「頭痛診療」は長い間重要視されていなかった．小児科における頭痛診療，特に一次性頭痛の診療は，藤田光江先生が先陣を切り，最近は日本頭痛学会所属の小児科医も増え，「頭痛診療に関心を持つ小児科医の集い（JHP：Japanese Headache Meeting of Pediatricians）」も新たに発足するなかで確立されてきており，小児科の臨床において「やっと日の当たる位置に来た」感がする．小児科関連の和雑誌にも，2008年に初めて「頭痛」のテーマで特集が組まれ，それ以降も取り上げられるようになった．ただし，これらは小児科医以外の神経内科や脳神経外科など他科の先生方の執筆も多く，全体のまとまり・統一感の点で小児科医の視点から違和感を覚えることも多かった．

　今回発刊する「小児・思春期の頭痛の診かた」は，その執筆陣がすべて小児科医および小児耳鼻咽喉科医であることが画期的である．これらの執筆者らは，長い間真摯に（本当にクソ真面目に）小児・思春期の頭痛診療に取り組んできた「仲間」である．自分の頭痛患者さんが転居する際などは，安心して紹介し，その患児の治療・経過観察を全面的に任せられる頭痛専門医である．

　頭痛診療は（特に小児・思春期の頭痛診療は），患児や医師により変化しうるものと考えるが，診断・治療の「基本」は存在する．この「基本」は本書の本文中に何度も登場する「国際頭痛分類 第3版 beta版」（2刷で国際頭痛分類 第3版に変更）ならびに「慢性頭痛の診療ガイドライン2013」の2つであり，小児・思春期の頭痛診療はこれらに沿って行うことが最も大切である．しかし成人と異なり，小児・思春期という成長期ならではの問題点や使用薬物の制限・注意点なども加わり，小児・思春期頭痛診療は「一筋縄ではいかぬ」ことも多い．本書には，各執筆者の経験に裏打ちされた，教科書には載っていない（行間に隠された）診療のヒントや困った時の対処法・解決策なども多く記載され，自分自身で読み直しても感銘する内容となっており読み物としても面白いと自負している．本書はいわゆる小児の頭痛の教科書ではない．ぜひベッドサイドに置いていただき，日々の小児・思春期の頭痛診療にご活用いただければ幸いである．

　最後に，原稿締め切り破りの個性ある執筆陣にお付き合いをいただいた南山堂熊倉倫穂氏，松村みどり両氏に深謝する．

2018年3月

荒木　清
桑原健太郎

目 次

第1章 小児・思春期の頭痛の特徴

1 知っておきたい小児・思春期の頭痛の種類 ……………〔桑原健太郎〕 2

2 小児・思春期の頭痛の有病率 ……………〔桑原健太郎〕 13

3 小児・思春期の頭痛の症状，誘因，共存症 ……………〔山中 岳〕 21

4 頭痛が起きるメカニズム ……………〔山中 岳〕 27

第2章 小児・思春期の頭痛の診断

1 診断の基本的な考え方 ……………〔桑原健太郎〕 36

2 問 診

　1. 問診票の作成と活用のすすめ ……………〔桑原健太郎〕 44

　2. 上手くいく問診のしかた ……………〔桑原健太郎〕 55

3 頭痛ダイアリーの活用のしかた ……………〔藤田光江〕 70

4 頭痛関連の検査―どのような頭痛に検査が必要と
なるのか？ ……………〔荒木 清〕 89

第3章 小児・思春期の頭痛の治療

1 治療の基本的な考え方 ……………〔荒木 清〕 102

2 非薬物療法の基本 ……………〔荒木 清〕 110

3 薬物療法の基本 ……………〔安藤直樹〕 124

4 片頭痛の治療 ……………〔安藤直樹〕 143

5 緊張型頭痛の治療 ……………〔荒木 清〕 155

6 慢性連日性頭痛の治療 ……………〔藤田光江〕 164

7 不登校・不規則登校を伴う頭痛の治療 ……………〔藤田光江〕 180

8 周期性嘔吐症候群，腹部片頭痛の治療 ……………〔疋田敏之〕 194

9 起立性調節障害（OD）に伴う頭痛の治療 ……………〔桑原健太郎〕 203

10 神経発達症（発達障害）に伴う頭痛の治療 ……………〔桑原健太郎〕 219

11 耳鼻科領域の頭痛の治療 ················· 〔泰地秀信〕 230

12 漢方薬による治療—片頭痛，緊張型頭痛および
共存・合併疾患の治療 ················· 〔尾崎裕彦〕 246

13 片頭痛とてんかんの関連 ················· 〔藤田光江〕 260

索 引 ····················· 269

症 例

● 14歳 7ヵ月女子—視野障害を強く訴えた片頭痛の例 ··············· 〔疋田敏之〕 66
● 11歳男児—連日のように頭痛を訴える例 ··············· 〔山中 岳〕 68
● 12歳（小学 6年）男児—予防薬が効きにくい前兆のない片頭痛の例 ········· 〔藤田光江〕 80
● 15歳（中学 3年）男子—予防薬開始から発作軽減がダイアリーで確認できた
前兆のない片頭痛の例 ··············· 〔藤田光江〕 83
● 12歳（中学 1年）男児—心理社会的要因関与の慢性緊張型頭痛の例 ········· 〔藤田光江〕 85
● 11歳女児—鼻副鼻腔炎（鼻炎＋副鼻腔炎）の例 ··············· 〔荒木 清〕 91
● 9歳男児—脳腫瘍の例 ··············· 〔荒木 清〕 92
● 15歳女子—くも膜下出血の例 ··············· 〔荒木 清〕 94
● 7歳男児—脳動静脈奇形の例 ··············· 〔荒木 清〕 95
● 3歳女児—もやもや病の例 ··············· 〔荒木 清〕 96
● 14歳男子—慢性連日性頭痛，登校不可，昼夜逆転の例 ··············· 〔荒木 清〕 113
● 12歳女児—前兆のある片頭痛の例 ··············· 〔安藤直樹〕 151
● 14歳女子—前兆のない片頭痛，月経関連片頭痛の例 ··············· 〔安藤直樹〕 152
● 10歳男児—前兆のない片頭痛の例 ··············· 〔安藤直樹〕 152
● 7歳男児—慢性片頭痛，自閉スペクトラム症の例 ··············· 〔安藤直樹〕 153
● 15歳（中学 3年）女子—頻発反復性緊張型頭痛の例 ··············· 〔荒木 清〕 160
● 15歳女子—増加した前兆のない片頭痛＋慢性緊張型頭痛＋登校不可の例 〔荒木 清〕 162
● 14歳（中学 2年）女子—月経関連片頭痛の共存が明らかになった
慢性連日性頭痛の例 ··············· 〔藤田光江〕 175
● 10歳（小学 4年）男児—連日性頭痛となり登校しなくなった例 ··············· 〔藤田光江〕 187
● 15歳（中学 3年）女子—身体症状症，適応障害が考えられた
慢性連日性頭痛の例 ··············· 〔藤田光江〕 189
● 15歳 7ヵ月女子—周期性嘔吐症候群の例 ··············· 〔疋田敏之〕 200
● 3歳 5ヵ月女児—腹部片頭痛の例 ··············· 〔疋田敏之〕 201
● 16歳女子—生活指導と支持的面接が有効であった OD に伴う頭痛の例 〔桑原健太郎〕 215
● 13歳男子—前兆のない片頭痛に OD が共存していた例 ··············· 〔桑原健太郎〕 217
● 10歳 9ヵ月男児—広汎性発達障害の患児が慢性連日性頭痛となった例 ······· 〔桑原健太郎〕 227
● 8歳男児—鼻副鼻腔炎による頭痛と片頭痛との鑑別が問題となった例 ···· 〔泰地秀信〕 243
● 12歳男児—五苓散が予防療法に有効であった片頭痛の例 ··············· 〔尾崎裕彦〕 256
● 12歳女児—苓桂朮甘湯が有効であった体位性頻脈症候群の例 ··············· 〔尾崎裕彦〕 257
● 9歳（小学 3年）女児—てんかん性放電を伴う前兆のない片頭痛の例 ········ 〔藤田光江〕 265

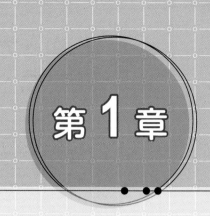

第1章

小児・思春期の頭痛の特徴

知っておきたい 小児・思春期の頭痛の種類

　本項では，小児・思春期の頭痛の種類について国際頭痛分類 第3版[1] を中心に解説する．

１ 頭痛はどのように分類されているのか

　頭痛（headache）は，発熱や腹痛と同様に身体症状の1つであるが，慢性的に頭痛を反復すると頭痛性疾患（headache disorder）とされ，「国際頭痛分類 第3版」〔The International Classification of Headache Disorders, 3rd edition〕（ICHD-3）[1] により分類される．

　国際頭痛分類とその診断基準は，頭痛の疾患概念を統一し，病態や治療法を論ずるために欠かせないものである．現在の第3版は，世界保健機構（WHO）の国際疾患分類 第11版（ICD-11）に同期させて作成された．

　国際頭痛分類 第3版に記載されている頭痛は，「第1部：一次性頭痛」，「第2部：二次性頭痛」，「第3部：有痛性脳神経ニューロパチー，他の顔面痛およびその他の頭痛」の大きく3つに分類されており，その下にさらに14の下位分類がある（**表1-1-1**）．

　「一次性頭痛」とは，頭痛そのものが頭痛疾患であり，頭痛症状の原因となる頭蓋内疾患や全身疾患がない．一次性頭痛は俗に「頭痛持ちの頭痛」と呼ばれる．

　それに対し「二次性頭痛」は，頭痛症状をきたす原因疾患である頭蓋内疾患や全身疾患があり，頭痛は疾患の症状の1つである．一般的には「基礎疾患のある頭痛」と呼ばれる．

　一次性頭痛と二次性頭痛とは別に，「有痛性脳神経ニューロパチー，他の顔面痛およびその他の頭痛」は，三叉神経，中間神経，舌咽・迷走神経，後頭神経などの神経が，神経の圧迫，または寒冷などの刺激，または中枢神経伝導路の病変により，神経支配領域に起こす刺痛，または持続痛である．

　これらの3つに分類された頭痛はさらに階層的に分類され，14の下位分

表 1-1-1　国際頭痛分類 第 3 版における頭痛の分類

第 1 部：一次性頭痛	第 2 部：二次性頭痛	第 3 部：有痛性脳神経ニューロパチー，他の顔面痛およびその他の頭痛
1. 片頭痛	5. 頭頸部外傷・傷害による頭痛	13. 脳神経の有痛性病変およびその他の顔面痛
2. 緊張型頭痛	6. 頭頸部血管障害による頭痛	14. その他の頭痛性疾患
3. 三叉神経・自律神経性頭痛（TACs）	7. 非血管性頭蓋内疾患による頭痛	
4. その他の一次性頭痛疾患	8. 物質またはその離脱による頭痛	
	9. 感染症による頭痛	
	10. ホメオスターシス障害による頭痛	
	11. 頭蓋骨，頸，眼，耳，鼻，副鼻腔，歯，口あるいはその他顔面・頸部の構成組織の障害による頭痛または顔面痛	
	12. 精神疾患による頭痛	

TACs：trigeminal autonomic cephalalgias

類では 1〜5 桁のレベルに分けられ，コード番号が付けられている．例えば「家族性片麻痺性片頭痛 1 型（FHM1）」は，「1.2.3.1.1」という 5 桁のコード番号で表される．一般診療では，コード番号が 1 桁（頭痛のタイプ）もしくは 2 桁（頭痛のサブタイプ）レベルの診断が通常用いられる．下位分類は 300 種類以上に及ぶため，これらの頭痛の 1 つ 1 つをすべて暗記することは不可能である．したがって実地臨床においては，小児・思春期の代表的な頭痛について，起こり方，頻度，経過などの基本的な特徴を理解し，診断基準を日頃から参照しておいて必要に応じて調べればよい．

■ 国際頭痛分類を用いた実際の診断のつけかた

　実際の診断においては，国際頭痛分類 第 3 版に従って，患者が有するすべての頭痛のタイプ（1 桁），サブタイプ（2 桁），サブフォーム（3 桁以上）を別々に診断しコード化し，1 つ以上の診断名がある時は，その患者にとって重要な順に記載する．また患者の頭痛のタイプが，異なる 2 つの診断基準を満たす場合は，どちらの可能性が高いかを決定する．複数の頭痛が診断される場合は，それぞれの頭痛のエピソードを頭痛ダイアリーに記録してもら

うことで頭痛診断の正確性は向上し，治療に関する正確な判断が可能になる．また患者は，頭痛ダイアリーの記録を通じてそれぞれの頭痛の鑑別方法がわかるようになる．

　一次性頭痛か，二次性頭痛か，その両方か，という診断もつける必要がある．頭痛の原因となる疾患と同時期に新しい頭痛が発症し，その疾患の因果関係以外の診断基準を満たす場合は，その新しい頭痛が一次性頭痛の特徴を持っていても，原因疾患による二次性頭痛とする．以前から存在する一次性頭痛が，原因疾患と同時期に慢性化する場合は，一次性および二次性頭痛の両方の診断をつける．以前から存在する一次性頭痛が，原因疾患と同時期に有意に悪化する（頻度や重症度が 2 倍以上）場合は，その原因疾患が頭痛の原因になりうる十分な証拠があれば，一次性および二次性頭痛の両方の診断をつける．一次性，二次性に関わらず，ほぼすべての頭痛の診断基準の最終項目は，「ほかに最適な ICHD-3 の項目がない」と記載されていて，常にほかに考えられる診断がないか検討することを求めている．

② 小児科医必須！ 知っておきたい小児・思春期の頭痛

　国際頭痛分類 第 2 版[2)]の序文には，プライマリ・ケア医は最初のレベル，すなわち「片頭痛」が診断できれば十分であること，特に「前兆のない片頭痛」，「前兆のある片頭痛」，「緊張型頭痛」の主要なサブタイプ，および「群発頭痛」とその他の少数の頭痛の診断基準を知っていればよいこと，それ以外は折に触れて調べればよいと述べられている．

　下記に，小児科医が知っておきたい頭痛をあげる．それぞれの診療アプローチの詳細については本書の各解説ページをご参照いただきたい．また本書では，ここにあげた頭痛以外にも小児科医の日常診療で遭遇する頭痛として，「起立性調節障害（OD）に伴う頭痛」(p.203) と「耳鼻科領域の頭痛 (p.230)」についても取り上げている．これらをおさえていただければ，小児・思春期の頭痛についてはほぼ全体を把握することができる．

表 1-1-2　1.1「前兆のない片頭痛」の診断基準

A. B〜D を満たす発作が 5 回以上ある（注 1）
B. 頭痛発作の持続時間は 4〜72 時間（未治療もしくは治療が無効の場合）（注 2, 3）
C. 頭痛は以下の 4 つの特徴の少なくとも 2 項目を満たす
  1. 片側性
  2. 拍動性
  3. 中等度〜重度の頭痛
  4. 日常的な動作（歩行や階段昇降など）により頭痛が増悪する，あるいは頭痛のために日常的な動作を避ける
D. 頭痛発作中に少なくとも以下の 1 項目を満たす
  1. 悪心または嘔吐（あるいはその両方）
  2. 光過敏および音過敏
E. ほかに最適な ICHD-3 の診断がない

注 1：1 回あるいは数回の片頭痛発作を症候性の片頭痛様頭痛発作と鑑別することは時に困難であると考えられる．また，1 回あるいは数回の頭痛発作では特徴を把握することが難しい場合もある．したがって，発作を 5 回以上経験していることを診断の要件とした．発作回数が 5 回未満の例は，それ以外の 1.1「前兆のない片頭痛」の診断基準を満たしていても，1.5.1「前兆のない片頭痛の疑い」にコード化すべきである．
注 2：片頭痛発作中に入眠してしまい，目覚めたときには頭痛を認めない患者では，発作の持続時間を目覚めた時刻までとみなす．
注 3：小児および思春期（18 歳未満）では，片頭痛発作の持続時間は，2〜72 時間としてもよいかもしれない（小児においては未治療時の発作持続時間が 2 時間未満でありうることのエビデンスは未だ立証されていない）．

（日本頭痛学会・国際頭痛分類委員会 訳：国際頭痛分類 第 3 版，p.3-4，医学書院，2018）

■ 1.1「前兆のない片頭痛」(表 1-1-2)〔第 3 章-4. 片頭痛の治療（p.143〜154）参照〕

　片頭痛は反復性の頭痛で，日常生活に支障がある頭痛であり，随伴症状として悪心・嘔吐などの消化器自律神経症状，光過敏や音過敏などの外的刺激に対する過敏性がみられるという特徴を持つ．小児あるいは 18 歳未満では，片頭痛発作の持続時間は 2〜72 時間で，成人と比較して両側性であることが多い．小児における片頭痛の部位は，通常は前頭側頭部であり，後頭部痛はまれであるため，診断上の注意が必要である．年少児の光過敏および音過敏は，患児の行動から推測することができる．

表 1-1-3　1.2「前兆のある片頭痛」の診断基準

A.　B および C を満たす発作が 2 回以上ある
B.　以下の完全可逆性前兆症状が 1 つ以上ある
1.　視覚症状
2.　感覚症状
3.　言語症状
4.　運動症状
5.　脳幹症状
6.　網膜症状
C.　以下の 6 つの特徴の少なくとも 3 項目を満たす
1.　少なくとも 1 つの前兆症状は 5 分以上かけて徐々に進展する
2.　2 つ以上の前兆が引き続き生じる
3.　それぞれの前兆症状は 5～60 分持続する（注 1）
4.　少なくとも 1 つの前兆症状は片側性である（注 2）
5.　少なくとも 1 つの前兆症状は陽性症状である（注 3）
6.　前兆に伴って，あるいは前兆出現後 60 分以内に頭痛が発現する
D.　ほかに最適な ICHD-3 の診断がない

注 1：例えば，1 回の前兆の間に 3 つの症状が出現する場合には，前兆の許容最長持続時間は 3×60 分間である．運動症状は最長 72 時間持続する場合もある．
注 2：失語は常に片側性症状とみなされるが，構音障害は片側性の場合もそうでない場合もありうる．
注 3：閃輝暗点（fortification spectrum）やチクチク感は前兆の陽性症状である．
　　　（日本頭痛学会・国際頭痛分類委員会 訳：国際頭痛分類 第 3 版，p.5，医学書院，2018）

■ 1.2「前兆のある片頭痛」（表 1-1-3）〔第 3 章-4. 片頭痛の治療（p.143～154）参照〕

　片頭痛の前兆とは，通常 5 分以上かけて徐々に進展し，かつ持続時間が 60 分未満の可逆性中枢神経症状のことである．

　国際頭痛分類 第 3 版では，前兆のあとに生じる頭痛は，1.2「前兆のない片頭痛」の特徴がなくてもよいとされている．典型的な前兆には視覚症状，感覚症状，言語症状があり，これらの前兆がある場合は 1.2.1「典型的前兆を伴う片頭痛」に分類される．構音障害，回転性めまい，耳鳴，難聴，複視，運動失調，意識レベルの低下など，脳幹由来の症状が前兆である場合は 1.2.2「脳幹性前兆を伴う片頭痛」に分類される．運動麻痺の前兆があるものは 1.2.3「片麻痺性片頭痛」に分類され，さらに 1.2.3.1「家族性片麻痺性片頭痛」と 1.2.3.2「孤発性片麻痺性片頭痛」に分類される．家族性片麻痺性片頭痛は原因となる遺伝子により 1.2.3.1.1「家族性片麻痺性片頭痛 1 型（*CACNA1A* 遺伝子変異）」，1.2.3.1.2「家族性片麻痺性片頭痛 2 型（*ATP1A2* 遺伝子変異）」，1.2.3.1.3「家族性片麻痺性片頭痛 3 型（*SCN1A* 遺伝子変異）」および 1.2.3.1.4「家族性片麻痺性片頭痛，他の遺伝子座」に分類される．単眼の視覚障害（閃輝，暗点，視覚消失など）の発作が片頭痛に伴って繰り返し起こる

表 1-1-4　1.3「慢性片頭痛」の診断基準

A. 片頭痛様または緊張型頭痛様（注1）の頭痛が月に15日以上の頻度で3ヵ月を超えて起こり，BとCを満たす
B. 1.1「前兆のない片頭痛」の診断基準B〜Dを満たすか，1.2「前兆のある片頭痛」の診断基準BおよびCを満たす発作が，併せて5回以上あった患者に起こる
C. 3ヵ月を超えて月に8日以上で，以下のいずれかを満たす（注2） 　1. 1.1「前兆のない片頭痛」の診断基準CとDを満たす 　2. 1.2「前兆のある片頭痛」の診断基準BとCを満たす 　3. 発症時には片頭痛であったと患者が考えており，トリプタンあるいは麦角誘導体で改善する
D. ほかに最適なICHD-3の診断がない（注3〜5）

注1：頭痛が頻発する，あるいは持続する患者においては個々の頭痛発作を鑑別することが困難であるため，反復性頭痛から1.3「慢性片頭痛」を独立させた．実際，頭痛の性状は日によって変わるだけでなく，同じ日の中でさえも変化することがありうる．そのような患者では，頭痛の自然経過を観察するために休薬を続けることは非常に困難である．このような状況においては，前兆のある発作も前兆のない発作も，緊張型頭痛様の頭痛も同様に数える（ただし，二次性頭痛は含まない）．

注2：頻回再発性頭痛の特徴を明らかにするためには，少なくとも1ヵ月間，痛みおよび関連症状について記録した頭痛ダイアリーを毎日つけることが通常求められる．

注3：1.3「慢性片頭痛」の診断基準には緊張型頭痛様の頭痛が含まれているため，その診断において2.「緊張型頭痛」およびそのサブタイプは除外される．

注4：4.10「新規発症持続性連日性頭痛（NDPH）」は1.3「慢性片頭痛」を示唆する特徴をもつこともありうる．慢性片頭痛は1.1「前兆のない片頭痛」または1.2「前兆のある片頭痛」（あるいはその両方）から時間経過とともに進展する．したがって，これらの診断基準A〜Cを満たす頭痛発作が，明らかに連日性であり初発から24時間未満で非寛解性となる場合には4.10「新規発症持続性連日性頭痛（NDPH）」にコード化する．患者が発症の仕方を覚えていない，あるいは不明確である場合には，1.3「慢性片頭痛」にコードする．

注5：慢性片頭痛を示唆する症状の最も一般的な原因は，8.2「薬剤の使用過多による頭痛（MOH）」において定義されている，治療薬の過剰使用である．1.3「慢性片頭痛」とみなされる患者の約半数は，薬物離脱後に反復性頭痛に戻る．これらの患者は，ある意味では，1.3「慢性片頭痛」と誤診されていることになる．同様に，治療薬過剰使用とみなされる患者の多くは薬物離脱後にも症状が改善しない．（薬剤の過剰使用によって引き起こされる慢性化は常に可逆性であると仮定すると）この場合，8.2「薬剤の使用過多による頭痛（MOH）」の診断はある意味で不適切であるかもしれない．これらの理由から，またすべてに関連した診断名をつけるという原則に則って，1.3「慢性片頭痛」と8.2「薬剤の使用過多による頭痛（MOH）」の診断基準を満たす患者は，両方の診断名を与えられるべきである．薬物離脱後，片頭痛は反復性のタイプに戻る，もしくは慢性のまま持続し，それぞれに従って再診断される．後者の場合は，8.2「薬剤の使用過多による頭痛（MOH）」の診断は取り消される可能性がある．

（日本頭痛学会・国際頭痛分類委員会 訳：国際頭痛分類 第3版，p.10-11，医学書院，2018）

場合は1.2.4「網膜片頭痛」に分類される．

■ 1.3「慢性片頭痛」（表1-1-4）〔第3章-4. 片頭痛の治療（p.149），第3章-6. 慢性連日性頭痛の治療（p.166）参照〕

慢性片頭痛では，頭痛が月に15回以上の頻度で3ヵ月を超えて起こり，少なくとも月に8日の頭痛が片頭痛の特徴を持っている．2.3「慢性緊張型頭痛」，4.10「新規発症持続性連日性頭痛」，8.2「薬剤の使用過多による頭痛」との鑑別診断が必要である．

表 1-1-5　1.6.1.1「周期性嘔吐症候群」の診断基準

A. 強い悪心と嘔吐を示す発作が 5 回以上あり，B および C を満たす
B. 個々の患者では症状が定性化しており，予測可能な周期で繰り返す
C. 以下のすべてを満たす
　　1. 悪心，嘔吐が 1 時間に 4 回以上起こる
　　2. 発作は 1 時間〜10 日間続く
　　3. 各々の発作は 1 週間以上の間隔をおいて起こる
D. 発作間欠期には完全に無症状
E. その他の疾患によらない（注 1）

注 1：特に，病歴および身体所見は胃腸疾患の徴候を示さない．
（日本頭痛学会・国際頭痛分類委員会 訳：国際頭痛分類 第 3 版，p.14，医学書院，2018）

表 1-1-6　1.6.1.2「腹部片頭痛」の診断基準

A. 腹痛発作が 5 回以上あり，B〜D を満たす
B. 痛みは以下の 3 つの特徴の少なくとも 2 項目を満たす
　　1. 正中部，臍周囲もしくは局在性に乏しい
　　2. 鈍痛もしくは漠然とした腹痛（just sore）
　　3. 中等度〜重度の痛み
C. 発作中，以下の 4 つの随伴症状・徴候のうち少なくとも 2 項目を満たす
　　1. 食欲不振
　　2. 悪心
　　3. 嘔吐
　　4. 顔面蒼白
D. 発作は，未治療もしくは治療が無効の場合，2〜72 時間持続する
E. 発作間欠期には完全に無症状
F. その他の疾患によらない（注 1）

注 1：特に，病歴および身体所見が胃腸疾患または腎疾患の徴候を示さない，またはそれらの疾患を適切な検査により否定できる．
（日本頭痛学会・国際頭痛分類委員会 訳：国際頭痛分類 第 3 版，p.14，医学書院，2018）

■ **1.6「片頭痛に関連する周期性症候群」**〔第 3 章-8. 周期性嘔吐症候群，腹部片頭痛の治療（p.194），第 3 章-11. 耳鼻科領域の頭痛の治療（p.238）参照〕

　この疾患群は，国際頭痛分類 第 2 版[2]では「小児周期性症候群」とよばれていたが，成人にもみられることがあるため，国際頭痛分類 第 3 版では名称変更が行われた．「前兆のない片頭痛」または「前兆のある片頭痛」を併せ持つ患者や，これらの片頭痛を発症する可能性の高い患者に起こる．この疾患群には 1.6.1「再発性消化管障害」，1.6.2「良性発作性めまい」，1.6.3「良性発作性斜頸」が含まれている．再発性消化管障害には 1.6.1.1「周期性嘔吐症候群」（**表 1-1-5**），1.6.1.2「腹部片頭痛」（**表 1-1-6**）がある．

表 1-1-7　2.1「稀発反復性緊張型頭痛」の診断基準

A. 平均して 1 ヵ月に 1 日未満（年間 12 日未満）の頻度で発現する頭痛が 10 回以上あり，かつ B〜D を満たす
B. 30 分〜7 日間持続する
C. 以下の 4 つの特徴のうち少なくとも 2 項目を満たす
   1. 両側性
   2. 性状は圧迫感または締めつけ感（非拍動性）
   3. 強さは軽度・〜中等度
   4. 歩行や階段の昇降のような日常的な動作により増悪しない
D. 以下の両方を満たす
   1. 悪心や嘔吐はない
   2. 光過敏や音過敏はあってもどちらか一方のみ
E. ほかに最適な ICHD-3 の診断がない（注 1）

注 1：頭痛が 1.5「片頭痛の疑い」と 2.1「稀発反復性緊張型頭痛」の両方の診断基準を満たすときは，「確定診断は常に疑い診断に優先される」という規則に則って 2.1「稀発反復性緊張型頭痛」（または診断基準を満たすサブタイプ）にコード化する.
（日本頭痛学会・国際頭痛分類委員会 訳：国際頭痛分類 第 3 版, p.23, 医学書院, 2018）

表 1-1-8　2.2「頻発反復性緊張型頭痛」の診断基準

A. 3 ヵ月を超えて，平均して 1 ヵ月に 1〜14 日（年間 12 日以上 180 日未満）の頻度で発現する頭痛が 10 回以上あり，かつ B〜D を満たす
B. 30 分〜7 日間持続する
C. 以下の 4 つの特徴のうち少なくとも 2 項目を満たす
   1. 両側性
   2. 性状は圧迫感または締めつけ感（非拍動性）
   3. 強さは軽度〜中等度
   4. 歩行や階段の昇降のような日常的な動作により増悪しない
D. 以下の両方を満たす
   1. 悪心や嘔吐はない
   2. 光過敏や音過敏はあってもどちらか一方のみ
E. ほかに最適な ICHD-3 の診断がない（注 1）

注 1：頭痛が 1.5「片頭痛の疑い」と 2.2「頻発反復性緊張型頭痛」の両方の診断基準を満たすときは，「確定診断は常に疑い診断に優先される」という規則に従い 2.2「頻発反復性緊張型頭痛」（または診断基準を満たすサブタイプ）にコード化する.
（日本頭痛学会・国際頭痛分類委員会 訳：国際頭痛分類 第 3 版, p.23, 医学書院, 2018）

■ 2.「緊張型頭痛」〔第 3 章-5. 緊張型頭痛の治療（p.155）参照〕

　緊張型頭痛の性状は一般的には両側性，性状は圧迫感または締めつけ感，強さは軽度から中等度で，日常動作で増悪しない. 嘔吐はないが，光過敏または音過敏を呈することがある. 発作の頻度から，2.1「稀発反復性緊張型頭痛」（**表 1-1-7**），2.2「頻発反復性緊張型頭痛」（**表 1-1-8**），2.3「慢性緊張型頭痛」（**表 1-1-9**）に分類される.

表 1-1-9　2.3「慢性緊張型頭痛」の診断基準

A. 3 ヵ月を超えて，平均して 1 ヵ月に 15 日以上 (年間 180 日以上) の頻度で発現する頭痛で，B〜D を満たす
B. 数時間〜数日間，または絶え間なく持続する
C. 以下の 4 つの特徴のうち少なくとも 2 項目を満たす
1. 両側性
2. 性状は圧迫感または締めつけ感 (非拍動性)
3. 強さは軽度〜中等度
4. 歩行や階段の昇降のような日常的な動作により増悪しない
D. 以下の両方を満たす
1. 光過敏，音過敏，軽度の悪心はあってもいずれか 1 つのみ
2. 中程度・重度の悪心や嘔吐はどちらもない
E. ほかに最適な ICHD-3 の診断がない (注 1〜3)

注 1：2.3「慢性緊張型頭痛」と 1.3「慢性片頭痛」のいずれも，1 ヵ月に 15 日以上頭痛がみられる必要がある．2.3「慢性緊張型頭痛」は 2.2「頻回反復性緊張型頭痛」の診断基準 B〜D を満たす頭痛が 15 日以上ある．1.3 の「慢性片頭痛」は 1.1「前兆のない片頭痛」の診断基準 B〜D を満たす頭痛が 8 日以上ある．したがって，1 人の患者が両方の診断基準を満たすことが可能となる．例えば 1 ヵ月に片頭痛の基準を満たす頭痛が 8 日，緊張型頭痛の基準を満たす頭痛が 17 日の合わせて 25 日頭痛のあるような症例である．このような症例では，1.3「慢性片頭痛」の診断だけを与えるべきである．

注 2：2.3「慢性緊張型頭痛」は 2.2「頻回反復性緊張型頭痛」から時間経過に伴い進展する．それに対し，最初の頭痛発現から 24 時間未満で，連日かつ絶え間なく継続的な頭痛となり，A〜E を満たすことが明らかになる場合には，4.10「新規発症持続性連日性頭痛 (NDPH)」としてコード化する．頭痛がどのように起こったか思い出せない，あるいは不明確な場合は，2.3「慢性緊張型頭痛」としてコード化する．

注 3：診断がつけにくい多くの例で，治療薬の乱用がみられる．8.2「薬剤の使用過多による頭痛 (MOH)」のサブタイプのいずれかの基準 B を満たす場合，かつ 2.3「慢性緊張型頭痛」も基準を満たす場合は，2.3「慢性緊張型頭痛」に加えて 8.2「薬剤の使用過多による頭痛 (MOH)」にコード化する．使用過多の薬剤を中止後に，その診断は再評価されるべきである．緊張型頭痛か他の反復性の頭痛のサブタイプに戻り，もはや 2.3「慢性緊張型頭痛」の基準を満たさないことがまれでない．薬剤離脱後にもかかわらず症状が慢性的なままである場合は 8.2「薬剤の使用過多による頭痛 (MOH)」の診断は取り消される．

(日本頭痛学会・国際頭痛分類委員会 訳：国際頭痛分類 第 3 版，p.24-25，医学書院，2018)

■ 8.2「薬剤の使用過多による頭痛 (薬物乱用頭痛)」〔第 3 章-3. 薬物療法の基本 (p.128) 参照〕

　薬剤の使用過多による頭痛 (薬物乱用頭痛，medication-overuse headache：MOH) は，以前から一次性頭痛をもつ患者において，急性期または対症的頭痛治療薬を，3 ヵ月を超えて定期的に過剰使用 (乱用) した結果として 1 ヵ月に 15 日以上起こる頭痛である．各薬剤によって乱用期間と 1 ヵ月の摂取日数が異なる．(表 1-1-10)

■ 慢性連日性頭痛〔第 3 章-6. 慢性連日性頭痛の治療 (p.164) 参照〕

　Silberstein ら (1994 年) は，頭痛が 1 日平均 4 時間以上，月に 15 日以上，お

表1-1-10 国際頭痛分類 第3版における薬剤の使用過多による頭痛（薬物乱用頭痛, MOH）の薬剤使用日数

	乱用期間	1ヵ月の摂取日数
8.2.1 エルゴタミン乱用頭痛		10日以上
8.2.2 トリプタン乱用頭痛		
8.2.3 単純鎮痛薬乱用頭痛		
8.2.3.1 パラセタモール（アセトアミノフェン）乱用頭痛		15日以上
8.2.3.2 アセチルサリチル酸乱用頭痛		
8.2.3.3 その他の非ステロイド性抗炎症薬（NSAIDs）乱用頭痛	3ヵ月を超えて	
8.2.4 オピオイド乱用頭痛		
8.2.5 複合鎮痛薬乱用頭痛		
8.2.6 単独では乱用に該当しない複数医薬品による薬物乱用頭痛		10日以上
8.2.7 乱用内容不明な複数医薬品による薬物乱用頭痛		
8.2.8 その他の治療薬による薬物乱用頭痛		

表1-1-11 慢性連日性頭痛の4病型と国際頭痛分類 第3版における病名の対応

慢性連日性頭痛（CDH）	国際頭痛分類 第3版における病名			
	薬物乱用なし	薬物乱用あり		
		離脱で改善	離脱後も頭痛は不変・増悪	離脱なし
1. 変容性片頭痛（TM）	慢性片頭痛（CM）	薬物乱用頭痛（MOH）	CM	MOHの疑いCMの疑い
2. 慢性緊張型頭痛（CTTH）	CTTH	MOH	CTTH	MOHの疑いCTTHの疑い
3. 新規発症持続性連日性頭痛（NDPH）	NDPH	MOH	NDPH	MOHの疑い
4. 持続性片側頭痛（HC）	HC	―	―	―

CDH：chronic daily headache, TM：transformed migraine, CTTH：chronic tension-type headache, NDPH：new daily persistent headache, HC：hemicrania continua, CM：chronic migraine, MOH：medication-overuse headache

　おむね3ヵ月以上続いている状態を慢性連日性頭痛（chronic daily headache：CDH）と定義した[3]．「慢性連日性頭痛」自体は国際頭痛分類 第3版では採用されていないが，頭痛を正確に分類できない場合に，包括的に評価できる利便性があり，「慢性連日性頭痛」という用語は臨床ではよく用いられている．
　慢性連日性頭痛には，①変容性片頭痛，②慢性緊張型頭痛，③新規発症持

続性連日性頭痛，④持続性片側頭痛の下位分類4病型があり，変容性片頭痛はほぼ同意義の慢性片頭痛として，その他の3つはそのままの病名で国際頭痛分類 第3版に記載されている．また慢性連日性頭痛は，国際頭痛分類 第3版では二次性頭痛に分類される薬物乱用頭痛（薬剤の使用過多による頭痛，MOH）を含めている（**表1-1-11**）．最近では，スポーツ時の脳震盪による慢性連日性頭痛の報告もあり，慢性連日性頭痛は一次性頭痛と二次性頭痛の両方を含んでいる．

　ここまで小児・思春期の頭痛診療を行うにあたり，あらかじめ知っておきたい頭痛について概説した．その他の頭痛については，手元に国際頭痛分類 第3版をおいて必要時に参照していただきたい．

参考文献

1) 日本頭痛学会・国際頭痛分類委員会 訳：国際頭痛分類 第3版，医学書院，2018.

2) 日本頭痛学会・国際頭痛分類普及委員会 訳：国際頭痛分類 第2版　新訂増補日本語版，医学書院，2007.

3) Silberstein SD, et al：Classification of daily and near-daily headaches：proposed revisions to the IHS criteria. Headache, 34：1-7, 1994.

〔桑原健太郎〕

小児・思春期の頭痛の有病率

本項では，小児・思春期の頭痛について有病率，生活支障度などの疫学データを紹介し解説する．頭痛の疫学調査では，いつ，どのような母集団に対し，どのような方法で（どの版の国際頭痛分類に基づいて）調査が行われたかに注意して比較したり参照する必要がある．

1 成人の頭痛の有病率

日本の15歳以上の慢性頭痛を有する人は約4,000万人と推定され，そのうち約840万人は片頭痛患者（年間有病率8.4％）であり，前兆のある片頭痛は2.6％，前兆のない片頭痛は5.8％，また片頭痛の74％は生活支障度が高い．性別，年代別にみると，30代女性が最も有病率が高く約20％に達し，40代女性でも約18％と高い有病率を示している[1]．

緊張型頭痛は，一次性頭痛のなかで最も多い頭痛であるが，有病率は調査により大きく異なっている．緊張型頭痛のなかの慢性緊張型頭痛の有病率は1.5％で，このうち40.5％は日常生活に支障をきたしているという報告がある[2]．

2 小児・思春期の頭痛の有病率

小児・思春期の一次性頭痛で，有病率が高く代表的なものは，片頭痛と緊張型頭痛である．

● 世界各国の小児・思春期の片頭痛の有病率は，人口基盤調査で4.0〜19.2％，学校基盤調査で3.5〜39.3％，医療機関基盤調査で20〜60.5％である．また小児・思春期の緊張型頭痛の有病率は，学校基盤調査で3.3〜38.3％，医療機関基盤調査で25.6〜80.0％である[3]．

● 日本人の小児では，片頭痛の有病率は小学生で3.5％（男4.0％，女2.9％）[4]，中学生で4.8〜5.0％（男3.1〜3.3％，女6.5〜7.0％）[4,5]，高校生で15.6％

（男 13.7％，女 17.5％）[6]，**緊張型頭痛の有病率は小学生で 5.4％**（男 4.6％，女 6.1％），**中学生で 11.2％**（男 10.2％，女 12.2％）[4]，**高校生で 26.8％**（男 23.0％，女 30.6％）[6]というデータがある．

● 小児・思春期の頭痛の過去 25 年間の疫学的研究をまとめた 2013 年の総説では，**世界 32 ヵ国合計 22 万 7,249 名の小児**を対象にした 64 の横断的研究の全体の平均有病率は，**頭痛で 54.4％**（95％信頼区間 43.1～65.8％，男 49.3％，女 59.2％），**片頭痛で 9.1％**（同 7.1～11.1％，男 7.6％，女 10.5％）であった[7]．

● Goto らは，2012 年に茨城県の**小中学生 3,404 名（6～15 歳）**に対し，学校基盤の頭痛の生涯有病率調査を行った．頭痛は国際頭痛分類 第 3 版 beta 版により分類され，**3,285 名の小児のうち 1,623 名（49.4％）に頭痛があり，小学校での片頭痛，緊張型頭痛の有病率はそれぞれ 3.5％，5.4％で，中学校での有病率はそれぞれ 5.0％，11.2％**であった．緊張型頭痛に比べ，片頭痛には空腹（オッズ比 4.7），日差しの強い天候（3.3），肩こり（2.5）などの有意に多い誘因があり，片頭痛による日常生活の障害は小学生よりも中学生で大きかった．また頭痛の小児の約半数は，医学的治療を受けていなかったと報告している[4]．

● 2018 年には，**さいたま市内の小学生（4，5，6 年生）2,401 人，中学生 4,344 人の合計 6,745 人**を対象に，自己記入式質問紙票を用いた学校基盤調査（さいたま Study）が行われた．**片頭痛の有病率は小学生で 12.2％**（男子 10.5％，女子 14.8％），**中学生で 19.0％**（男子 17.6％，女子 23.9％）であった．頭痛で病欠した割合は小学生で 10.8％，中学生で 11.3％で，頭痛のために保健室で休んだ経験は小学生で 14.4％，中学生で 13.5％であった．また**慢性連日性頭痛の有病率は小学生で 1.3％，中学生で 1.8％**であった．慢性連日性頭痛のうち**医療機関を受診したのは小学生で 51.6％，中学生で 32.9％**であった．このように小児の頭痛の有病率は増加しており，学校生活に支障をきたしているにも関わらず，医療機関を受診していない生徒の存在が明らかになったと報告している[8]．

③　東京都多摩市の小中学生における頭痛実態調査

筆者は，2011 年度 1～3 学期に各 1 回の合計 3 回，東京都多摩市立の小中

学校の児童・生徒（小学校18校：6,972名，中学校9校：2,906名）を対象に頭痛実態調査を行った[9]．

　現在の頭痛の分類は国際頭痛分類 第3版であるが，本調査では当時の国際頭痛分類 第2版に準じて，頭痛を一次性頭痛の片頭痛，緊張型頭痛，およびこれらの2つに分類されないその他の頭痛（二次性頭痛を含む）の3つに分類した．さらに片頭痛を慢性片頭痛とそれ以外の片頭痛に，緊張型頭痛を稀発性反復性緊張型頭痛，頻発性反復性緊張型頭痛，慢性緊張型頭痛に分類した．1～3学期の各学期の調査のたびに，これらの各頭痛を分類し，各頭痛とその他の調査項目との関係を調べた．3学期だけは慢性連日性頭痛と薬物乱用頭痛（薬剤の使用過多による頭痛）についても調査した．

● 有病率：**表1-2-1**に，3回施行した調査の小中学生別，頭痛分類別，男女別，学期別の，頭痛の有病率を示す．同一地域での繰り返し調査であるため，各頭痛の有病率の一定の傾向がわかる．中学生では小学生と比較して，どの頭痛も有病率が高かった．また小学生全体，中学生全体でみると，いずれの頭痛も男児よりは女児に多い傾向がみられた．また，各学期間の頭痛の有病率には有意差はみられなかった．

　図1-2-1～1-2-3に，学年・性別の片頭痛，緊張型頭痛，これらの2つに分類されないその他の頭痛（二次性頭痛を含む）の有病率を示す．学年が上がるに伴い，いずれの頭痛の有病率も上昇していた．男女の比較では，各頭痛の有病率はいずれも小学校4～5年で女児が男児を上回った．

　本調査では，下記のように頭痛の有無と生活習慣，欠席状況，頭痛時の対処方法についても分析した．

● 1日のゲーム時間：1時間以上の場合は，頭痛ありは23.5%，頭痛なしは19.3%であった．

● 1日のDVDやテレビの視聴：頭痛あり，頭痛なしでそれぞれ2時間以上（38.4%，29.6%），0～1時間（29.3%，35.0%）であった．

● 塾を含めた習い事：週4～7日間は，頭痛ありが23.7%，頭痛なしで18.7%であった．

● 平日の睡眠時間：頭痛あり，頭痛なしでそれぞれ7時間以下（6.4%，3.1%），8時間程度（35.5%，22.6%），10時間程度で（16.9%と30.8%）であった．（以上，いずれもX^2検定：p<0.01で有意差あり）．

● 朝ごはん：有意差はないが，毎朝必ずごはんを食べるが，頭痛ありが

表 1-2-1　東京都多摩市の小児の頭痛の有病率（2011 年）

	小学生			中学生		
	1 学期	2 学期	3 学期	1 学期	2 学期	3 学期
片頭痛（小計）	9.7% （420 名） 男 9.5%, 女 9.8%	9.9% （384 名） 男 9.1%, 女 10.6%	8.7% （372 名） 男 8.3%, 女 9.0%	20.7% （448 名） 男 19.7%, 女 21.6%	20.2% （409 名） 男 17.6%, 女 22.3%	18.6% （403 名） 男 15.0%, 女 21.9%
慢性片頭痛	—	—	0.5% （23 名） 男 0.3%, 女 0.8%	—	—	2.0% （44 名） 男 1.6%, 女 2.4%
その他の片頭痛			8.1% （349 名） 男 8.0%, 女 8.2%			16.6% （359 名） 男 13.3%, 女 19.5%
緊張型頭痛（小計）	4.3% （185 名） 男 3.7%, 女 4.7%	5.7% （220 名） 男 5.6%, 女 5.7%	4.8% （206 名） 男 3.7%, 女 5.8%	9.9% （214 名） 男 8.0%, 女 11.6%	9.2% （188 名） 男 7.3%, 女 10.9%	9.0% （196 名） 男 8.3%, 女 9.7%
稀発反復性緊張型頭痛	1.5% （66 名） 男 1.5%, 女 1.6%	1.6% （62 名） 男 1.7%, 女 1.5%	2.0% （84 名） 男 1.7%, 女 2.2%	3.0% （66 名） 男 3.3%, 女 2.8%	2.5% （52 名） 男 2.2%, 女 2.8%	2.4% （53 名） 男 3.0%, 女 1.9%
頻発反復性緊張型頭痛	2.5% （108 名） 男 2.0%, 女 2.9%	3.5% （135 名） 男 3.6%, 女 3.4%	2.6% （110 名） 男 2.0%, 女 3.1%	5.5% （119 名） 男 3.6%, 女 7.2%	5.6% （114 名） 男 4.9%, 女 6.2%	5.8% （125 名） 男 4.7%, 女 6.7%
慢性緊張型頭痛	0.3% （11 名） 男 0.2%, 女 0.3%	0.6% （23 名） 男 0.3%, 女 0.9%	0.3% （12 名） 男 0.0%, 女 0.5%	1.3% （29 名） 男 1.1%, 女 1.6%	1.1% （22 名） 男 0.2%, 女 1.9%	0.8% （18 名） 男 0.6%, 女 1.1%
その他の頭痛	12.6% （547 名） 男 12.0%, 女 13.1%	15.1% （586 名） 男 14.8%, 女 15.4%	12.2% （525 名） 男 11.3%, 女 13.1%	21.1% （457 名） 男 19.6%, 女 22.5%	19.5% （399 名） 男 16.0%, 女 22.8%	16.9% （365 名） 男 12.3%, 女 21.0%
頭痛なし	73.5% （3198 名） 男 74.7%, 女 72.4%	69.3% （2683 名） 男 70.4%, 女 68.3%	74.3% （3195 名） 男 76.8%, 女 72.1%	48.3% （1045 名） 男 52.8%, 女 44.2%	51.2% （1047 名） 男 59.1%, 女 44.0%	55.5% （1202 名） 男 64.4%, 女 47.3%
慢性連日性頭痛	—	—	0.4% （18 名） 男 0.1%, 女 0.7%	—	—	2.0% （44 名） 男 1.9%, 女 2.2%
薬物乱用性頭痛	—	—	0.2% （8 名） 男 0.2%, 女 0.2%	—	—	1.2% （26 名） 男 1.1%, 女 1.3%

（文献 9 より）

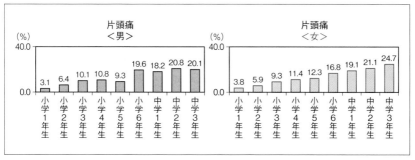

図 1-2-1　片頭痛の有病率（学年・性別）

（文献 9 より）

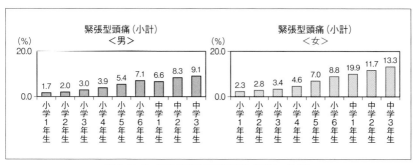

図 1-2-2　緊張型頭痛の有病率（学年・性別）

（文献 9 より）

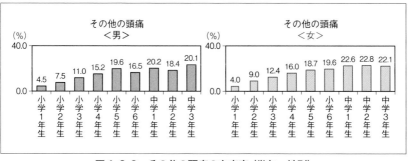

図 1-2-3　その他の頭痛の有病率（学年・性別）

（文献 9 より）

表 1-2-2　欠席状況

	Q9 休んだ経験あり	Q9 (1) 欠席日数	Q9 (2) 欠席理由
片頭痛 (868 名)	64.6%	5 日以上 33.4% 30 日以上 1.6%	発熱 74.7% 頭痛 55.8%
緊張型頭痛 (小計) (399 名)	62.7%	5 日以上 26.4% 30 日以上 2.0%	発熱 69.2% 頭痛 38.0%
稀発反復性緊張型頭痛 (132 名)	63.6%	5 日以上 22.6% 30 日以上 0%	発熱 72.6% 頭痛 29.8%
頻発反復性緊張型頭痛 (227 名)	62.6%	5 日以上 28.8% 30 日以上 2.8%	発熱 69.0% 頭痛 38.0%
慢性緊張型頭痛 (40 名)	60.0%	5 日以上 25.0% 30 日以上 4.2%	頭痛 66.7% 発熱 58.3%
その他の頭痛 (1,004 名)	58.5%	5 日以上 28.8% 30 日以上 0.9%	発熱 72.1% 頭痛 31.2%
頭痛なし (4,243 名)	53.8%	5 日以上 23.0% 30 日以上 0.4%	発熱 76.2% 腹痛 18.3%

(文献 9 より)

89.1%，頭痛なしが 94.4% であった．

これらは，項目によっては，それが頭痛の原因か結果かまだ明らかでない点もあるが，生活習慣の重要性を示しており，頭痛のある小児の生活指導に役立てることができる．

● 小児の頭痛の欠席状況：頭痛なしの小児に比べ，頭痛ありの小児は欠席した経験が多く，欠席日数が多かった．また欠席理由は，頭痛あり・頭痛なしで発熱は共通していたが，頭痛ありの小児は頭痛が多いのに対し，頭痛なしの小児では腹痛が多かった (**表 1-2-2**)．

● 頭痛時の対処法：片頭痛で積極的に対処するが 64.6% と多いのは，小児においても片頭痛は特に生活支障度が高いことを示している．医療機関への受診は片頭痛で最も高いが，それでも 36.4% にとどまっていた．一方，市販薬の服用経験は頭痛の小児の 36.8～53.1% に認め，薬剤使用過多による頭痛に対する注意が必要と考えられた (**表 1-2-3**)．

4 片頭痛の予後

小児の片頭痛の予後についてのまとまった報告は少ない．1998 年に Guidetti らは，片頭痛と反復性緊張型頭痛の 8 年間の追跡結果を報告してい

表 1-2-3　医療機関受診・頭痛時対処

	Q25 受診状況	Q26 市販薬服用経験	Q28 対処
片頭痛 （868 名）	受診＋処方 36.4%	いつも飲む 13.1% ときどき飲む 40.7%	積極的に対処をする 64.6%
緊張型頭痛（小計） （399 名）	受診＋処方 21.6%	いつも飲む 7.5% ときどき飲む 32.6%	積極的に対処をする 46.1%
稀発反復性緊張型頭痛 （132 名）	受診＋処方 24.2%	いつも飲む 2.3% ときどき飲む 32.6%	積極的に対処をする 45.5%
頻発反復性緊張型頭痛 （227 名）	受診＋処方 19.8%	いつも飲む 10.1% ときどき飲む 33.0%	積極的に対処をする 46.7%
慢性緊張型頭痛 （40 名）	受診＋処方 22.5%	いつも飲む 10.0% ときどき飲む 30.0%	積極的に対処をする 45.0%
その他の頭痛 （1,004 名）	受診＋処方 19.7%	いつも飲む 5.2% ときどき飲む 31.1%	積極的に対処をする 39.5%
頭痛なし （4,243 名）	—	—	—

（文献 9 より）

る[10]．1988 年に頭痛センターを初診した患者のなかから無作為に選択した 100 名の患者（女 60 名，男 40 名，12〜26 歳，平均年齢 17.9 歳）に国際頭痛分類初版の基準を当てはめ，1988 年と 1996 年を比較して，頭痛タイプの変化，寛解，改善，不変，悪化について性別，頭痛発症年齢を考慮して調査した．寛解 34%，改善 45%，悪化 6%，不変 15% であった．1988 年には前兆のない片頭痛が 57%，前兆のある片頭痛が 7%，反復性緊張型頭痛が 28%，慢性緊張型頭痛が 8% であったのが，1996 年には前兆のない片頭痛が 30%，前兆のある片頭痛が 2%，反復性緊張型頭痛が 31%，慢性緊張型頭痛が 3% となった．8 年間の追跡の結果，片頭痛は緊張型頭痛よりも寛解しにくく（28.1% 対 44.4%），前兆のない片頭痛の 43.8% は診断が変わらず，26.3% は反復性緊張型頭痛に変わり，反復性緊張型頭痛の 26.3% は診断が変わらず，10.7% は前兆のない片頭痛に変わった．頭痛が消失した患者の 13 名は女性（女性の 21.7%）で，21 名は男性（男性の 52.5%）であった．頭痛の経過は頭痛発症年齢と関係がなかった．

　以上のことより Guidetti は，若年発症の頭痛は時間経過でその性格を変え，特に男性で寛解または改善する傾向が強く，病態生理や内分泌学的因子の役割の検討が必要であるとしている．

● まとめ

　ここまで小児・思春期の頭痛の疫学的データを紹介した．小児・思春期の頭痛診療では，頭痛に関するおおよその疫学データを把握しておくと，「うちの子のような頭痛は多いのですか？」，「日常生活でどのようなことに気をつければいいですか？」，「この子の頭痛は将来どうなってしまうのでしょう？」などの保護者からの質問に答え，説明する際に役立つ．

参考文献

1) Sakai F, et al：Prevalence of migraine in Japan：nationwide survey, Cephalalgia, 17 (1)：15-22, 1997.

2) 五十嵐久佳，坂井文彦：緊張型頭痛の疫学調査，日本頭痛学会誌，25 (1)：17-19，1998.

3) 日本神経学会・日本頭痛学会・日本神経治療学会 監修：頭痛の診療ガイドライン2021，医学書院，2021.

4) Goto M, et al：Characteristics of headaches in Japanese elementary and junior high school students：A school-based questionnaire survey, Brain and Development, 39 (9)：791-798, 2017.

5) Ando N, et al：Prevalence and features of migraine in Japanese junior high school students aged 12-15 yr. Brain Dev, 29 (8)：482-485, 2007.

6) Suzuki S, et al：The prevalence and character of primary headache in Japanese high school students. Rinsho Shinkeigaku, 45 (10)：717-723, 2005.

7) Wöber-Bingöl C：Epidemiology of migraine and headache in children and adolescents. Curr Pain Headache Rep, 17 (6)：341, 2013.

8) 島津智一 他：さいたまStudy-prologue-小児における頭痛の頻度と支障度．日本頭痛学会誌，47 (3)：333-336，2021.

9) 桑原健太郎：東京都多摩市小中学生における頭痛実態調査，平成24年度東京都医師会学校医会雑誌，第37号：69-76，2014.

10) Guidetti V, et al：Evolution of headache in childhood and adolescence：an 8-year follow-up. Cephalalgia, 18 (7)：449-454, 1998.

〔桑原健太郎〕

③ 小児・思春期の頭痛の症状，誘因，共存症

　本項では小児・思春期の一次性頭痛の代表である「片頭痛」と「緊張型頭痛」の症状や誘因について解説し，さらに難治性頭痛の際に問題となる「共存症」についても概説する．

① 頭痛の症状（図1-3-1）

■ 予　兆

　「予兆」とは，後述する「前兆」の有無にかかわらず，片頭痛発作の数時間〜数日前からみられるあくび，肩こり，疲労感，集中困難，過敏性などの症状のことである（**図1-3-1**）．患児本人は気が付かず，保護者に確認することにより判明することも多い．

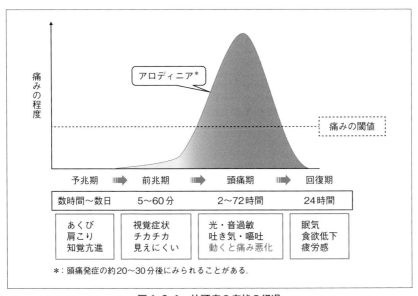

図1-3-1　片頭痛の症状の経過

■ 前　兆

　「前兆」は，小児・成人を問わず「片頭痛」にみられる特徴的な症状の1つであり，「緊張型頭痛」などの他の一次性頭痛ではみられない.

　片頭痛発作開始直前または同時期にみられ，通常は5～20分間で徐々に進展し，60分間以内に消えてしまう完全可逆性の症状である.

　前兆には①視覚症状，②感覚症状，③言語症状，④運動症状，⑤脳幹症状，⑥網膜症状の6つがある. この6つのなかでは，目がチカチカする陽性現象や視野が欠損する陰性現象といった視覚症状が最も多い. 次いで多いのが，手足のしびれやチクチク感などの感覚異常である. 言葉が話しにくいなどと表現する言語障害はまれではあるが，視覚症状，感覚症状，言語症状はいずれも典型的な前兆の1つである.

　一方，運動麻痺を伴う場合は「片麻痺性片頭痛」に，回転性めまい，耳鳴り，複視などを伴う場合は「脳幹性前兆を伴う片頭痛」に，一側性のみの視覚性前兆は「網膜片頭痛」に分類される[1]. 普段から耳鳴りや一側性の視覚前兆を伴う頭痛を経験している患児が，自分からこうした前兆を訴えることはむしろ少ない.「脳幹性前兆を伴う片頭痛」には添付文書上ではトリプタン製剤の使用は禁忌とされており，また「網膜片頭痛」にはトリプタン製剤の使用を控えるべきとの報告もある[2]. これらの特殊な片頭痛は，典型的な片頭痛とも併存することがあり[3]，除外するためにも特徴的な前兆を能動的に問診し，前兆の有無だけではなく，性状を確認する必要がある.

■ 頭痛の部位

　小児片頭痛患児の頭痛の部位は，必ずしも"片側"ではなく，低年齢児ではむしろ"両側の前頭部"に起こることが多い. 年齢が上がるにつれて，片側になっていくケースが多い.

　後頭部の頭痛を訴える際には，頭蓋内病変を示唆するとの指摘もあるが，近年では否定的な見解もある[4]. 麻痺や失調などの神経徴候などの所見は，二次性頭痛を積極的に疑う所見であることは言うまでもないが，小児の脳腫瘍は正中部に発生することが多いために，神経学的異常所見を伴わない場合もある. 中枢神経疾患で重篤なものはわずかであるが，頭部CTまたは頭部MRI検査を考慮する際には放射線被曝について配慮する[1].

■ 頭痛の性状

　小児の頭痛を痛みの性状（本人からの訴え）だけで鑑別することは難しい．片頭痛の特徴とされる拍動感を本人から訴えることは少なく，小児の片頭痛では疝痛を訴えることもある．

　片頭痛の持続時間は，成人の場合の4〜72時間と比較して小児では短く，国際頭痛分類 第3版の診断基準の注の記載でも，小児および思春期では2〜72時間としてもよいかもしれないとある．実地臨床でも2〜4時間以内に改善することが多い．

　小児の片頭痛にかかわらず，片頭痛の痛みの特徴は，徐々に頭痛が悪化し，体動によって頭痛が増悪することである．体を動かすことで頭痛が悪化するため，横になって動かなくなってしまう患児も多い．さらに光や音などに対する過敏性から頭痛が増悪し，高頻度に吐き気や嘔吐を伴う．頭痛発症の約20〜30分後には毛髪のピリピリ感や手足のしびれ感といったアロディニア（異痛症）という現象がみられることもある．頭痛のピークが過ぎると徐々に眠気をきたすようになり，睡眠後にスッキリするが，重度の発作の際には疲労感が残存してしまうこともある（図1-3-1）．

　緊張型頭痛の持続時間は30分から7日間と幅があり，成人ばかりではなく小児でも長時間訴えることは少なくない．緊張型頭痛の症状は，痛みの程度は軽く，日常生活に支障をきたさない程度である．これは痛みのために動けなくなってしまう片頭痛とは対照的である（表1-3-1）[5]．

　一方，一般的に重症度が高いとされる片頭痛のほうが，緊張型頭痛の患児に比べて日常生活の支障度が高いかというと，そうとは限らない．片頭痛では突発的に痛みを訴えつつも登校可能な児が多いのに対し，緊張型頭痛では頭痛の頻度も多く不登校に陥ってしまうこともある．心身症発症のメカニズムの1つとされるalexithymia（失感情症），つまり自分の感情を上手く表現するのが苦手な患児は，片頭痛と比べ緊張型頭痛の患児に高率に発生するという報告がある[6]．痛みの程度と患児への支障度は必ずしも相関するとは限らず，後述する「共存症」を考慮しながら診察する．

　片頭痛と緊張型頭痛を併存している患児のなかには，程度は軽いものの慢性的に痛みを感じることに不安を抱いている患児も少なくない．一見両者の鑑別は容易のようにみえるが（表1-3-1），片頭痛の患児が緊張型頭痛を合併し，特に慢性化している場合には鑑別が困難となる．鑑別のポイントとな

表 1-3-1　片頭痛と緊張型頭痛の違い

	片頭痛	緊張型頭痛
どれくらい続くか	2〜72 時間	30 分〜7 日間
どんな痛みか	ズキズキ，脈打 拍痛	締め付けられる 重い
場　所	片側もしくは両側	両側
程　度	中等度〜重度	軽度〜中等度
頭痛以外の症状	動作により悪化 吐き気，嘔吐 光・音過敏	肩，首のこり
頻　度	2 週間から月に 1 回	ほぼ毎日，月に 15 日
対処法	冷やす 暗い部屋・安静	温める

（文献 5 より一部改変）

るのは，やはり体動に伴う頭痛の増悪の有無である．緊張型頭痛は体動（運動）や入浴により頭痛は徐々に改善するに対し，片頭痛の痛みはお辞儀や首を振るだけで悪化する．

　また，数秒間の短い時間ではあるが，刺すような痛みを特徴とする「一次性穿刺様頭痛」という頭痛もある．以前はアイスピック頭痛とも言われていたように，短時間とはいえ，まさに刺すような痛みが突然出現することにより，緊張型頭痛同様に患児を不安に陥れることもある．

　頭痛を訴える小児は，頭痛以外にもさまざまな症状を訴える．単なる気のせいなどと聞き流すのではなく，適切に診断することにより，患児の不安感を払拭する．それぞれの頭痛の特徴をしっかりと患児に理解させ，疾患ごとの対応を指導することが重要である．

2 頭痛の誘因（表 1-3-2）

　片頭痛の誘因にはストレス，精神的緊張，疲労，睡眠，天候変化，月経周期，食品など，さまざまなものがある．

　ストレスや緊張は，実際にはそれらから開放された時や，試験や試合が終わった後などに片頭痛が起こることも多い．睡眠不足など患児にとって明らかに有害であり，それが避けられるものであれば避けるよう指導するのが原

表 1-3-2　片頭痛の誘因

精神的因子	ストレス，精神的緊張，疲れ，睡眠
内因性因子	月経周期
環境因子	天候の変化，温度差，頻回の旅行，ブルーライト，喫煙，人混み，強いにおい
食事性因子	空腹
血管拡張作用を有する食品・物質	アルコール飲料・特に赤ワイン（ポリフェノール），ベーコン，ソーセージ，アスパルテーム
血管収縮作用を有する食品・物質	チョコレート，ココア，年代物チーズ，柑橘果物，スナック菓子，うまみ調味料，コーヒー・紅茶・緑茶など（カフェイン）

則である．また，チョコレートなどのさまざまな食品が誘発因子となりうるが，必要以上に制限するとかえってストレスになってしまう可能性がある．

　通常，単独の誘発因子（チョコレート，ストレスなど）だけでは片頭痛発作は誘発されず，特定の誘発因子が必ずしも発作を起こすとは限らない．個人によって反応が異なるため，明らかな誘因がない場合には特に食事制限をする必要はない[7]．

　規則正しい食生活や睡眠リズムが，片頭痛のコントロールに有用であることは間違いない．誘因を避け，生活リズムを整えても頭痛が改善しない場合は，次に述べる「共存症」の存在を考慮する．

③ 共存症

　連日のように頭痛を訴える患児には，精神疾患や神経発達症（発達障害）（p.219）の共存を考慮しなければならない．心身症，自閉スペクトラム症，不安障害，適応障害，身体表現性障害，睡眠障害，不思議の国のアリス症候群や restless legs syndrome など，さまざまなものが合併しうる[8]．特に思春期の頭痛患者ではうつ病などが併存しやすく[9]，自閉スペクトラム症には片頭痛が 30～60％合併するとの報告もある[10]．

　鼻副鼻腔炎はそれ自体でも頭痛をきたすが，睡眠に影響を与え片頭痛の増悪因子となりうる．アレルギー性鼻炎や気管支喘息なども，コントロール不良の場合は睡眠障害をきたすおそれがあり，これらの疾患は積極的に加療すべきである．

　頭痛診療を行う上で，比較的頻度が高く，難治に陥りやすいのが，心身症

と自閉スペクトラム症である．心身症を疑わせる所見として，症状の程度や場所が移動しやすく，症状が多彩であり，訴えのわりに重症感がないなどの特徴がある．心身症に伴う頭痛であっても「頭痛が起こるほど本人に負担がかかっている何かがある」という表れであり，患児にとって痛みは存在することは忘れてはならない．また，自閉スペクトラム症は感覚認知の偏りがあり，敏感さ・鈍感さを併せ持つ．何かが触れただけでも痛いと表現し，一方で骨折しても痛みを訴えない患児もいる．精神的に不安定，もしくは痛みに対する偏りを持つ患児に，成人でさえ日常生活に多大な支障をおよぼす片頭痛が隠れていないか見極めることは重要である．一回でも重篤な片頭痛発作が起こると，恐怖体験となり登校困難になってしまう患児も少なくない．

　ひとことに頭痛といっても，さまざまな頭痛や症状を伴う．ひとつひとつ丁寧に問診し，こうした症状を解き明かすことにより，患児やその家族との信頼関係を築くことが頭痛診療の一歩である．

参考文献

1) 日本神経学会・日本頭痛学会・日本神経治療学会 監修：頭痛の診療ガイドライン2021，医学書院，2021.

2) 疋田敏之：網膜片頭痛の小児例. 脳と発達，49：339-342，2017.

3) Yamanaka G, et al：Clinical Features and Burden Scores in Japanese Pediatric Migraines With Brainstem Aura, Hemiplegic Migraine, and Retinal Migraine. J Child Neurol, 35(10)：667-673, 2020.

4) Irwin SL, et al：Occipital Headaches and Neuroimaging in Children. Curr Pain Headache Rep, 22(9)：59, 2018.

5) 山中岳 他：小児の片頭痛の診断へのプロセスと治療．小児科，9月号58巻10号：1233-1239，2017.

6) Gatta M, et al：Alexithymic characteristics in pediatric patients with primary headache：a comparison between migraine and tension-type headache. J Headache and Pain, 16：98, 2015.

7) Yamanaka G, et al：A Review on the Triggers of Pediatric Migraine with the Aim of Improving Headache Education. J Clin Med, 9(11)：3717, 2020.

8) Bellini B, et al：Headache and comorbidity in children and adolescents.J Headache Pain, 14：79, 2013.

9) O'Brien HL, et al：Comorbid Psychological Conditions in Pediatric Headache. Semin Pediatr Neurol, 23(1)：68-70, 2016.

10) Vetri L：Autism and Migraine：An Unexplored Association? Brain Sci, 10(9)：615, 2020.

〔山中　岳〕

頭痛が起きるメカニズム

　本項では主に片頭痛のメカニズムを解説し，また緊張型頭痛のメカニズムについても概説する．

　神経細胞などの脳実質では，痛みを感じることができない．頭蓋内では，静脈洞や硬膜に分布する動脈，脳底部の動脈には疼痛感受部位があり，これらの組織に侵害刺激が加わると，三叉神経などを通して中枢の痛覚伝導路に伝わり，その部位だけではなく関連痛として広範な部位，つまり頭痛として認知される．

1 片頭痛のメカニズム

■ 三叉神経血管説

　頭蓋内において，ストレスなどの何らかの理由により「活性酸素」などが過剰に発生すると，血小板からセロトニン（5-HT）が血管外へ放出される．頭蓋内血管平滑筋にあるセロトニン1B（$5\text{-}HT_{1B}$）受容体にセロトニンが結合することにより，血管が一過性に収縮し，その後セロトニンが枯渇すると，血管が拡張してしまう．そして血管周囲に絡みついている三叉神経が，その拡張した血管によって刺激されることにより頭痛をきたすという説が「血管説」である．片頭痛の拍動感などから連想するとわかりやすい説ではあるが，前兆を伴う片頭痛患者の脳血流を測定しながら検討したところ，脳血流が増加する前にすでに頭痛が発生することが判明し，血管説は否定されてしまう[1]（**図1-4-1**）．

　そこで，今なお根強く支持されているのが「三叉神経血管説」である．Moskowitzらは，脳血管や硬膜血管に分布している三叉神経は血管拡張による機械的な刺激よりはむしろ，化学的な侵害刺激により反応し，三叉神経終末の結節状構造からCGRP（calcitonin gene-related peptide）やサブスタンスP（SP）などの神経ペプチドが放出されることに注目した．硬膜周辺では肥満細胞からヒスタミンが放出され，血管透過性が亢進することより血漿

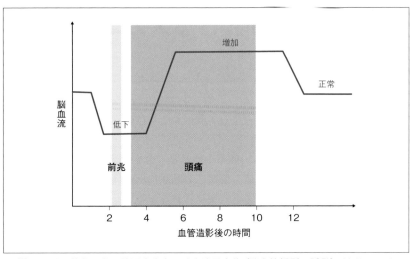

図1-4-1 前兆のある片頭痛患者の脳血流量変化（脳血管撮影で誘発）（文献1より）

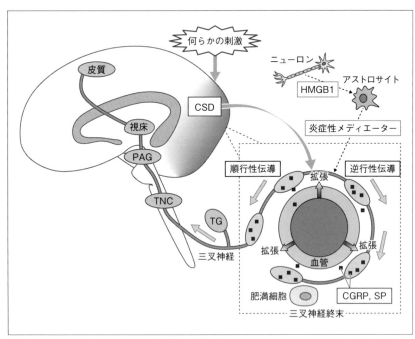

図1-4-2 片頭痛のメカニズム

CSD：皮質拡延性抑制，TG：三叉神経節，TNC：三叉神経核，PAG：中脳水道周囲灰白質，
CGRP：calcitonin gene related peptide，SP：サブスタンスP，HMGB1：high-mobility groupbox 1

蛋白が流出してしまうなどの神経原性炎症が局所的に惹起される．さらにその炎症は三叉神経に沿って順行性に伝導し，脳幹の三叉神経核を活性化させ，視床から大脳皮質に伝達されて「頭痛」として認知される．特に脳幹の三叉神経核の活性化により，悪心・嘔吐といった自律神経症状が引き起こされる．また，神経原性炎症は逆行性にも伝導し，CGRPなどの遊離を促進することにより，血管拡張や炎症がさらに助長すると考えられている（**図1-4-2**）．こうした神経原性炎症は数時間〜数日継続し，片頭痛発作の持続時間と矛盾しないことも，今なお三叉神経血管説が支持される理由の1つである[2]．

■ トリプタン製剤の作用機序（図 1-4-3）

　片頭痛に効果を示すトリプタン製剤（p.129参照）は，セロトニン（5-HT）の受容体作動薬であり，それぞれの受容体を刺激する．つまり，頭蓋内血管

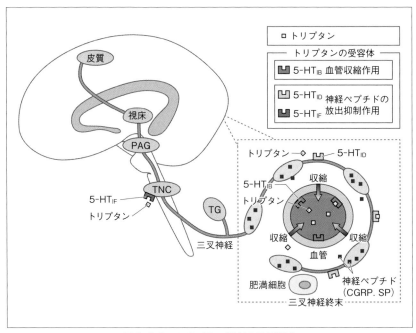

図 1-4-3　トリプタン製剤の作用機序
TG：三叉神経節，TNC：三叉神経核，PAG：中脳水道周囲灰白質

平滑筋にある $5\text{-}HT_{1B}$ 受容体を刺激し，拡張してしまった血管を収縮させ，血管周囲にある三叉神経が刺激されるのを防ぐ．さらに，三叉神経終末の感覚神経線維にある $5\text{-}HT_{1D}$ 受容体，三叉神経核にある $5\text{-}HT_{1F}$ をそれぞれ刺激することにより神経ペプチド（CGRP, SP）の放出を抑制し，神経原性炎症を鎮めることで，片頭痛の発作を改善させる[3]（**図 1-4-3**）．

トリプタンの副作用となりうる $5\text{-}HT_{1B}$ 受容体刺激による血管収縮作用を削除した薬剤では，臨床効果が極めて低いことが明らかとなり，トリプタンによる血管収縮作用も片頭痛発作の改善に寄与していることが確認された．

このようなことから片頭痛発作のメカニズムに血管も関与していることは間違いないが，片頭痛のメカニズムの主体が血管にあるのか神経にあるのかはいまだ定かではない．

■ CGRP を標的にした予防・治療 （p.141 参照）

CGRP は，前述したように片頭痛における疼痛発生のメカニズムである神経原性炎症（血管拡張，血漿蛋白の漏出，肥満細胞の脱顆粒）に関与している．近年，CGRP をターゲットとした片頭痛の予防療法と急性期治療薬が登場し，いずれも成人の大規模臨床試験で一定の効果を示し[4,5]，現在（2021年 12 月時点）小児でも治験が行われている．今後，小児片頭痛診療の新たなツールになり得ると期待されている．

■ 片頭痛の「前兆」のメカニズム

片頭痛の「前兆」のメカニズムとしては，電気活動の抑制状態が大脳皮質を波のように徐々に伝播する cortical spreading depression（CSD）（皮質拡延性抑制）という現象が有力である．1944 年に Léao らは，ウサギの脳表を刺激すればてんかん波が脳表に広がっていくことを予想し研究課題とした．ところが脳表を刺激してもてんかん波は現れず，刺激した部位から脳波は抑制（脱分極）され平坦となってしまった．さらにその脱分極は約 2〜3 mm/分の速さで周囲に伝播するとともに脳表全体に脱分極が拡がり，そして回復していくという現象を発見した[6]．CSD に伴い脳血流は一過性に上昇し，その後数時間の血流低下を示すことも動物実験において明らかにされている．CSD は約 50 年の時を経てヒトの視覚性前兆を伴う片頭痛患者でも起こることが functional MRI を用いて証明され，その抑制が広がる速度は，Léao ら

が報告した速度とほぼ同じ2〜6 mm/分であった[7]. 前兆のない片頭痛患者においても"clinically silent aura", つまり, 神経症状を呈さない領域で神経細胞の活動性が変化する現象が示唆されており[8], CSDは片頭痛発作が生じる前に出現する予兆や前兆を説明する現象として認識されている.

■ CSDによって三叉神経系が活性化されるのか?

グリアの境界膜や髄液流などによる洗い出しの影響を受けるため, これまでCSDによって三叉神経の活性化はできないと考えられてきた. 近年, CSDがニューロンからHMGB1（high-mobility groupbox 1）を放出させ, これがアストロサイトからの炎症性メディエーターを経由して三叉神経終末が活性化することが報告された[9]（前出の**図1-4-2**参照）. さらに複数回のCSDの誘導でHMGB1の放出が増強されることも確認されている[10]. CSDと三叉神経系の活性化とのつながりはいまだ明らかではないが, その距離は徐々に近づきつつある. 片頭痛患者においては炎症性サイトカインの末梢レベルでの上昇や, CSDのモデルマウスでは炎症性サイトカインの関与だけではなく血液脳関門の障害も示唆されている[11].

② 緊張型頭痛のメカニズム

緊張型頭痛のメカニズムには, 末梢性と中枢性の2つの病因が指摘されている. 末梢性因子として同一の姿勢による筋の緊張, つまりは肩こりなどの頭蓋周囲の筋緊張が主な病態と思われがちだが, むしろ筋膜のトリガーポイント（頭痛の引き金となる圧痛点）数の増加が末梢性メカニズムの主な病態であると近年では考えられている[12].

筋の過剰疲労により運動神経末端からアセチルコリンが過剰に分泌され, 筋線維が持続的に収縮する. この際, エネルギーの必要量が増大するが, 循環障害が生じているために逆にエネルギー供給が低下してしまう. この不足を補うために肥満細胞などから種々の物質が放出され, 圧痛が生じると推察されている[13]. 中枢性因子としては三叉神経の感作や疼痛閾値の低下などが挙げられ, 特に慢性緊張型頭痛の病態として示唆されている. ストレスなどから頭蓋周囲の筋肉が緊張し, 筋肉・筋膜からの侵害受容が持続的に刺激されることにより, 脊髄後角/三叉神経核のレベルの中枢性感作が引き起こさ

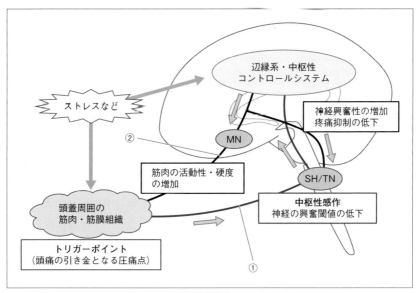

図 1-4-4　緊張型頭痛のメカニズム

SH/TN：脊髄後角/三叉神経核，MN：運動神経核
図中の①赤線②黒線は本文を参照.

（文献 15 を参考に作成）

れ痛覚過敏となる（**図 1-4-4：①の赤線**）．また，侵害受容の刺激により，脊髄上位の神経興奮性が増加もしく疼痛抑制が低下する．さらに運動神経核を通して，筋組織の活動性の増加や筋の硬さを増悪させる（**図 1-4-4：②の黒線**）[13,14].

　片頭痛患者でも，三叉神経や視床の感作によりアロディニア（異痛症；本来は痛くもない些細な刺激を痛みとして感じてしまう）という現象がみられる．さらに，慢性片頭痛患者では片頭痛の発生起源として示唆されている中脳水道周囲灰白質の異常から，下降性疼痛抑制系の障害，つまりは痛みを抑制するメカニズムの異常も指摘されている[15].

　慢性化した片頭痛や緊張型頭痛は鑑別が困難となることはしばしば経験し，感作や疼痛閾値の低下の面から考えると，両者の病態にはオーバーラップする部分があるかもしれない．いまだ謎の多い一次性頭痛の病態ではあるが，頭痛診療とともに興味を持っていただけると幸いである．

参考文献

1) Olesen J, et al：Timing and topography of cerebral blood flow, aura, and headache during migraine attacks. Ann Neurol, 28：791-798, 1990.

2) Moskowitz MA：The neurobiology of vascular head pain. Ann Neurol, 16：157-168, 1984.

3) Buzzi MG, et al：The antimigraine drug, sumatriptan (GR43175), selectively blocks neurogenic plasma extravasation from blood vessels in dura mater. Br J Pharmacol, 99：202-206, 1990.

4) Dodick DW：CGRP ligand and receptor monoclonal antibodies for migraine prevention：evidence review and clinical implications. Cephalalgia, 39 (3)：445-458, 2019.

5) Croop R, et al：Oral rimegepant for preventive treatment of migraine：a phase 2/3, randomised, double-blind, placebo-controlled trial. Lancet, 397 (10268)：51-60, 2021.

6) Leão AAP：Spreading depression of activity in the cerebral cortex. J Neurophysiol, 78：359-390, 1944.

7) Hadjikhani N, et al：Mechanisms of migraine aura revealed by functional MRI in human visual cortex. Proc Natl Acad Sci USA, 98：4687-4692, 2001.

8) Goadsby PJ, et al：Migraine, aura, and cortical spreading depression：why are we still talking about it？ Ann Neurol, 49：4-6, 2001.

9) Karatas H, et al：Spreading depression triggers headache by activating neuronal Panx1 channels. Science, 339：1092-1095, 2013.

10) Takizawa T, et al：Temporal profiles of high-mobility group box 1 expression levels after cortical spreading depression in mice. Cephalalgia, 36：44-52, 2016.

11) Yamanaka G, et al：Role of Neuroinflammation and Blood-Brain Barrier Permutability on Migraine. Int J Mol Sci, 22 (16)：8929, 2021.

12) Bendtsen L, et al：The role of muscles in tension-type headache. Curr Pain Headache Rep, 15：451-458, 2011.

13) Fumal A, et al：Tension-type headache：current research and clinical management. Lancet Neurol, 7：70-83, 2008.

14) Bendtsen L：Central sensitization in tension-type headache-possible pathophysiological mechanisms. Cephalalgia, 20：486-508, 2000.

15) Welch KM, et al：Periaqueductal gray matter dysfunction in migraine：cause or the burden of illness？ Headache, 41：629-637, 2001.

〔山中　岳〕

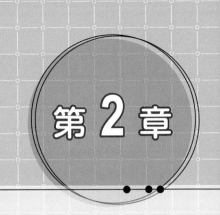

第2章

小児・思春期の頭痛の診断

診断の基本的な考えかた

　本項では，小児・思春期の頭痛の診断の基本的な考えかたについて述べるが，暫定診断や，治療経過による診断の見直しなどの治療に関わる部分も含めて解説する．

① 国際頭痛分類 第3版に従って診断する

　小児・思春期の頭痛の診断も，成人と同様に国際頭痛分類 第3版[1] に従って行う．実地臨床では，小児・思春期にみられる頭痛の診断基準をすべて暗記してしている必要はなく，思い当たる症状がある時には，該当する頭痛がないかすぐに調べることができるように，手元に常に国際頭痛分類を置いておくことをお勧めする．

② 危険な頭痛を除外する

　小児・思春期の頭痛にも，生命予後に関係する危険な頭痛が存在する．頭痛以外の症状，特にバイタルサインに注意し，異常がある場合には緊急に対応する必要がある．成人を含め，危険な頭痛には一般的に「最悪」「増悪」「突発」(**表 2-1-1**) の特徴がある[2]．特に時間単位，分単位で頭痛が増悪する場合は，危険な頭痛である可能性が高いので注意を要する．

表 2-1-1　危険な頭痛の特徴

1. 「これまでで最悪」(最悪)
　　こんな頭痛は初めて．

2. 「増悪している」(増悪)
　　どんどん頭痛がひどくなる．

3. 「突然発症」(突発)
　　これまでに頭痛はなかったのに．

③ 二次性頭痛を見落さずに鑑別する

　小児の二次性頭痛は，感染症による頭痛が多く，次いで頭部外傷が多い．小児救急外来における二次性頭痛は，ウイルス性疾患を代表とする感染症による頭痛が最も頻度が高い[3]．特に2〜5歳の幼児の二次性頭痛は，約7割が感染症による頭痛であったという報告がある[4]．

　藤田は小児の頭痛について発熱を伴うかどうかに分けて診断を進める手順を提唱している[5]．発熱を伴う頭痛は，悪心・嘔吐の有無に着目する．髄膜炎などの中枢性疾患に注意して，採血，髄液検査等の必要な検査を施行する（図2-1-1）．一方，発熱を伴わない頭痛では，小児では忘れがちな血圧測定をまず行う．高血圧がない場合，髄膜刺激症状等の神経所見や悪心・嘔吐に注意し，頭痛の原因を調べる（図2-1-2）．この方法は，小児の危険な二次性頭痛を見落しなく鑑別診断する上で有用である．

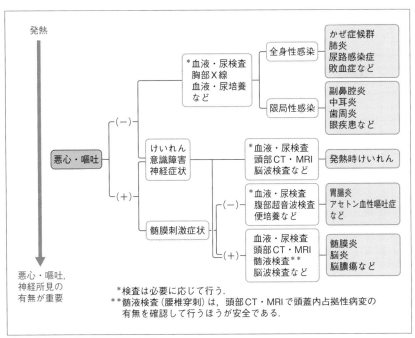

図2-1-1　発熱を伴う小児の頭痛の診察手順

（文献5より一部改変）

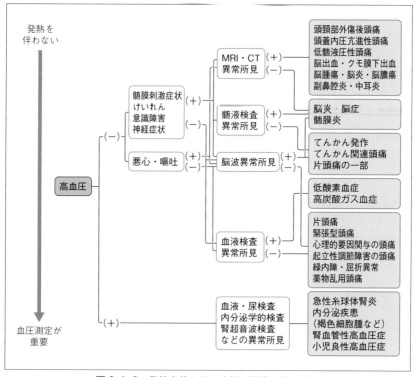

図 2-1-2　発熱を伴わない小児の頭痛の診察手順

（文献 5 より一部改変）

4 神経画像検査を施行するかどうかを決める

　小児の頭痛診察において神経画像検査を必ず行うべきかどうかという点については，これまでに多くの議論がなされてきた．一次性頭痛は神経画像検査では診断されないので，神経画像検査は二次性頭痛の一部疾患の診断のために行う．一般的には，表 2-1-2 が小児の頭部画像検査の適応基準として用いられている[6]．

　筆者は，患児が初診までに一度も頭部画像検査をしたことがない場合には神経画像検査を考慮しているが，一般的には危険な頭痛や二次性頭痛を強く疑わない限り，神経画像検査は必要ない．

表 2-1-2　小児の頭痛における画像検査の適応

1. 頭痛発症から 6 ヵ月未満で薬物が効かない頭痛.
2. 神経学的異常所見，特に乳頭浮腫，眼振，歩行・運動障害を有する.
3. 片頭痛の家族歴を有さない.
4. 意識障害または催吐を伴う頭痛.
5. 睡眠と関連した頭痛（睡眠時にくり返し覚醒させる，または朝，覚醒時にみられる）.
6. 中枢神経疾患の家族歴や診療歴を有する頭痛.

（文献 6 より）

5　暫定診断を行う

　頭痛の原因が知りたい，早く頭痛を取り除いてほしいという患児や保護者の思いに応えるために，問診と初診時の診察から考えられる頭痛の暫定診断をつける.

　「まだ十分な検査や経過観察をしていませんが，これまでの経過と初診時の診察では○○が最も考えられます」と，暫定診断を患児と保護者に伝える.「暫定」ではあるが，一旦診断することで，患児も保護者も「まったく見当もつかない原因のわからない頭痛」ではないとわかり不安が少なくなる.

　暫定診断をする際には，小児・思春期の頭痛における特徴と頻度の高い頭痛，および共存症の知識が必要である.安島は，子どものくり返す頭痛は複数の頭痛の共存が多く，複雑で難治であるため心因性と誤認されやすい，としている.しかしその一方で，片頭痛，緊張型頭痛，起立性調節障害，鼻炎・副鼻腔炎に留意して診療を進めれば，その 8 割以上は小児科医が診療可能な身体疾患であった[7]と述べている.

6　治療方針を決定して治療を開始する

　荒木は，画像診断至上主義（CT/MRI）と危険な二次性頭痛の否定で頭痛診療は終結することなく，患者・家族が求める「頭痛の正確な診断，アドバイス，治療，経過観察」が必要であると述べている[8].

　筆者は原則として，暫定診断後，初診時に施行した検査結果が出るまでの 1〜2 週間を初診後の経過観察期間としている.この期間は，頭痛ダイアリーをつけながら，患児と保護者に頭痛と向き合ってもらい，患児の現在の頭痛を正確に把握する.やみくもに薬物療法を開始するのではなく，患児の生活

を見直し，生活指導などによる非薬物療法を施行して，最初によい医師―患者関係を構築する．

　薬物療法を開始する場合は，急性期治療薬（鎮痛薬やトリプタン製剤）と予防薬や二次性頭痛原疾患治療薬の違いを説明し，患児と保護者に使用目的を理解して使い分けてもらう．初診時から薬剤の使用過多による頭痛の説明をして，頭痛の有無ではなく頭痛の強さで鎮痛薬を内服する方法を指導する．

7　外来再診で治療効果を評価する

　患児と保護者に前回までの検査結果をフィードバックし，患児の頭痛の暫定診断が正しかったか，処方や指導した対処法で効果がみられたかどうかを，医師と患児と保護者が一緒に頭痛ダイアリーを用いて振り返り，評価・確認を行う（頭痛ダイアリーの活用のしかたについては p.70 参照）．

　特に慢性連日性頭痛の患児と保護者は，頭痛が完全に消失するまでは「よくなった」と言ってくれないことがあり，「ぜんぜんよくならない」という言葉のみを頼りに判断すると，不必要な治療を次々と加えることになりかねない．頭痛が弱くなった，頭痛がない時間ができた，頭痛があっても起きていられるようになったというような，患児に起きている小さな変化をとらえ，患児や保護者と共有するようにする．そして頭痛があってもできることを少しずつやってもらい，できたことを喜び褒めていくこと（支持的面接）が重要である．

8　難治例や慢性頭痛の場合，診断の見直しを行いガイドライン等に基づいた介入を行う

　小児の頭痛の暫定診断を行い，治療方針を決定し，外来再診のたびに治療効果を判定する頭痛診療の流れ（図 2-1-3）に沿って診療していても，治療に難渋する場合がある．その際には以下のような可能性を考える．

　1 つは，小児には複数の頭痛が同時に存在することがよくあり，初診時には診断されていなかった別の頭痛が前面に出てきている場合である．このような場合には，診断された頭痛の 1 つ 1 つに対し治療を行っていく．

　もう 1 つは，頭痛の共存症（不登校，起立性調節障害など）や心理社会学

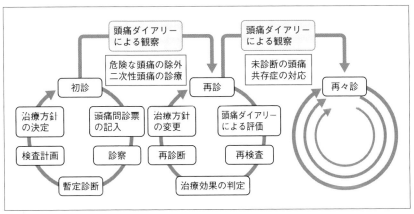

図 2-1-3　頭痛診療の流れ

的背景因子など，頭痛の増悪因子が存在する場合である．この場合は頭痛に対する診療と並行して，これらの共存症への対応も行っていく．

　慢性化した頭痛に対しては，各種ガイドライン等に基づいた介入が有効である（図 2-1-4）[9]．間中は，慢性連日性頭痛の治療プロセスを提唱し，慢性頭痛の型を特定して薬剤の使用過多による頭痛（薬物乱用頭痛）の有無を検証し，対応する重要性を説いている[10]．

　筆者は，小児の頭痛の慢性化モデル（図 2-1-5）[9] を念頭に，頭痛の慢性化の悪循環を断ち切るような生活指導，支持的面接を行っている．共存症としての起立性調節障害に対しては「小児起立性調節障害の診断治療ガイドライン」[11] に従い，不登校・不規則登校に対しては「小児科医のための不登校診療ガイドライン」[12] に従って対応する．精神疾患の共存がなくても，慢性的に頭痛を繰り返す場合は心身医学的な対応が求められるので，主治医による支持的面接（支持的精神療法）を行い，心の葛藤を言語化して自己評価が下がらないようにする[13]．

● まとめ

　小児・思春期の頭痛の診断・治療においては，小児・思春期の頭痛の特徴や頻度の高い頭痛および共存症の知識を持った上で，国際頭痛分類 第3版[1]により診断し，頭痛の診療ガイドライン 2021 など各種ガイドラインに基づく治療・対応を行うことを基本とする．

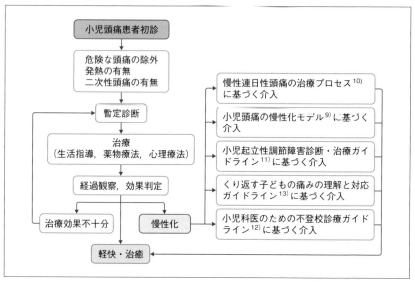

図 2-1-4　小児の頭痛診療の戦略的アルゴリズム

（文献 9 より）

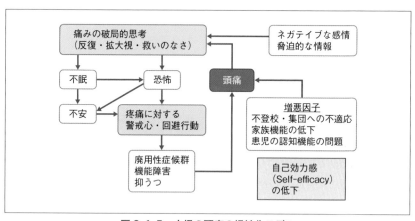

図 2-1-5　小児の頭痛の慢性化モデル

（文献 9 より）

参考文献

1) 日本頭痛学会・国際頭痛分類委員会 訳：国際頭痛分類 第3版，医学書院，2018.

2) 馬杉綾子：第11回日本総合診療医学会，日経メディカル，4：39，2003.

3) 日本神経学会・日本頭痛学会・日本神経治療学会 監修：CQ VII-3 小児・思春期の二次性頭痛にはどのようなものが多いか．慢性頭痛の診療ガイドライン2021，p.366-368，医学書院，2021.

4) Lareef TM, et al：Headache in young children in the emergency department：use of computed tomography. Pediatrics，124(1)：e12-17, 2009.

5) 藤田光江：頭痛を認める患児の検査は何を行いますか?，小児内科(増刊号)，43：306-308，2011.

6) Medina LS, et al：Children with headache：Clinical predictors of surgical space-occupying lesions and the role of neuroimaging. Radiology，202：819-824, 1997.

7) 安島英裕：総説 心身医学的側面からみた子供の頭痛．日本小児科学会誌，115(11)：1136-1143，2011.

8) 荒木清：特集 第53回日本小児神経学会総会シンポジウム1：小児頭痛update，小児・思春期の頭痛患者；誰が診るのか?如何に診るのか?一次頭痛(片頭痛，緊張型頭痛)の診断と治療，脳と発達，44：119-124，2012.

9) 桑原健太郎：XV頭痛1 総論(5) 頭痛診療アルゴリズム2)小児の頭痛診療アルゴリズム，日本臨床2014年別冊 新領域別症候群シリーズ神経症候群(第2版)VI―その他の神経疾患を含めて―：613-617，2014.

10) 間中信也：一次性頭痛 慢性連日性頭痛．小児科臨床ピクシス12 小児の頭痛．診かた治しかた，椎原弘章 編，p.128-130,中山書店，2009.

11) 日本小児心身医学会 編：II 小児起立性調節障害診断・診療ガイドライン，小児心身医学会ガイドライン集 改訂第2版，南江堂，2015.

12) 日本小児心身医学会 編：III 小児科医のための不登校診療ガイドライン，小児心身医学会ガイドライン集 改訂第2版，南江堂，2015.

13) 日本小児心身医学会 編：V くり返す子どもの痛みの理解と対応ガイドライン，小児心身医学会ガイドライン集 改訂第2版，南江堂，2015.

〔桑原健太郎〕

2　問　診

1　問診票の作成と活用のすすめ

　本項では，小児・思春期の頭痛診療における問診の意義と重要性，問診票の作成と活用のしかたについて述べる．

1　小児・思春期の頭痛診療における問診の意義と重要性

　国際頭痛分類 第 3 版[1] には，300 以上の頭痛疾患が記載されている．これらの多くの種類の頭痛のなかから，患児の頭痛の診断をつけるのは大変困難なことであるように思われるが，小児・思春期の頭痛の特徴と頻度の知識を持ち，優先順位をつけて戦略的に問診を進めていけば，患児の頭痛の診断に必要な情報を効率よく得ることができる．その意味で，問診は頭痛診療の要である．

■ 二次性頭痛の除外

　臨床の場では，小児・成人ともに，一次性頭痛の割合が多く，二次性頭痛の割合は少ない．しかし，頭痛の診療ガイドライン 2021[2] には，「一般小児科医，小児神経専門医，小児救急科医にかかわらず，二次性頭痛を適切に診断することは，一次性頭痛（片頭痛，緊張型頭痛）の正確な診断という意味からも重要である」と記されている．小児・思春期の頭痛でも，まずは危険な二次性頭痛を鑑別することが必要である．一次性頭痛と二次性頭痛の鑑別の要点（①～⑮）については，p.89（第 2 章-4. 頭痛関連の検査）を参照いただきたい．

　二次性頭痛を疑う根拠を**表 2-2 (1)-1** に示す[2]．これらは，小児・思春期には当てはまらない部分もあるが，問診ではこれらの項目を漏らさずに聞くようにしておく．なかでも「同様の頭痛経験の有無」に関する問診は極めて

表 2-2 (1)-1　二次性頭痛を疑う根拠

1.　突然の頭痛
2.　今まで経験したことがない頭痛
3.　いつもと様子の異なる頭痛
4.　頻度と程度が増していく頭痛
5.　50 歳以降に初発の頭痛
6.　神経脱落症状を有する頭痛
7.　がんや免疫不全の病態を有する患者の頭痛
8.　精神症状を有する患者の頭痛
9.　発熱・項部硬直・髄膜刺激症状を有する頭痛

有用で，これまでに経験がないような頭痛，人生最悪の頭痛であれば，神経学的診察と評価を行い，適切な画像検査，血液検査，髄液検査などを選択して実施することが重要である[2]．

　一次性頭痛では，緊張型頭痛が一般集団における生涯有病率 12.9〜78%で，頭痛のなかでも最も多い[2]．しかし，緊張型頭痛は一部を除き，日常生活に及ぼす影響は少なく，医療機関を受診することは少ない．したがって，医療機関を受診する一次性頭痛のほとんどは，片頭痛か，生活支障度の高い緊張型頭痛（慢性緊張型頭痛を含む）といえる．一次性頭痛では，血液検査，CT/MRI，脳波検査などでは異常がなく，確定診断に必要な情報は患児や保護者の問診から得るしかない．このため，二次性頭痛を除外した後，外来での問診は一次性頭痛（片頭痛）を中心に進めていくことなる．

■ 一次性頭痛（片頭痛）の情報は問診で得る

　小児・思春期では，片頭痛と緊張型頭痛の鑑別が難しいことがある．国際頭痛分類 第 3 版[1]の片頭痛の診断基準（**表 2-2 (1)-2**）には，18 歳未満の小児あるいは青年に適応される注があり，持続時間は「2〜72 時間」としてよいし，頭痛の部位は「両側性」であることが多い（通常，前頭側頭部）とされている．診断基準の他の項目についても，患児によって訴え方に違いがあり，片頭痛と緊張型の両方をもつ患児もいるので両者を厳密に分類するのは困難なことがある．竹島は頭痛の鑑別診断の進めかたについて，「片頭痛か緊張型頭痛なのか」と考えるより「片頭痛があるかどうかを判断し，片頭痛があれば治療する」というスタンスを提唱し，片頭痛の治療後，必要があれば緊張型頭痛への対応も検討する[3]としている．小児・思春期の一次性頭痛につ

表 2-2 (1)-2　1.1「前兆のない片頭痛」の診断基準

A. B〜D を満たす発作が 5 回以上ある（注 1）
B. 頭痛発作の持続時間は 4〜72 時間（未治療もしくは治療が無効の場合）（注 2，3）
C. 頭痛は以下の 4 つの特徴の少なくとも 2 項目を満たす
   1. 片側性
   2. 拍動性
   3. 中等度〜重度の頭痛
   4. 日常的な動作（歩行や階段昇降など）により頭痛が増悪する，あるいは頭痛のために日常的な動作を避ける
D. 頭痛発作中に少なくとも以下の 1 項目を満たす
   1. 悪心または嘔吐（あるいはその両方）
   2. 光過敏および音過敏
E. ほかに最適な ICHD-3 の診断がない

注 1：1 回あるいは数回の片頭痛発作を症候性の片頭痛様頭痛発作と鑑別することは時に困難であると考えられる．また，1 回あるいは数回の頭痛発作では特徴を把握することが難しい場合もある．したがって，発作を 5 回以上経験していることを診断の要件とした．発作回数が 5 回未満の例は，それ以外の 1.1「前兆のない片頭痛」の診断基準を満たしていても，1.5.1「前兆のない片頭痛の疑い」にコード化すべきである．
注 2：片頭痛発作中に入眠してしまい，目覚めたときには頭痛を認めない患者では，発作の持続時間を目覚めた時刻までとみなす．
注 3：小児および思春期（18 歳未満）では，片頭痛発作の持続時間は，2〜72 時間としてもよいかもしれない（小児においては未治療時の発作持続時間が 2 時間未満でありうることのエビデンスは未だ立証されていない）．

（日本頭痛学会・国際頭痛分類委員会 訳：国際頭痛分類 第 3 版，p.3-4，医学書院，2018）

いても同様のことが言える．一次性頭痛の情報はほとんど問診から得られるため，ここで問診の意義と重要性をあらためて強調しておきたい．

2 問診票を有効活用することの利点

　頭痛の問診のために問診票を作成し，事前に記入することにはいくつかの利点がある．

■ 問診時間の効率化─待ち時間に問診票を記入してもらう

　まず第 1 に，問診票を用いることで診察室での問診時間を効率化することができる．著者は，初診時の問診にはできるだけ時間をかけるようにして，患児や保護者には自由に患児の頭痛について話してもらう．そうすると，とめどなく話し続ける保護者もいれば，患児と保護者がそろって寡黙で一向に

要領を得ないこともあるため，診察室での問診時間が十分に有効に使えるとは限らない．そこで，待合室で問診票を渡すようにしておけば，患児と保護者は待ち時間を利用して医師に伝えたいことを記入することができる．また，あらかじめ問診票を記入することで，患児と保護者は患児の頭痛について，待ち時間の間に想起することになり，頭を整理してその後の診察室での問診に答えることが容易になる．

■ 頭痛情報の聞きもらしを防ぐ

第2に，問診票を用いることで患児の頭痛の情報の聞きもらしが少なくなる．頭痛の診断に必要な情報は，頭痛発作時の状況，頭痛の部位，頭痛の性状，随伴症状など多岐にわたる．診察室での問診では，これらをもらさず聞き取る努力をするが，それでもしばしば必要な情報を聞きもらしてしまうことがある．患児と保護者が診察室に入る前に問診票を記入してもらうようにして，問診自体を半構造化面接とすれば，問診のみで大まかな診断の予想をつけることができる．診察室では問診票の内容を確認し，それに実際の身体診察や検査結果を加えることで，初診時の患児の頭痛の暫定診断が可能となる．

■ 直接聞きづらい情報も問診票では確認しやすい

第3に，問診票を用いることで患児や保護者に直接は聞きづらい情報も確認しやすくなる．小児・思春期の頭痛には心理社会的背景の関与が多い．児童・生徒の心理社会的因子は学校の問題であることもあるが，家庭の問題であることもある．患児の頭痛の誘因・増悪因子が学校の場合は，不登校や不規則登校などで問題が顕在化していることが多く，それを主訴の一つとして来院していることもあるので，診察室での問診で直接患児と保護者に事情を聞きやすい（一部のいじめなどは顕在化しておらず保護者同席の面接ではわからないこともある）．しかし誘因・増悪因子が家庭の場合は，患児と保護者を目の前にして家庭の事情は聴きづらく，聞いたとしても患児も保護者も言葉を濁すことが多い．そのような場合，問診票にあらかじめ家族構成，家族の病歴，離婚歴，家族の職業など記入してもらうと問診をすすめる上で参考になることがある．

3　問診票の限界と落とし穴

　問診票は便利で診療効率を上げるツールであるが，思わぬ限界や落とし穴があるため注意も必要である.

　まずは，誰が問診票を記入するかが重要である．小児では患児の年齢が低い場合，保護者が問診票を記入する．保護者は患児の頭痛の当事者ではないため，患児に確認して記入するものの，うまく確認が取れていない場合がある．年齢が高い小児は自分で問診票に記入するが，質問の意図や言葉の意味を取り違えて誤って記入することがある．小児・思春期の頭痛の問診票は，なるべく小児でもわかるような用語・表現を用いて作成すると同時に，問診票記入後に診察室での実際の問診での再確認が必要である.

　また，患児の多くには複数の頭痛があり，患児や保護者は問診票にそれらの頭痛を区別することなく記載している．このため，問診票の記入内容には複数の頭痛の情報が混在している．あらかじめ問診票で患児の持つ複数の頭痛の1つ1つを分けて記載させる方法もあるが，それが難しい場合，一種類の頭痛として説明するには無理がある問診票の情報については，問診時にあらためて確認・整理して，患児の複数の頭痛を1つずつ復元する作業が必要になる.

4　オリジナル問診票の作成と活用のポイント

　一般に入手できる頭痛の問診票にはそれぞれ個性や特徴がある．問診票やスクリーナーを用いることで，頭痛の診断，頭痛の支障度・重症度，患者のQOL，治療効果判定の情報を得ることができる．これらの問診事項すべてに回答してもらえば，患児の頭痛について多方面からアプローチできてよいのだが，情報量が膨大になりすぎて，内容の理解や解析にも時間がかかりすぎてしまう．実際に問診票を作成する場合，文字が小さくなりすぎないように，さらに自由記載の欄も確保し，問診票自体を1枚の用紙に収めようとすると，聞く内容が制限されてくる．したがって，自分が診察する時に問診票に必要な情報は何かを考えながら，オリジナルの頭痛問診票を作成するようにしたい．ここに本書の筆者らによる問診票の例を提示するので，ぜひ参考にしていただきたい（**表2-2 (1)-3** 問診票の例①〜④）.

　頭痛の診断を目的とした場合，国際頭痛分類 第3版[1] の各頭痛の診断基準を満たすかどうかが重要であるため，診断基準の項目について重点的に，頭痛の時期と起こり方，部位，頻度，持続時間，性質，増悪因子などをもらさずに確認するようにする．

　片頭痛の診断用スクリーナーとしては，①支障度の高い反復性の頭痛，②4時間以上の持続，③過去6ヵ月以内に新規あるいは異なった頭痛がないか—から診断する「3-Question Headache Screen」[4] や，①支障度，②悪心，③光過敏の3項目—から診断する「ID Migraine」[5] が有用である．これらを部分的に取り入れた問診票を作成するとよい（ただし，国際頭痛分類 第3版では小児の片頭痛の持続時間は2〜72時間としてよいとしている）．

　また，必ずしも頭痛の診断には結びつかないが，普段の生活（睡眠習慣，好きな遊び，習い事，クラブ活動）や外来での診察に期待すること（検査，処方，カウンセリング，その他）を聞いておくと，その後の診察での治療計画が立てやすくなる．小児・思春期の頭痛には，診断して治療を開始してもすぐには軽快せず，しばらく上手く付き合うことが必要になる頭痛も多いので，患児の背景を知り，患児や保護者に説明して患児の頭痛を受け入れてもらうためには，これらは必要な情報である．

　以上を踏まえて，自分の知りたい情報に合わせてオリジナルの問診票を作成することをお勧めする．最初は借用した問診票で構わないが，問診票の内容は実際に問診をとる医師の知識や技量によっても変化するため，自分の頭痛診療に対して問診票に物足りなさを感じることも出てくるであろう．著者自身も，小児・思春期の頭痛診療を始めた頃に比較すると，問診で聞きたい内容が変わってきている．実際に頭痛診療を始めて，一度作成したオリジナルの問診票に過不足を感じたら，どんどんバージョンアップをしていくとよい．

　問診は，頭痛診療の要であり，問診票は上手い問診のためのパスポートである．さまざまな工夫をしたオリジナル問診票のバージョンアップとともに，医師の頭痛診療も成長していくものである．

表 2-2 (1)-3　問診票の例①

小児科頭痛外来問診表

下の質問のあてはまるものの（　）に○もしくは□は文字を書いてください。
（あてはまるものが、たくさんある時はいくつも書いてください。）

氏名（　　　）　年齢（　）歳、学年（　）年生、性別（男・女）

質問1　頭が痛いのはいつからですか？
いつから（　）歳から、（　）年（　）月から　　　）その他から

質問2　頭が痛くて幼稚園や学校を休んだことはありますか？
1）（　）ある
2）（　）ない　　　　1回以上（　）月1回（　）1学期に1回（　）年1回

質問3　頭痛は、どのような時に起こりますか？
1）（　）いうライトや太陽の光に運動のあたったとき
2）（　）運動した時、運動のあと
3）（　）書いとき、からだが温まった時
4）（　）その他

質問4　頭のどこが痛くなりますか？
1）（　）頭の片側　　　3）（　）頭全体
2）（　）頭の両側　　　4）（　）特に決まっていない

質問5　頭痛は、どのような痛みですか？
1）（　）ズキンズキンと痛む（心臓と同じように痛む感じ）
2）（　）しめつけるように痛む（はちまきを強くしめた感じ）
3）（　）チクチクと痛む（ハリをさされたような感じ）
4）（　）その他

質問6　頭痛のときに、遊んだり、勉強するのはつらいですか？
1）（　）つらすぎて何もできない
2）（　）つらいぞで遊んだり勉強できる
3）（　）頭痛がないときとさほど変わらない

質問7　頭痛のときに、頭を動かしたり、歩いたりすると痛みは強くなりますか？
1）（　）痛みはますます強くなる
2）（　）あまりかわらない
3）（　）痛みは軽くなる

質問8　頭痛は1回でどれくらいの時間、つづきますか？
1）（　）30分以内　　　5）（　）2〜3日
2）（　）30分〜1時間　6）（　）4日〜1週間
3）（　）1〜2時間　　　7）（　）ほとんど毎日
4）（　）3時間〜1日

質問9　頭痛のときに、一緒におきることは、おなかがムカムカすか？
1）（　）気持ちが悪くなったり、おなかがムカムカする
2）（　）肩がこる
3）（　）はいたことがある
4）（　）光がまぶしく感じる
5）（　）音がうるさく感じる
6）（　）その他

質問10　頭痛は今まで何回ぐらいありましたか？
1）（　）1回　　　3）（　）5〜9回
2）（　）2〜4回　4）（　）10回以上

質問11　家や学校で頭痛があったとき、どのようにしているのを？
1）（　）気になるので、何もできない（頭痛が消えるのを待つ）
2）（　）気になるが、何もむ
3）（　）冷やす
4）（　）薬をのむ
5）（　）あたためる
6）（　）家や保健室で横になる
7）（　）その他

質問12　家族で頭痛のある方はいますか？
1）（　）いる　父（　）母（　）その他（　）
2）（　）いない

質問13　視力は悪くありませんか？
1）（　）悪い　（　）眼鏡、コンタクトを使用して
2）（　）悪くない

質問14　鼻や耳は悪くありませんか？
1）（　）悪い　アレルギー性鼻炎（　）副鼻腔炎
2）（　）悪くない　　その他

質問15　頭を強くうったことはありませんか？
1）（　）ある　いつごろですか？
2）（　）ない

質問16　頭痛外来にどのようなことを望みますか？
その他、何でもお伝えになりたいことを書いてください。

（作成：桑原健太郎）

表 2-2 (1)-3　問診票の例②

頭痛（反復性，慢性）で来院した小児・思春期患者様へ　【頭痛問診票】

0. 本人以外で家族に頭痛持ちはいますか？

   (　　　　　　　　　　　　　　　)

1. 頭痛はいつ頃から始まりましたか？
   (例；3 年前より，5 歳より，3 日前など)

   (　　　　　　　　　　　　　　　)

2. 頭痛の頻度はどれくらいですか？

   ① 1 年に数回　② 1 ヵ月に数回
   ③ 1 週間に 1～2 回
   ④ある時期はほぼ毎日
   ⑤その他（　　　　　　　　　）

3. 痛みはどのくらい続きますか？

   ① 1 時間以内　②数時間
   ③約 1 日　④数日間
   ⑤その他（　　　　　　　　　）

4. 頭のどこが一番痛みますか？

   ①片側　②全体
   ③両方のこめかみ　④後頭部や首
   ⑤目の奥　⑥顔面
   ⑦その他（　　　　　　　　　）

5. どのような痛みですか？

   ①ズキンズキンと脈打つ痛み
   ②締めつけられるような痛み
   ③眼をえぐられるような痛み
   ④殴られたような痛み
   ⑤その他（　　　　　　　　　）

6. どの程度の痛みですか？

   ①じっとしていられず，頭をかかえて
   　転げまわるくらい
   ②ねこんだり，何もせずじっとしていたい
   ③我慢できるけど痛い

7. 頭痛の前や最中に，以下の症状はありますか？

   ①目の前がチカチカしたり，ぼやけたりする
   ②吐き気・嘔吐
   ③首・肩の痛み・こり
   ④光や音・声が不快である
   ⑤涙が出る
   ⑥その他（　　　　　　　　　）

8. どのような時に痛みがおきたり，ひどくなったりしますか？

   (　　　　　　　　　　　　　　　)

9. 小さい時（幼小児期）に吐きやすい体質，もしくは「周期性嘔吐症（自家中毒）」と言われたことがありますか？

   ①ある
   ②ない（　　　　　　　　　　　）

10. 車や乗り物に酔いやすいほうですか？

    ①はい　②いいえ

11. 今までの対応について教えて下さい（痛み止めを飲む，他院で CT・MRI 検査など・・・）

    (　　　　　　　　　　　　　　　)

12. 現在内服中の薬があったら，記入して下さい

    (　　　　　　　　　　　　　　　)

ありがとうございました

東京都済生会中央病院　小児・思春期頭痛外来

(作成：荒木　清)

表2-2 (1)-3　問診票の例③

頭痛問診票

お名前＿＿＿＿＿＿＿　男・女　生年月日　　　　年齢　　　歳　記入日＿＿＿＿＿

当てはまるものに○をつけてください。（　）内に記入してください。

1. 時期
   1) いまのタイプの頭痛はいつごろから始まりましたか。（　　　　）
   2) 1回の頭痛はどのくらい続きますか
      a. 瞬間、b. 1〜3時間程度、c. 丸1日、d. その他：（　　　　）
   3) 一日のうちでは、いつが一番痛みますか
      a. 朝、b. 日中、c. 夜、d. 寝ているとき、e. 午前、f. 午後、その他（　　　　）
   4) 頭痛の起こる頻度は、おおむね、つぎのどれですか
      a. ほぼ毎日、b. 週数回、c. 月数回、d. 年数回、今回が始めて、f. その他：（　　　　）

2. 部位
   おもにどこが痛みますか
   1) a. 左、b. 右、c. 左右交代、d. 両側
   2) a. 前、b. 後、c. こめかみ、d. 目のあたり、e. てっぺん、f. ハチマキ、g. 首筋
      h. その他（　　　　）

3. 性質
   どのような頭痛ですか。
   1) 脈と一致してズキズキする、b. 重苦しい、c. 瞬間的、（キリ、スキ）d. その他：（　　　　）
   2) 頭痛の強さ　a. がまんできる、b. がまんできる、c. たいしたことない
      d. 今まで経験したことのない頭痛　e. その他：（　　　　）
   3) 頭痛の起こり方　a. 突然（1分以内）、b. 比較的急に（10分以内）、
      c. いつとは知れず　なんとなくわかる　e. その他（　　　　）

4. 頭痛の前の症状について教えてください
   1) 頭痛の数時間〜数日前　a. あくび　b. 肩こり　c. 空腹
   2) 頭痛の1時間から発症まで　a. 目の前がチカチカ　b. 見えにくい　c. 肩こり
      e. その他（　　　　）

5. 頭痛に伴う症状は次のどれですか
   a. 吐き気　b. はきけ　c. 嘔吐　d. 光過敏　e. 音過敏　f. めまい　g. 耳鳴り
   h. 日常動作で頭痛増悪する　i. 運動がしづらい　j. 話しづらい（発音が正しく出来ない）
   k. 意識が遠のく　l. 痛くない刺激を痛みと感じる　m. その他（　　　　）

6. 頭痛が良くなる、悪くなることがあれば教えてください
   1) 悪くなる　a. 運動　b. お風呂　c. 臭い　d. 冷やす　e. その他（　　　　）
   2) 良くなる　a. 運動　b. お風呂　c. お風呂　d. マッサージ　e. その他（　　　　）

7. 思いあたる頭痛の原因はありますか
   a. ストレス、b. 過労・疲労、c. ゲーム、d. 生理、e. 運動（部活）、g. 天気
   h. その他（　　　　）：　i. なし

8. ご家族・血縁者で頭痛持ちの方はおられますか
   続き柄：頭痛の診断名（　　　　）

9. いつも使っている薬とその使用頻度を教えてください。
   1) 薬と、小児用バッファリン、カロナール　b. ブルフェン　c. トレプタン製剤（イミグランなど）
      その他（　　　　）
   2) 使用頻度　a. 頭痛の時は毎回　b. 時々　c. ほとんど使わない　d. その他（　　　　）
   3) そのおくすりの効果はどうですか
      a. 効く、b. あまり効かない、c. 効かない、d. 効かなくなってきた　a. ある（　）b. ない
   4) 頭痛を予防する目的で飲んでいる薬はありますか　a. ある（　　）b. ない

10. お子さんの頭痛について、いままで受けた検査や診断、説明について教えてください。
    CT　MRI　脳波　その他（　　　　）

11. 睡眠時間について教えてください。
    1) 目覚める時間（　　）起き上がる時間（　　）
    2) 就寝時間（布団の中に入る時間）就寝時間（　　）
    3) 寝ている途中で目が覚めてしまう　a. よくある　b. ときどき　c. ない

12. お子さんの性格について教えてください。
    責任感が強い　細かいことにこだわる　几帳面　おおざっぱ　忘れ物が多い

13. 次の症状のうち当てはまるものに○をつけてください。
    A. 立ちくらみあるいは目まいを起こしやすい
    B. 立っていると気持ちが悪くなる、ひどくなると倒れる
    C. 入浴時、あるいはいやなことを見聞きすると気持ちが悪くなる
    D. 少し動く、動悸、あるいは息切れがする
    E. 朝なかなか起きられない、午前中調子が悪い
    F. 顔色が青白い　g. 食欲不振　h. 強い腹痛
    i. 倦怠感あるいは疲れやすい　j. 乗り物酔いしやすい

14. お子さんの頭痛について、関係がありそうなこと、気がついたこと、心配なこと、特に聞きたいご質問などあれば書き下さい。

（作成：山中　岳）

表2-2 (1)-3　問診票の例④

頭痛問診票

名前：　　　　　　　年齢：　　　歳　身長：　　　cm　体重：　　　kg

1. 頭痛はいつ頃から始まりましたか？
①1週間以内 ②1～4週間前 ③1～6ヵ月前 ④それ以前（　　歳頃から）

2. 頭痛は片側性ですか？
①はい ②いいえ ③不明
①はいの場合（1. 右 2. 左 3. 決まっていない）

3. 頭痛の部位はどこですか？
①眼の奥 ②前頭部 ③頭頂部 ④後頭部・頭頂（うなじ）⑤側頭部（こめかみ）
⑥頭全体 ⑦不明

4. 頭痛の程度は？
①まあまあ ②勉強、遊び、仕事を中断してしまう
③階段を昇るなどの日常の動作で頭痛が強くなる

5. 頭痛はどんな性質の痛みですか？
①拍動性（ズキンズキン、ガンガンする）②鈍痛（圧迫感または締め付け感）
③その他（　　　　　　）

6. 頭痛はどのくらいの頻度で起こりますか？
①1日に1回以内 ②月に2～4日 ③月に5～14日 ④月に15日以上

7. 頭痛は長い時間どのくらい続きますか？
①2時間未満 ②2～3時間 ③4時間～1日 ④1～3日 ⑤ほぼ持続的

8. 頭痛は1日のうちいつ起こりますか？
①朝～午前中 ②午後～夕方 ③夜 ④決まっていない

9. 頭痛はどのように始まりますか？
①突然始まる ②徐々に始まる

10. 頭痛が始まる前に何か前ぶれがありますか？
①眼の前が急に暗くなり（チカチカ、チカチカ）する ②不機嫌になる
③頭が急に痛くなり見えにくい ④物が見えにくい ⑤おしゃべりがしにくくなる
⑥まわりがグルグル回って見える ⑦耳鳴りがする ⑧耳が痛くなる
⑩物がゆがんで見える ⑪よろめいたり倒れやすくなったりする ⑫意識がぼんやりする
⑬両手足がチクチクしたりジンジンする ⑭ない
⑪両手足の力が動きにくくなる

11. 10. で答えた前ぶれは長い時でどの位続きますか？
①4分以内 ②4分～1時間 ③1時間以上

12. 頭痛と10. で答えた前ぶれの関係はどうですか？
①前ぶれの後数分から1時間以内に頭痛が起きる
②前ぶれとほぼ同時に頭痛が起きる
③前ぶれの前に頭痛が起きる

13. 頭痛に誘因はありますか？
①疲労 ②睡眠不足 ③不安 ④人ごみ ⑤精神的緊張（ストレス）
⑥天候 ⑦運動 ⑧食物（チーズなど）⑨におい（香水、タバコなど）
⑩その他（　　　　　　）⑪ない

14. 頭痛に次の症状が伴いますか？
①吐き気 ②嘔吐 ③立ちくらみ ④めまい ⑤肩こり ⑥意識がぼんやりする
⑦顔が青くなる ⑧頭痛後頭痛の睡眠 ⑨睡眠後頭痛が軽くなる ⑩まぶしくなる
⑪首に過敏になる ⑫においに過敏になる ⑬腹痛 ⑭ない

15. 頭痛をもつ人が家族にいますか？
①父 ②母 ③兄弟 ④姉妹 ⑤祖父（父方、母方）⑥祖母（父方、母方）⑦いない

16. 今まで次の病気にかかったことがありますか？①周期性嘔吐症（自家中毒）②熱性けいれん、③無熱性けいれん（てんかん発作）
④出生時の異常
⑤滲出性中耳炎　　歳　状況：
⑥髄膜炎 ⑧脳炎 （時々おなか痛〈　　なる〉）⑨喘息 ⑩アトピー性皮膚炎
⑦アレルギー性鼻炎・結膜炎 ⑬遠視 ⑭副鼻腔炎 ⑮難聴 ⑯ない
⑰その他（　　　　）

17. 次の状態が以前、または今もありますか？
①居眠り ②夜の痙攣 ③おねしょ ④夜泣き ⑤不眠 ⑥夜尿・遺尿
⑧爪かみ ⑨チック ⑩食欲不振 ⑪体重減少 ⑫不登校 ⑬頻尿・不規則な登校
⑭乗り物酔い ⑮大きな息をしたり息がぬける
⑯その他（　　　　）

18. 頭痛の症状は休日に軽減する傾向はありますか？
①とてもある ②ある程度はある ③あまりない ④全くない

19. 最近、ご本人のご家庭なので何か子どもの様子で何か気になることがありますか？
①ない ②ある（　　　　　）

20. この質問に回答した人はどなたですか？
①母 ②父 ③本人 ④祖母 ⑤祖父 ⑥姉 ⑦兄

（日本小児心身医学会 編：くり返す子どもの痛みの理解と対応ガイドライン 小児心身医学会ガイドライン集―日常診療に活かす 5つのガイドライン，改訂第2版，p.266-267, 2015, 南江堂）より許諾を得て改変転載

参考文献

1) 日本頭痛学会・国際頭痛分類委員会 訳：国際頭痛分類 第3版，医学書院，2018.

2) 日本神経学会・日本頭痛学会・日本神経治療学会 監修：頭痛の診療ガイドライン2021，医学書院，2021.

3) 竹島多賀夫：頭痛外来専門医が教える！頭痛の診かた，金芳堂，2017.

4) Cady RK, et al：Simple and efficient recognition of migraine with 3-question headache screen.Headache, 44 (4)，3323-3327, 2004.

5) Lipton RB, et al：A self-administered screener for migraine in primary care：the ID Migraine validation study. Neurology, 61 (3)：375-382, 2003.

〔桑原健太郎〕

Column

問診シリーズ①　閃輝暗点（前兆）とは？

　閃輝暗点を中心とした視覚前兆の表現は各人さまざまである．「眼にノイズが出る」，「視野にレーザービームが光り，点滅する」，「パソコンやテレビの画面の一部が白くなったり暗くなったりしながら，見えにくい部分が広がるとズキンズキン頭痛が始まる」．これらは頭痛外来片頭痛患児の実際の表現である．

　片頭痛発作時の「眼がまぶしく感じてチカチカする」症状を短絡的に視覚前兆ととらえないように注意する必要がある．視覚前兆は原則的に頭痛発作に前駆して起こるものであり，一般に典型的な前兆のある片頭痛は片頭痛全体の10〜30％とされている．不確実なケースの場合，筆者は患児に絵を描いてもらっている．図[1]は「レインボーに縁どられた光がだんだん広がって途切れてくると頭痛が始まる」と言った14歳女子の閃輝暗点スケッチである．

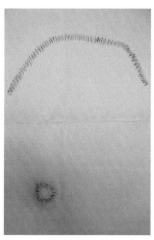

図　14歳女子が描いた閃輝暗点のスケッチ

[参考文献] 1) 荒木清：小児科臨床ピクシス12 小児の頭痛　診かた治しかた，椎原弘章 編，p.96，中山書店，2009.

〔荒木　清〕

2 ｜ 上手くいく問診のしかた

　本項では，小児・思春期の頭痛の上手くいく問診のしかたについて述べる．問診で小児・思春期の頭痛について正確な情報を得るには時間が必要である．初診で必要な情報がすべてそろうことは少なく，実地臨床では初診時に基本的な情報をおさえ，あとは再診の外来診察のたびに問診を行い，必要な情報を確認していくというのが現状である．診断に必要な情報を得ることはもちろん，診断後の治療においても患児と保護者の満足度を上げる問診を目指したい．

1 初診時の問診が肝心──まず患児にわかってほしいこと

　頭痛のある患児は未成年であるので，一人で外来を受診することはない．したがって保護者に連れられて外来を受診するのだが，必ずしも患児本人が受診に同意しているとは限らない．なぜ自分が診察に連れてこられたかをあまり理解していない年齢の低い小児もいれば，自分は受診するつもりはなかったのに不登校が続くために保護者に無理やり連れてこられた思春期の患児もいる．これらの小児に対して，初診以降の診療での信頼関係を築くために，まずは初診時に治療者の立ち位置を明らかにする．

　筆者の場合，患児がどんなに低年齢であっても，保護者にではなく患児に患児の目を見ながら以下のように説明をする．

　「○○ちゃん（さん，くん）は，頭が痛いから今日診察に来たんだよね．頭が痛いのは○○ちゃんで，お母さん（保護者）でも先生（医師）でもないよね．だから○○ちゃんの頭痛がどのようなもので，どのくらい痛いのかは○○ちゃんが教えてくれないとわからないんだよ．だから○○ちゃんの頭痛をよくするためにいろいろと教えてね．」

　このように患児に直接語りかけ，説明することで，診察を受ける目的を患児にはっきり認識してもらい，頭痛は自覚症状で本人が感じている様子を説明しなければ，他人には理解が難しいことを伝える．再診の外来で持参してもらう頭痛ダイアリーの記録に協力してもらうためにも，初診時にこのような説明が必要である．

55

2 「触診」をしながらの問診の有用性

　頭痛の診断には，頭痛の部位，性状の情報が欠かせない．外来で使用する頭痛の問診票には，当然それらの項目の記入欄がある．しかしながら，問診票の記入は年齢の高い患児は自分で，年齢の低い患児は保護者と相談して行うことになる．患児は問診票の記入には慣れておらず，質問の意味や自分の頭痛の部位や性状を取り違えることがあり，また保護者にとっては，患児の頭痛は自分の頭痛ではないため，問診票の記載内容に誤記が生じることがある．したがって待合室で事前に問診票を記入してもらった場合，その記載内容をそのまま鵜呑みにすると正しい診断ができないことがある．このため，筆者は触診をしながら問診の再確認を行うようにしている．

● **部位**：実際には，患児に頭痛の痛みを感じる場所を指さしてもらい，その後に患児の頭に手をあてて，「痛いのはここだね？」と頭痛の部位を確認する．

● **性状**：頭痛の性状の確認にも触診は有用である．頭痛の性状を表す「拍動性」「持続性」という言葉や，「ずきんずきん」「がんがん」という言葉ではピンとこない患児でも，患児の頭を押さえたり放したりしながら「痛い，痛くない」と示し（拍動性），その後に患児の頭をしばらく押さえて「ずっと痛い」と示した上で（持続性），「あなたの頭痛はどっち？」（拍動性か持続性か）と聞くと，ほとんどの患児は頭痛の性状を正確に理解して答えることができる．

● **アロディニア**：触診をしながらの問診は，アロディニアについて聞く時にも有効である．頭痛で脳が過敏になると，本来は痛みを生じない程度の刺激で痛みを感じるアロディニア（異痛症）がみられることがある．片頭痛患者のなかには，「風が当たると顔が痛い」，「メガネやイヤリングが不快」，「櫛やブラシで髪をとかすと痛い」などの頭部アロディニア症状がある患者もいるが，患児が自分でこのようなアロディニアの症状を訴えることは少ない．そこで頭皮や頭髪を実際に軽く触れながらアロディニアの症状がどのようなものか説明すると，「ああ，それはある」とわかるようである．

● **肩こり・首こり**：肩こり・首こりも同様に触診しながら問診すると，患児自らの訴えがなくても判明することが多い．一般には「肩こりは緊張型頭

痛」というイメージがあるが，実際には片頭痛と肩こりの合併が多く，肩
こり・首こりは片頭痛の診断に有用な情報となる．

● **片頭痛以外の頭痛に関する確認**：触診で顔面の三叉神経領域に感覚過敏があ
れば，三叉神経痛を疑う．また，三叉神経や後頭神経の圧痛点を圧迫し，
痛みが誘発されれば，三叉神経痛や後頭神経痛を考える．顎関節痛では，
顎関節部にクリック音を認めることがある．

　緊張型頭痛は，国際頭痛分類 第3版[1] において，頭痛の頻度によって
「稀発反復性緊張型頭痛」，「頻発反復性緊張型頭痛」，「慢性緊張型頭痛」
に分類されるが，それぞれに「頭蓋周囲の圧痛を伴う」ものと「頭蓋周囲
の圧痛を伴わない」もののサブフォームがある（**表 2-2 (2)-1**）．国際頭
痛分類 第3版[1] の階層的分類の3桁（コード）までの診断をするには，圧
痛の有無の情報が必要である．

● **頭部の打診**：また頭部の打診も重要である．前頭部，頬部の叩打痛があれ
ば，副鼻腔炎による頭痛を疑い，頭部の画像診断をするかどうかを決める
際の参考になる．

表 2-2 (2)-1　国際頭痛分類 第3版における緊張型頭痛の分類

```
2. 緊張型頭痛
　2.1　稀発反復性緊張型頭痛
　　　2.1.1　頭蓋周囲の圧痛を伴う稀発反復性緊張型頭痛
　　　2.1.2　頭蓋周囲の圧痛を伴わない稀発反復性緊張型頭痛
　2.2　頻発反復性緊張型頭痛
　　　2.2.1　頭蓋周囲の圧痛を伴う頻発反復性緊張型頭痛
　　　2.2.2　頭蓋周囲の圧痛を伴わない頻発反復性緊張型頭痛
　2.3　慢性緊張型頭痛
　　　2.3.1　頭蓋周囲の圧痛を伴う慢性緊張型頭痛
　　　2.3.2　頭蓋周囲の圧痛を伴わない慢性緊張型頭痛
　2.4　緊張型頭痛の疑い
　　　2.4.1　稀発緊張型頭痛の疑い
　　　2.4.2　頻発緊張型頭痛の疑い
　　　2.4.3　慢性緊張型頭痛の疑い
```

問診では二次性頭痛除外を常に念頭に置く

3 ―問診における一次性頭痛と二次性頭痛の見分けかた

　頭痛の表現型は，①急性，②反復性，③慢性進行性，④慢性非進行性の 4 つの表現型に分けられる．

　②反復性と④慢性非進行性の頭痛は，二次性頭痛の可能性はゼロではないが，圧倒的に一次性頭痛が多い．しかし，時間の経過に伴い頻度と重症度が増加し続ける③慢性進行性頭痛には，注意が必要である．このタイプの頭痛では，二次性頭痛を起こす原因について神経画像検査を含めて検査を行うべきである．

　単発で，重症度は高いが短時間の頭痛は，ほとんどの場合は良性であるが，もっと悪い疾患（例えば脳動脈瘤破裂によるクモ膜下出血）が突然，重症な頭痛を起こすことがある．そのため，片頭痛や良性の疾患に関連した頭痛であると診断する前に，他の頭痛の原因がないか考慮することが重要である．しかし，その最終評価をするには，症状が徐々に進展するまで何日も何週間もかかることがある[2]．小児・思春期の頭痛では，問診で患児の頭痛の経過を聞き，どの表現型に当てはまるかがわかると，一次性頭痛か二次性頭痛かの予想ができる．問診で二次性頭痛を疑う場合は，診断をするために原因に対する検査を行う．

　小児・思春期の頭痛の原因は数多くあるが，問診で除外すべき危険な頭痛，二次性頭痛に頭蓋内疾患がある．頭蓋内圧亢進の危険信号（**表 2-2 (2)-2**）がある時は，頭蓋内疾患による頭痛を考慮すべきである．また全身疾患がないか，隠れているその他の疾患や症候群（感染症，内分泌学的異常，自己免

表 2-2 (2)-2　二次性頭痛の危険信号

● 新しいタイプの頭痛，あるいは重症度や頻度が進行性に増加する頭痛
● 緊張やくしゃみ，咳で増悪する頭痛
● 突然発症の重症の頭痛（持続は 6 カ月未満）
● 体重減少，寝汗，発熱，関節痛など全身疾患の症状
● 凝固亢進状態，遺伝性疾患，がん，リウマチ性疾患，免疫抑制状態を含む既知の全身疾患
● 視神経乳頭浮腫，精神状態の変化，運動失調あるいはその他の異常，あるいは非対称性を含む神経検査の異常
● 小児を睡眠から覚醒させる頭痛，または常に朝におきる頭痛

疫疾患，歯科疾患，摂食障害，てんかん，妊娠）がないか問診することが必要である．

　新規の頭痛や増悪した頭痛には，薬物療法が関係している可能性も考えられる[2]．小児・思春期の頭痛の問診では，常に危険な頭痛，二次性頭痛の除外を頭の片隅に置いておくことが必要である．

4 問診が困難な小児の場合

■ 保護者へ問診する

　年齢が低くてもしっかり問診に答えてくれる患児もいるが，一般的には年齢が低く，発達遅滞や発達障害があったり，緊張や不安の強い小児の頭痛の問診は困難である．

　そのような小児に対しては，最初から患児に直接質問せず，まず保護者に聞くようにする．保護者は患児の頭痛の当事者ではないが，日常生活で患児から聞いた内容や患児の頭痛時の行動の様子を話すことができるので，患児の頭痛についての基本的な情報を得ることができる．

　光過敏や音過敏などは，「頭痛時は布団を頭から被って光を避ける様子はありませんか？」とか，「頭痛時に普段の音量のテレビの音を小さくしたりしませんか？」など，患児の行動から推測できるような内容の話を聞く．

　また頭痛の強さについては，患児の頭痛時の活動性を聞くことで推測することができる．うずくまったり横になって動けない場合（活動性の低下）は相当の強さの頭痛と考えられるし，頭が痛いと言いながらも運動やゲームができているならば，痛みは強くないといえる．

　保護者が患児に頭痛について聞く場合，年少児では「頭が痛い？」と聞くとオウム返しに「痛い」と答えがちなので，「調子（気分）はどう？」とか「今どんな感じ」などと，「痛い」という言葉を使わない聞き方をするように指導する．

■ 評価スケールを利用する

　頭痛の強さ・生活支障度については，低年齢の小児ではフェーススケール（図 2-2 (2)-1）や「PedMIDAS（片頭痛の生活支障度をはかる Migraine Disability Assessment の小児版）」[3]という方法で評価する．年齢が高い小児

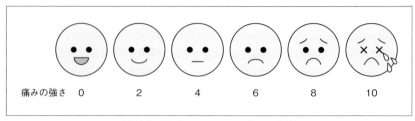

図 2-2 (2)-1　フェーススケールの例
（藤田光江 他：小児一次性頭痛におけるグラフ式頭痛ダイアリーの有用性. 脳と発達, 43：443-447, 2011 より一部改変）

であれば「HIT-6 (Headache Impact Test-6：ヒット 6)」[4] を使用して定量化することができる.

■ 問診ができるようになる場合もある

　診察室で主治医と保護者が患児の頭痛について話しているのを見ているうちに, 患児の不安や緊張が和らぎ, 保護者への問診の合間に患児に質問すると答えてくれることもある. また初診時では難しいが, 再診時から患児への問診ができるようになることもある. 患児自身が自分の頭痛がどんな頭痛で, 治療効果があったのかどうかを自分で言えるようになることが理想なので, 筆者は外来では患児を追い詰めないように注意しながら, あきらめずに患児の頭痛ついて患児自身に繰り返し聞くことにしている.

5 保護者が同席しない問診が重要

　初診時の診察室での問診は, 患児と主治医との初顔合わせの場であるので, 通常は患児と保護者が同席している.

　経過が長い慢性連日性頭痛では, これまで無効であった治療や検査を繰り返さないために, 初診までの長い経過と診断と治療の変遷について把握する必要がある. 初診時, 患児の頭痛の経過やお薬手帳などをまとめたものを保護者に持参してもらえると, 診察後にゆっくり内容の確認ができるのでありがたい. 低年齢の小児では, 頭痛の経過は短くても, 頭痛の記憶が乏しく説明能力に限界があるので保護者の同席が欠かせない.

　一方, ある程度以上の年齢の小児に対しては, 保護者同席の問診を終えた

後に保護者には席を外してもらい，患児と主治医だけの問診を行うようにしている．これは，保護者同席の場では決して得られない情報があるからである．保護者が同席の時には，保護者の勢いに負けて口をはさむ余裕がなかった患児が，つい先ほど保護者が説明した患児の頭痛の症状とは違うことを述べることは珍しいことではない．頭痛のために学校に行けないという説明であったのに，頭痛がなくても学校には行かない（行きたくない）という，主治医にとっては突然の患児の意思表明が行われることもある．保護者が席を外すと，饒舌になって保護者や学校に対する不満を話し始める思春期の患児もいる．

　このように保護者の同席しない問診が，患児の頭痛にかかわる家庭や学校における心理社会的背景を知るきっかけになることがある．

6 心理社会的因子の見つけかた

　慢性連日性頭痛に限らず，小児の頭痛の特徴として，心理社会的因子の影響を受けやすいことがあるが，実地臨床の場において患児の心理社会的因子を把握するのは容易なことではない．

■ 学校自己採点法

　学童・生徒と呼ばれる小中学生では，学校で過ごす時間が長く，友人関係，クラブ活動関係，学業不振，担任教師との関係など，さまざまなストレスを抱えている．しかしながら，患児に対し普通に「学校はどう？」と聞いても，「別に」とか「大丈夫」とかの返事があるだけで，一向に学校での様子が見えてこない．このような場合，「学校自己採点法」[5]という問診法を用いる．学校自己採点法とは，子どもに学校を自己採点してもらうことで，学校に対して抱いている感情やイメージを評価することができる問診の方法である．具体的には次のような質問をする．

　「これから○○ちゃん（くん，さん）に問題を出します．自分で学校に点数をつけてください．学校がすごく楽しくて困ったことがなければ100点．楽しいことがまったくなくて嫌なことばかりだったら0点．ちょうど真ん中くらいだったら50点です．○○ちゃん（くん，さん）が自分で学校に点数をつけるとすると，学校は何点ですか？」と聞く．

　原法ではここまでだが，筆者はさらに続けて，「今の採点での合格点は何点？，（不合格の場合は）何が合格点に足らなかったの？」と聞いて，患児が学校で何を問題と感じているかがわかるようにしている．

■ 簡易質問紙法

　スクリーニングで簡易質問紙法を用いて心理社会的因子を見つける方法もある．

　「PSC（Pediatric Symptom Checklist）」[6] は，保護者がつけて患児の心理社会的問題の有無を推定することができる．

　「DSRS-C（Depression Self-Rating Scale for Children），バールソン自己記入式児童用抑うつ性尺度」[7] は，患児自身がつけて患児自身の抑うつの有無を推定することができる．

　「子どもの強さと困難さのアンケート」[8] は，保護者や教師がつける子どもの行動上の問題のスクリーニングテストで，①反抗や反社会的行動などの行為面，②集中力の欠如や多動性などの多動と不注意の問題，③抑うつや不安などの情緒面，④友人からの孤立や不人気などの仲間関係，⑤協調性や共感性などの向社会性の5つの領域での支援の必要性がわかる．

　これらのスクリーニングは診断ではないので，これらの結果をもとにあらためて診察する必要があるが，限られた診療時間のなかで，小児の頭痛の心理社会的因子を把握するためには有用な方法である．

7　問診での頭痛の鑑別に役立つポイント─さらに何を確認すべきか？

　小児・思春期の頭痛の問診では，質問のしかたで回答が異なり，その結果，診断が異なる場合がある．また最初の質問に対する回答は同じでも，さらに加えて質問をしていくことで，頭痛の鑑別に役立つ場合がある．そのような事例についていくつか紹介する．

■ 頭痛は有無だけでなく「どの程度あるか」を確認する

　患者は頭痛を主訴に来院するので，頭痛があるかと聞かれれば「ある」と答えるのは当然である．しかしながら，国際頭痛分類 第3版の診断基準[1] では，どの程度あるかが，頭痛の鑑別診断を行う上で重要である．

　頭痛の程度には，頭痛の回数，頭痛の持続時間，頭痛の頻度，頭痛の重症度がある．以下に，片頭痛と緊張型頭痛を例に解説する．

● **頭痛の回数**：片頭痛では，診断基準に確定診断をするための発作回数が決められている．前兆のない片頭痛では5回以上，前兆のある片頭痛では2回以上頭痛発作がないと確定診断をつけることができず，「疑い」となってしまう．

● **頭痛の持続時間**：片頭痛では，頭痛発作は4〜72時間（未治療もしくは治療が無効な場合）持続し，小児あるいは青年（18歳未満）の場合は2〜72時間であるとされる．緊張型頭痛では，稀発反復性頭痛と頻発反復性頭痛は30分から7日間，慢性緊張型頭痛は数時間から数日，または絶え間なく頭痛が持続する．

● **頭痛の頻度**：片頭痛の場合は，慢性片頭痛では頭痛が月に15日以上の頻度で3ヵ月を超えて起こり，少なくとも月に8日の頭痛は片頭痛の特徴をもつ．緊張型頭痛の場合は，稀発反復性頭痛は平均して1ヵ月に1日未満（年間12日未満）の頭痛が10回以上，頻発反復性頭痛は3ヵ月を超えて，平均して1ヵ月に1〜14日（年間12日以上180日未満）の頭痛が10回以上，慢性緊張型頭痛は3ヵ月を超えて，平均1ヵ月に15日以上（年間180日以上）と定義されている．

● **頭痛の重症度**：片頭痛の場合は中等度から重度で，日常的な動作（歩行や階段昇降など）により頭痛が増悪し，頭痛のために日常的な動作を避ける．緊張型頭痛の場合は軽度から中等度で，頭痛は日常的な動作で増悪しない．

　以上のように，頭痛の程度は頭痛の診断に重要なので，あらかじめ説明して頭痛ダイアリーに記録してもらい，外来受診時に確認しながら問診を行う．

■片頭痛の鑑別に重要な光過敏・音過敏を確認する質問のしかた

　片頭痛の診断基準にある光過敏や音過敏は，片頭痛の診断に重要な項目であるが，頭痛発作中に「光がまぶしい」「音がうるさい」と感じることがあるかと聞いただけでは過敏の有無がわからないことがある．過敏とは，通常は気にならない光や音が気になって日常生活に支障が出るほどになることであるので，当然誰もがまぶしいと感じる光やうるさいと感じる音に反応しても過敏には当てはまらない．

そこで，「普段は大丈夫な光や音が，頭痛時にまぶしいとかうるさいと感じますか？」と聞くとよい．筆者はあわせて，「普段も嫌かもしれないけれど，頭痛時に香水の香りやたばこの臭いが気になったり強く感じたりしますか？」と，臭い過敏についても聞くようにしている．

■ 朝起きられないと訴える頭痛の患児で確認すべき点

頭痛の患児に朝起きられないという訴えがある時，さらに詳しく患児の睡眠（就寝時間，起床時間，睡眠時間，昼間の眠気など）について聞く必要がある．

睡眠中にいびきをかく，口を開けて寝ている（口呼吸）は，鼻炎による鼻閉や睡眠時無呼吸症候群の存在を疑う情報である．就寝直前のゲーム，テレビ，DVD の視聴は，寝つきや睡眠の周期に影響する．途中覚醒が多く頻回に怖い夢を見る場合は，眠りの深さに問題がある可能性がある．睡眠自体に問題がある場合は，睡眠の問題を解決することで頭痛の改善につながることがある．

睡眠に問題がない場合に，頭痛の患児が朝起きられないのは，起立性調節障害（自律神経機能不調）（p.203 参照）による低血圧が原因である可能性がある．この場合，患児が起立性調節障害の好発年齢の中高生であること，他の自律神経症状があること，起立試験が陽性であることなどが参考になる．また，起立性調節障害による低血圧は，通常起床時に最も強く，午後になると軽快することが多いので，夕方から夜は元気になる印象がある．起立性調節障害が疑われる場合は「小児起立性調節障害診断・診療ガイドライン」[9] に従い対応する．

■ 学校に行けない（不登校・不規則登校）と訴える頭痛の患児で確認すべき点 (p.180 参照)

小児の頭痛に関連して学校に行けないという訴えがある時，まず確認したいのは，頭痛があるので学校に行けないのか，頭痛がなくても学校に行かない（または行けない）のかである．この点はしばしば患児本人にとっても微妙で，最初からは明らかでないことが多い．どちらの場合でも無理やり登校させることにはならないが，心理社会的因子の頭痛への関与に注意する．

表 2-2 (2)-3　不登校の状態評価

状態0	登校できる	外出できる	ほぼ平常に登校している（心理的負担，行き渋り）
状態1			遅刻・欠席がある（週1〜2回休む，早退遅刻が半分以上）しばしば保健室，相談室を利用する．
状態2			半分以上が保健室・相談室登校．週3日以上欠席
状態3			学校以外の施設へ定期的に参加できている．
状態4			登校はできず定期的に通えるところはないが比較的気軽に外出できる．
状態5	登校できない	外出できない	家庭内では安定しているが外出は難しい．居間に出てきて家族と関わることはできる．
状態6			部屋に閉じこもり，家族ともほとんど顔を合わせない．心理的不安定，昼夜逆転

外来受診可能

（日本小児心身医学会 編：小児科医のための不登校診療ガイドライン 2015 より筆者作成）

　次に，不登校・不規則登校の状態を詳細に確認する．「小児科医のための不登校診療ガイドライン」[10] でも，不登校の状態評価（**表 2-2 (2)-3**）を勧めている．登校できているかだけでなく，登校頻度，朝から登校できるか，普通教室登校か別室登校（保健室や普通教室に入れない児童・生徒のためのふれあい教室など）か，学校には何時間いることができるかなども聞く．学校の敷地内に入れるか，誰か（保護者や友人）と一緒なら登校できるか，他の児童・生徒がいる時間に登校できるかも重要である．

　これらの患児が登校できる（できない）条件は，時期や患児の状態によって変化する．登校させるかどうかは患児の状態を見極め，患児と話し合った上で方針を決めるが，その際には「小児科医のための不登校診療ガイドライン」[10] が参考になる．

● まとめ

　小児・思春期の頭痛では，患児の特性と頭痛疾患の特徴を理解して，臨機応変に柔軟な態度で問診する必要がある．小児・思春期の頭痛の特徴と頻度の知識を持ち，熱意をもって問診すれば，診断に結びつく情報が得られ，その後の治療においても患児と保護者の満足度が上がると確信する．

参考文献

1) 日本頭痛学会・国際頭痛分類委員会 訳：国際頭痛分類 第3版, 医学書院, 2018.

2) Heidi KB：Childhood Headache；A Brief Review, Pediatr Ann, 46（4）：e155-e165, 2017.

3) Hershey AD, et al：Development of a questionnaire to assess disability of migraines in children.Neurology, 57：2034-2039, 2001.

4) 坂井文彦 他：日本語版 Headache Impact Test（HIT-6）の信頼性の検討, 臨床医薬, 20（10）：1045-1054, 2004.

5) 小沢浩 他：学校自己採点法は注意欠陥／多動性障害における学校の自己評価に有効である, 小児科臨床, 69（3）：436-440, 2016.

6) 石崎優子：小児の面接と心理検査. 子どもの心身症ガイドブック, 小林陽之助 編, 中央法規出版, 2004.

7) 村田豊久 他：学校における子どものうつ病―Birlesonの小児うつ病スケールからの検討―, 最新精神医学, 1：131-138, 1994.

8) Matsuishi T, et al：Scale properties of the Japanese version of the Strengths and Difficulties Questionnaire（SDQ）：A study of infant and school children in community samples. Brain & Development, 30：410-415, 2008.

9) 日本小児心身医学会 編：Ⅱ小児起立性調節障害診断・診療ガイドライン, 小児心身医学会ガイドライン集 改訂第2版, 南江堂, 2015.

10) 日本小児心身医学会 編：Ⅲ小児科医のための不登校診療ガイドライン, 小児心身医学会ガイドライン集 改訂第2版, 南江堂, 2015.

〔桑原健太郎〕

症　例

症例1　**14歳7ヵ月女子―視野障害を強く訴えた片頭痛の例**

主訴：頭痛, 頭痛の前に起きる視野障害.

現病歴：12歳3ヵ月より右目が暗くぼやけた後に頭痛を訴えるようになった. 頭痛の回数が徐々に増え, 1ヵ月に5回ほど強い頭痛のため頭痛のある日は登校できなくなった. 14歳6ヵ月の時に総合病院の眼科に受診した. 非発作時の眼底検査, 視野検査, 頭部MRIに異常はなく, 右目が見えなくなる原因は不明と説明され, 頭痛は片頭痛と診断されリザトリプタンを処方された. 頭痛時にリザトリプタンを内服したところ, 内服後も2時間以上頭痛が持続し, さらに「気持ち悪くなる」「顔のまわりが変な感じになる」と訴えた. 鎮痛薬を内服しても無効であった. 治療薬が無効で, 原因不明で目が見えなくなることを不安に思い, 筆者の施設を受診した.

家族歴：母親は前兆のない片頭痛.

既往歴：小学生の頃から起立性調節障害.

検査所見：起立性調節障害に関して起立試験を行ったが異常なし.

鑑別診断，治療の経過：頭痛は片頭痛の診断基準を満たした. 母親も片頭痛であり, 患児も前兆のある片頭痛と考えた. 視覚障害は前兆と考えた. しかし, 前兆は右眼のみに起こるため,「次に視覚障害が現れたときに片掌を手で覆い単眼の視野障害であることを確認してください」, また「視野障害が視野のどこにあるか絵を描いてきてください」と指示した. 患児には「視覚障害は片頭痛の前兆で悪性の疾患でないこと, 予防療法が有効である可能性があり治療方法がないわけではないこと, 母親も片頭痛で母親に似ているだけで心配な病気ではない」と説明し, イブプロフェンを処方した. 再診時に視野障害について左目に障害はなく, 右目の右側が見えないことを確認して「網膜片頭痛」と診断した〔網膜片頭痛とは, 単眼の視覚障害（閃輝, 暗点, 視覚消失など）の発作が片頭痛に伴って繰り返し起こる片頭痛である〕. 受診後に頭痛は数ヵ月に1回程度となり, 頭痛にイブプロフェンは有効であったため予防療法は行っていない.

本症例のポイント（問診の点から）：小児では, 頭痛発作の特徴（例えば拍動性か否かなど）を発作間欠期の診察時に覚えていないことが多い. このような場合は母親に「次回の頭痛時に本人から特徴を聴取して（例えば締め付けられる感じか, ズキズキする感じかなど）, 再診時に教えてください」とお願いすることがある. 本例では, 患児本人に発作時に症状を確認してもらい確定診断した.

　片頭痛では, リザトリプタンなどが無効でも他のトリプタン製剤を試すことがある. 片麻痺性片頭痛のようにトリプタンの使用は行わないことが推奨されるというほどではないが,「網膜片頭痛」の場合は, 網膜の血管攣縮が起きるため網膜動脈血管を収縮させるトリプタン製剤の使用は避けたほうがよいと考えられている. このように, すべての片頭痛にトリプタン製剤が推奨されるわけでないことに注意しておく必要がある.

　本患児では, 問診から「網膜片頭痛」を考え, 前医で処方されていたリザトリプタン以外のトリプタン製剤を投与せずに済んだ. また患児に, 未知の治療法のない疾患ではないことを説明して安心させることで頭痛回数を減少させることができた[1].

［参考文献］1）疋田敏之：網膜片頭痛の小児例. 脳と発達, 49：339-342, 2017.

〔疋田敏之〕

症例 2

11 歳男児 ― 連日のように頭痛を訴える例

主訴：頭痛.

　　性状：ガンガンして頭が重い，部位：右前頭，眼周囲の頭痛，頻度：月に4〜5回から連日に増加，生活支障度：嘔吐を伴い眠らないと改善しないため登校困難，頭痛以外の症状：本人からの訴えは特になし.

現病歴：3歳頃からときどき頭痛を訴え，9歳頃から徐々に頭痛の頻度が月に4〜5回程度と増え，11歳時にアセトアミノフェンなどの鎮痛薬の効果なく連日頭痛を訴えるようになり，登校困難なため紹介受診となった.

家族歴：母は前兆のない片頭痛，父方叔母が片頭痛.

既往歴：気管支喘息.

検査所見：一般身体所見で明らかな異常なく，神経学的所見で脳神経系，運動系，感覚系に明らかな異常なし．僧帽筋，板状筋および肩甲挙筋に圧痛なし．一般血液検査所見，頭部 MRI にて異常所見なし.

鑑別・治療の経過および問診のポイント：

・**頭痛の種類について**

　問診で，まずは頭痛が1つのみか確認する．「頭痛はいつも同じ？」と問うても「そう」としか返答がないことがある．「頭が痛いときに軽い時がある？」などと設問すると「軽い時もある」，つまり頭痛は1種類ではなく，いくつかの種類を持っていることにある．片頭痛の軽いものと重いものか，もしくは緊張型頭痛なども合併しているのかを検討する．患児は頭が痛いものはすべて頭痛とひとくくりに思っていることが多く，まずは「一番きついときの頭痛について教えて」などと焦点を絞る.

・**「拍動感」について ― 患児の訴える「ガンガンして重い」のは拍動性なのか？**

　患児本人の脈を実際に触れさせ，拍動感を実感させることにより，明確となることもある．本症例も脈を触れることにより「拍動感」を実感した．片頭痛の特徴である体動による頭痛の悪化を「頭が重い」と表現していた.

・**前兆について**

　患児に「頭が痛くなるとき，なんとなくわかる？」とたずねると，「頭痛が来る前になんとなく目が見えにくくなるからわかる」と回答した．本人から前兆の訴えはなく，受診時に母親も初めて聞いたと驚いていた様子であった．普段から経験している前兆を本人は当然のことだと思い，訴えないこともある．前兆については積極的に（能動的な）問診をする.

・**過敏性について**

　ただ単に「頭が痛いときに光を見るのはつらいか？」とたずねるのではなく，「一番頭が痛いときに休むとしたら，明るい部屋と暗い部屋のどちらがいい？」などと質問し，光過敏性の有無を確認する．小児の場合には，ただ暗い部屋と聞くと，暗い部屋は怖いイメージを抱いている場合もある．返答に困っているようであれば，「真っ暗な部屋ではなくて，薄暗い部屋ならどう？」などと設問すると，光過敏性を見出すことができる.

・その他の確認点

　次いで，きつい頭痛以外の頭痛について問診したところ，連日のように訴えていた頭痛に関しては頭痛ダイアリーにて後日頻度を確認した．頭痛ダイアリーに実際に本人に記載させたところ，程度は軽いものの締め付けられるような頭痛を月に20回程3ヵ月間にわたり認め，随伴症状も認めなかった．

・最終診断

　これらのことより，「典型的前兆を伴う片頭痛」と「慢性緊張型頭痛」と診断した．イブプロフェンとドンペリドンを前兆を伴う頭痛が始まったらすぐに内服し，それ以外の頭痛では内服しないように指導した．頭痛発症早期に内服すると改善することを実感し，その他の緊張型頭痛は内服してなくても自然によくなることが本人も理解できるようになり，登校も可能となった．

　嘔吐を伴うような重症度の高い頭痛を体験するとトラウマとなり，片頭痛以外の重症度が低い緊張型頭痛でも，恐怖感から登校困難になってしまうことがある．患児本人が成功体験を積み重ね，安心感が得られると徐々に改善する．

〔山中　岳〕

Column

問診シリーズ②　両親の頭痛問診

　片頭痛は遺伝的要素が濃厚である．問診時に両親の頭痛の有無とその診断をし，カルテに記載しておくのが望ましい．

　筆者の頭痛外来における 2010 年の統計では，片頭痛患児 431 名中，母親が片頭痛である確率は 65.0%，父親が片頭痛の確率は 16.7% であった[1]．問診票上「本人以外に家族に頭痛持ちはいますか？」に「いいえ」の場合でももう一度確かめてみる価値はある．

　『○○君は前兆のない片頭痛ですね』

　「そうなんですか．子どもで 5 歳の男の子にも片頭痛ってあるんですね」

　『あるんです．確かに成人の片頭痛は女性に多いですが，4〜10 歳くらいは男女同じか若年では男子のほうが多いかも知れません．ところで問診票では家族に頭痛持ちはいない，となってましたが，お母さんは頭が痛くなることはまったくありませんか？』

　「月に 1〜2 回，特に生理の前日くらいに，肩こりから始まる，動くと気持ち悪くなる頭痛はありますが，早めに市販の鎮痛薬を飲むとよくなります．肩こり頭痛，緊張型って言うんですよね．この子みたいにひどくないから書かなかったんですけど…」

　『お母さん，それは○○君と同じ片頭痛ですね』

　「そうなんですか…．そういえば，私の母はよく頭痛で寝込んでいた記憶があります」

〔参考文献〕1）荒木清：日本頭痛学会誌（第 38 回日本頭痛学会総会抄録集），37：234，2010.

〔荒木　清〕

③ 頭痛ダイアリーの活用のしかた

　頭痛は自覚症状であり，特に子どもでは正しい診断を行うために工夫が必要である．

　初診時に重要なのは問診であり，小児の頭痛診療にもさまざまな問診票が使用されている（第2章の問診票の例p.50〜53を参照）．小児科外来受診の頭痛は，一次性頭痛の「片頭痛」と「緊張型頭痛」が主であるが，初診時の問診ですべての情報が得られるわけではない．初診時に診断がつく場合もあるが，経過をみて初めて正しい診断に至ることも多い．そこで，頭痛の経過を追うためには，「頭痛ダイアリー」が患児と治療者を結ぶコミュニケーションの手段として活用されている．本項では，小児で使われている代表的な頭痛ダイアリーの紹介と活用のしかたについて述べる．

1 頭痛の診療ガイドライン2021における頭痛ダイアリーの推奨度

　頭痛の診療ガイドライン2021の「CQI-10 頭痛ダイアリーは有用か」では，「頭痛ダイアリーからは頭痛日数，服薬日数，治療効果など，頭痛診療を行ううえで多くの情報を得ることができる．また患者―医師間コミュニケーションの向上をはかる意味でも有用であり，問診と組み合わせて使用することが勧められる．」とグレードBで推奨されている[1]．背景・目的の項では，「頭痛日数，服薬日数，月経との関連などの頭痛情報は患者自身が正確に覚えていないことが多く，医師への情報の伝達が困難である．頭痛ダイアリーの目的は患者が自分自身の頭痛の状況を把握し，正確な情報を効率よく医師に伝えることにより，適切な医療を推進することである．」と記載されている[1]．解説・エビデンスの項では，「①頭痛日数，②頭痛の性状，③痛みの強さ，④持続時間，⑤随伴症状，⑥誘発因子，⑦薬剤使用状況，⑧生活支障度などを具体的に確認することができるため，医師にとっては問診のみに比べて個々の頭痛の正診率が高まり，治療効果を把握することが可能となる．特に頭痛日数が多い患者では個々の頭痛の診断率が高まり，片頭痛と緊張型

頭痛の鑑別が可能となる．一方，患者にとっては自己の頭痛の把握ができ，頭痛のタイプに応じた対処が可能となる，薬剤使用のタイミングが改善される，などの利点がある．また患者—医師間コミュニケーションの向上をはかるためにも有用である．」と記されている[1].

2 小児に使用される頭痛ダイアリー

現在，小児によく使われている頭痛ダイアリーは，日本頭痛学会の頭痛ダイアリー[2]と日本頭痛協会の小児・思春期頭痛ダイアリー[3]の2つである．いずれも同学会[2]および同協会[3]のホームページからダウンロードできる．

1) 日本頭痛学会の頭痛ダイアリーの特徴と記載のしかた (図 2-3-1)

日本頭痛学会の頭痛ダイアリーは，厚生労働省班研究（主任研究者：坂井文彦）により開発された[4].

学会ホームページの「市民・患者さんへ」のなかにある「頭痛ダイアリー」をクリックすると，次の文章が目に入る．「頭痛ダイアリーで頭痛を攻略：頭痛攻略法の手始めは，あなたを悩ます頭痛をじっくり観察することです．そのためには頭痛を記録することが重要です．頭痛の起こった日時，どのような痛みか（脈打つような痛みか，締め付けられるようか，など），頭痛はどれくらい続いたか，吐き気や光・音・匂いなどが気になったか，薬を飲んだかどうか，などを記載していただくと，ご自分がどんなときに，どのような頭痛に悩まされているかわかってきますし，治療を行う医師にもあなたの頭痛の情報がきちんと伝わります」.

この頭痛ダイアリーは，片頭痛においては小児でも問題なく使用されている．症例 1（p.80〜82）に実際の記載例を示す．

■ 記載のしかた

・1枚で4週間分記載でき，月曜からスタートする．1マスが1日で，そのなかで午前・午後・夜の欄に分かれている．
・頭痛の程度を3段階（＋＋＋：重度，＋＋：中等度，＋：軽度）で記載し，さらに日常生活の影響度も下記の3段階で記載する．

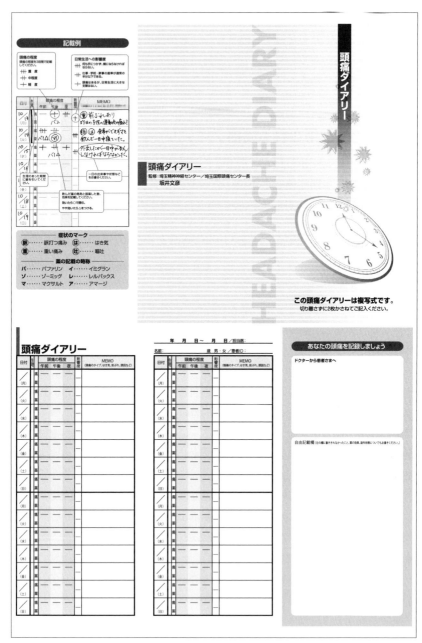

図 2-3-1 日本頭痛学会の頭痛ダイアリー

（坂井文彦 監修：頭痛ダイアリー，日本頭痛学会ホームページより）

　　＋＋＋：何も手がつかず，横にならなければならない.

　　＋＋：仕事・学校・家事の能率が通常の半分以下である.

　　＋：頭痛はあるが，日常生活に大きな支障はない.

・薬剤を使用した場合は，薬剤名の略称とその効果を記載する.

　薬剤の略称は頭文字をとって，バファリン®→バ，ゾーミッグ®→ゾ，マクサルト®→マ，イミグラン®→イ，レルパックス®→レ，アマージ®→ア，などである（これらは主に成人に対する薬剤の例）.

　薬剤の効果は，効いた場合は薬剤名の略称を○で，やや効いたら△で囲む.

・MEMOの欄には，症状のマーク（㊙：脈打つ痛み，㊥：重い痛み，㊤：吐き気，㊧：嘔吐）を記載する. また頭痛の誘因（イベント，外出，天気，寝過ぎ，など）も記載する.

2）日本頭痛協会の小児・思春期頭痛ダイアリー[3]
（グラフ式頭痛ダイアリー）（図 2-3-2）

■ ダイアリー作成の経緯

　前述した日本頭痛学会の頭痛ダイアリーは，小児においても，片頭痛については十分情報が得られるが，思春期の難治性頭痛においては，患児の生活状況を知るには情報が不十分である. 思春期には頭痛の治療薬が効きにくい「慢性連日性頭痛」（chronic daily headache：CDH）[5] があり，初診時には頭痛のタイプを正確に診断できないため，経過を追うことが特に重要となる. また，頭痛が主症状で不登校に陥った場合には，昼夜逆転などの睡眠障害が共存することもあり，頭痛のタイプの診断のほかに睡眠状況などの把握が重要になる. このようなことから，Sakai らの考案したグラフ式頭痛ダイアリー[6,7] を参考に，筆者らは小児・思春期頭痛ダイアリーを作成した[8].

　筆者が小児の頭痛診療を始めた頃は，表現力が異なる幼児から思春期までの頭痛を，どうのように把握するか試行錯誤であった. 子どもの頭痛は，患児の訴えと同時に，家族による子どもの行動の観察も診断に重要と考えた. また，頭痛は初診時の診断以上に，経過を追うことが重要であることがわかってきた. ここで頭痛ダイアリーと出会い，子どもの頭痛の記録には，成人と異なるダイアリーも必要と考えるようになった. そこで工夫したのが，この日本頭痛協会のグラフ式頭痛ダイアリーである. 特に慢性連日性頭痛に対しては，頭痛のほか睡眠や学校生活の状況の把握にも有用であると考える.

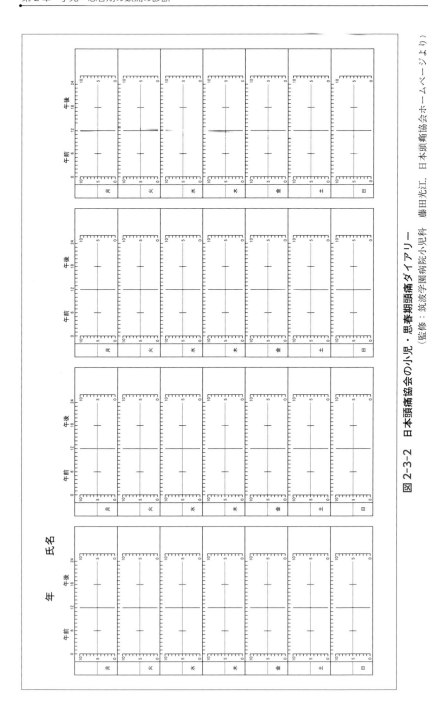

図 2-3-2　日本頭痛協会の小児・思春期頭痛ダイアリー
（監修：筑波学園病院小児科　藤田光江，日本頭痛協会ホームページより）

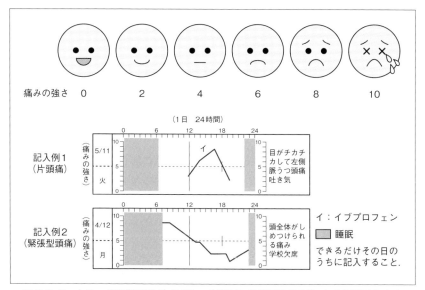

図 2-3-3　小児・思春期頭痛ダイアリー（グラフ式頭痛ダイアリー）の記載のしかた
低年齢では，保護者が，上記の痛みの強さの表情（0〜10）や行動を観察し，患児の頭痛の重度を
判断して記載する．小学校高学年〜中学生以降は，患児本人が記載する．

（文献 8 を一部改変）

■ ダイアリーの特徴と記載のしかた

　前述の日本頭痛学会のダイアリーと同様に，1 枚で 4 週間分記載でき，月
曜からスタートする．筆者は，書きやすいように A3 用紙にコピーし，両面
で 8 週間分記載できるようにして患児に渡している．

　このダイアリーの最大の特徴は，横軸に 1 日 24 時間の時刻のスケール，
縦軸に頭痛の強度を 10 段階スケールで記し，頭痛の様子をグラフで示すこ
とである．記載のしかたを（**図 2-3-3**）（実際の記載症例 p.83〜87）に示す．

　先に考案された Sakai らのグラフ式頭痛ダイアリー[6,7)]との違いは，睡眠
時間を記載する点にある．頭痛を主訴とする不登校児では，朝起きられず概
日リズムの乱れが認められることがある．このような患児において，就寝・
起床の時刻や睡眠時間の調整は，規則正しい生活を回復させ，頭痛軽減の第
一歩となる．

　また表現力の乏しい小児にとって，視覚的なグラフで表すことは，頭痛の
様子の記載を容易にし，また治療者にとっても，視覚的により多くの情報を

得られる利点がある.

　さらに，このダイアリーは「片頭痛」と「緊張型頭痛」の鑑別および共存を明らかにするのにも有用である.

　過去の頭痛は実際以上に誇張されるため，患児や保護者にはダイアリーは必ず毎晩記入するよう話している. 右側の空白の欄には，その日の身体の状態，登校状況，テストや行事，学校や家庭でのトラブルや感じたことなどの記載を勧めている.

　このダイアリーは特に，慢性連日性頭痛の診断に有用である. 慢性連日性頭痛の存在が判明すれば，治療者にとっては患児の置かれた生活環境を知るための問診を行う手掛かりとなる. また難治性頭痛に悩む患児においては，患児本人が学校や家庭でのストレスに気付き，対処するきっかけをつかむ手段としてこのダイアリーが役に立つ.

　現在，このようなグラフ式のダイアリーは海外の文献には見当たらず，日本独自のダイアリーであると考えられる.

3　頭痛ダイアリーは誰が記載するか

■ 低年齢の場合

　片頭痛は幼児の頃からの発症も多く，低年齢の患児では，患児本人の訴えと同時に，家族が子どもの行動を観察し，ダイアリーを記載するよう勧めている.

【ダイアリーを読み取る際のポイント】

　たとえば片頭痛発作の場合，強い痛みで日常的な動作はできず，光過敏・音過敏があれば暗い静かな部屋で寝ることを好む. 国際頭痛分類 第3版[10]では，18歳未満で2時間以上持続するのが片頭痛なので，持続時間についても家族の観察が役立つ. 頭痛を訴えながらも，遊んだりテレビを見るなどの日常行動ができる場合は，治療薬が不要な軽い片頭痛か，緊張型頭痛の可能性が高い.

■ 思春期の場合

　一方，不登校が絡む思春期の慢性連日性頭痛では，子どもの頭痛を何とか治そうと，保護者が患児に頭痛の様子を聞きながら詳細な頭痛ダイアリーを

記載してくることがある．しかし，朝起きられず登校できない子どもに，頭痛があるかを聞いて記載することは，頭痛を仲立ちとした親子の共依存状態をつくることになり勧められない．

思春期の子どもについては患児本人が記載しなければ意味がないので，本人が希望しない場合は強くは勧めていない．頭痛ダイアリーがなくても，外来で保護者とは別に，頭痛を含めて生活や感じたことを患児から聴くことで，診療は成り立つからである．あくまでも，子ども自身が自分の頭痛を理

Column

日本頭痛協会の小児・思春期頭痛ダイアリーを使用した研究[8]

　本研究は，6年間に総合病院小児科を受診した4〜16歳の一次性頭痛の小児459例中，3週間以上ダイアリーを記載した109例を対象とした．全例に初診時に，国際頭痛分類 第2版 (ICHD-2)[9] に基づいて作成された質問票を用いて問診し，頭痛のタイプを診断した．問診後，次回の予約を希望する小児に対し，ダイアリーを渡し，記載方法を説明した．3週間以上記載できたダイアリーに基づいて，頭痛のタイプと小児のおかれた生活環境を検討した．頭痛のタイプはICHD-2[9]により診断し，片頭痛，緊張型頭痛，片頭痛と緊張型頭痛の共存に分類した．

　ダイアリーを完成させたのは一次性頭痛の小児109例で，女児69例（63%）（4〜16歳：平均12.2±7.2歳），男児40例（37%）（4〜16歳：平均11.8±7.5歳）であった．

109例の初診時の診断では，片頭痛84例（77%）（前兆のある片頭痛29例，前兆のない片頭痛55例），緊張型頭痛15例（14%），片頭痛と緊張型頭痛の共存10例（9%）であった．初診時に片頭痛と診断された84例中20例（24%）に，ダイアリー記載後，慢性緊張型頭痛の共存が明らかになった（**表**）[8]．これら20例全例が，1日4時間以上の頭痛が，月に15日以上，3ヵ月を超えて続く慢性連日性頭痛を呈していた．また，20例全例に心理社会的問題が認められた．

表　初診時と頭痛ダイアリー記載後の頭痛のタイプの比較

n=109

頭痛のタイプ[*1]	初診時	ダイアリー記載後
片頭痛	84	64
前兆のある片頭痛	29	22
前兆のない片頭痛	55	42
緊張型頭痛	15	15
片頭痛＋緊張型頭痛	10	30[*2]

＊1：問診時，片頭痛と診断された20例は，頭痛ダイアリーでは片頭痛と慢性緊張型頭痛が共存していた．また，20例全例に心理社会的問題が認められた．

＊2：国際頭痛分類 第2版

（文献8より）

解するよう仕向け，治療者は付き合いながら待つことが重要である．

4 小児における頭痛ダイアリーの使いかたのポイント

　頭痛ダイアリーは，前述した 2 種類のダイアリーを使用することにかぎらず，頭痛の記録をカレンダーに書き込むことなどでもよい．基本的には医師と患児が話し合い，好みで選択してよいと考える．

　片頭痛の場合は，発作性の頭痛が月数回であり，規則的に生活が送れているケースが多いので，日本頭痛学会の頭痛ダイアリーを使用するか，あるいはメモ程度でもよい．この場合，頭痛の月日，時間帯と持続時間，あれば誘因は何か，服薬と効果，学校の遅刻・早退・欠席，保健室利用などの記入も勧める．

　初診時の問診で，頭痛が月 15 日以上で，不登校・不規則登校などの記載があり，通院の意志があれば，日本頭痛協会のグラフ式ダイアリーを勧めている．前者の日本頭痛学会のダイアリーでは，睡眠や生活状態の把握はできず，また午前・午後・夜だけの記載では，頭痛が一旦軽快しているのか持続しているかの区別がつかない．その点，日本頭痛協会のグラフ式ダイアリーでは頭痛の持続状況が一目でわかる利点がある．

　再診時，ほとんどの子どもが記載したダイアリーを持参するが，患児自身の自分の頭痛を知ってほしい，何とか治してほしいという意志が感じられ，それが治療への原動力になると確信している．

5 アプリを利用した頭痛ダイアリー

　近年，携帯端末やスマートフォンのアプリケーションとしてダウンロードできる頭痛ダイアリーが多数配信されている[4]．頭痛の診療ガイドライン2021 には「近年ではデバイスを用いた電子ダイアリーの有用性や頭痛記録アプリの開発についての報告もある」との記載がある[1]．頭痛ダイアリーを持参していないための記入もれを防いだり，医師に配信できたり，気候と頭痛の関連など工夫された頭痛ダイアリーもあり，使いこなせる成人に対しては有用であると考える．

　しかし，小児においては幼児から中高生までと年齢がさまざまであり，ス

マートフォンの使用における弊害などから勧められない．日本小児科医会では「スマホの時間，わたしは何を失うか」と訴えるポスターを作成し，①睡眠時間，②体力，③学力，④視力，⑤脳機能，⑥コミュニケーション能力などをあげてスマートフォンの使用制限の啓発活動を行っている[11]．頭痛ダイアリーの記入のためにスマートフォンの利用時間が長くなる上，他の情報利用を容認することにもなりかねず，また姿勢が悪くなるなど成長期の子どもに対する悪影響を考え，アプリを利用した頭痛ダイアリーは小児には推奨されないと考える．

● まとめ

　ここまで述べたように，頭痛ダイアリーは，小児においても，頭痛の様子，服薬状況，治療効果，概日リズム，生活のストレスなどを知る上で最良の手段である．低年齢の子どもの頭痛については保護者が患児の訴えと保護者による観察からダイアリーを記載してよいが，特に思春期の慢性連日性頭痛では，患児自身が記載することが重要である．

■ 症　例

症例 1　**12 歳 (小学 6 年) 男児―予防薬が効きにくい前兆のない
片頭痛の例**

主訴：嘔吐を伴う頭痛発作.

現病歴：3 歳から，月 2〜10 日ほど，遊びを中断してしまう頭痛発作が始まり，6 歳
（年長）時に他院の紹介で筆者の施設を受診した．前頭部，頭頂部の頭痛で，吐き
気や嘔吐を伴い，頭痛後眠り軽快する．初診頃の誘因は，疲労や安心したときで
あったが，現在 (12 歳時) は低気圧や，画像を長時間見ることも誘因となる.

家族歴：母に前兆のない片頭痛，母方祖母も頭痛持ちである.

既往歴：特記すべきことなし.

検査所見：他院にての頭部 CT (5 歳時)，頭部 MRI・MRA (6 歳時) は異常なく，乳
酸，ピルビン酸，甲状腺機能を含む血液・尿検査も異常はみられなかった．初回の
脳波検査では入眠期に全般性棘徐波がみられたが，その後 6 ヵ月毎の 2 回の再検査
では認められなかった.

経過：片頭痛発作が月 4〜8 日と頻回で，急性期治療薬 (イブプロフェン，ドンペリ
ドン，スマトリプタン点鼻液) を使用しても，嘔吐や寝込むなど生活支障度が高
かったため，7 歳から予防薬を開始した．シプロヘプタジン 4 mg/日，バルプロ酸
300 mg/日，カルバマゼピン 300 mg/日をいずれも順次少量から開始したが，効果
は認められなかった．8 歳からトピラマート 25 mg/日を開始し，75 mg/日まで増
量したが効果なく，食欲不振の副作用がみられ 9 歳時に中止した．10 歳からアミ
トリプチリンを 5 mg/日から開始，20 mg/日まで増量し，一時有効であったが 11
歳時にまた頭痛発作が増え，現在は塩酸ロメリジン 10 mg/日を追加し，予防薬を
2 剤としている．寝込む頭痛は減少したが，いまだにコントロールが十分とはいえ
ない．学校生活は積極的に送れていて問題はない．母親が記録した直近 8 週間の頭
痛ダイアリーを示す（**図 2-3-4**，日本頭痛学会の頭痛ダイアリーを使用）.

現在の処方：予防薬：アミトリプチリン (10 mg) 2 錠 (夕食後 1 回)，塩酸ロメリジ
ン (5 mg) 2 錠分 2 (朝夕食後)．急性期治療薬：ドンペリドン (5 mg) 1 錠，イブプ
ロフェン (100 mg) 1 錠，スマトリプタン点鼻液 1 本，トラベルミン® 配合錠 1 錠.

本症例のポイント：母親記載の頭痛ダイアリーからは，頭痛発症の月日，時間帯 (午
前，午後，夜のいつか)，考えられる誘因 (低気圧，映像鑑賞など)，服薬と効果，
嘔吐などの随伴症状，頭痛後の睡眠の有無がわかった．発作発症の誘因として低気
圧，テレビや映像鑑賞が考えられた．これらの誘因があっても片頭痛発作が起きな
いよう漢方薬 (呉茱萸湯) を予防薬として選択することも考えたが，患児が粉薬は
苦手ということで，このまま 2 種の予防薬 (アミトリプチリン，塩酸ロメリジン)
を継続することで了承した．低気圧は避けられないが，長時間の映像鑑賞は避ける
よう指導した．以前に比べ，片頭痛発作が，平均週 1〜2 日あるが，まったくない
週もあり，嘔吐を伴う頭痛発作が減ったので，生活の質は向上していることが，ダ
イアリーから確認できた.

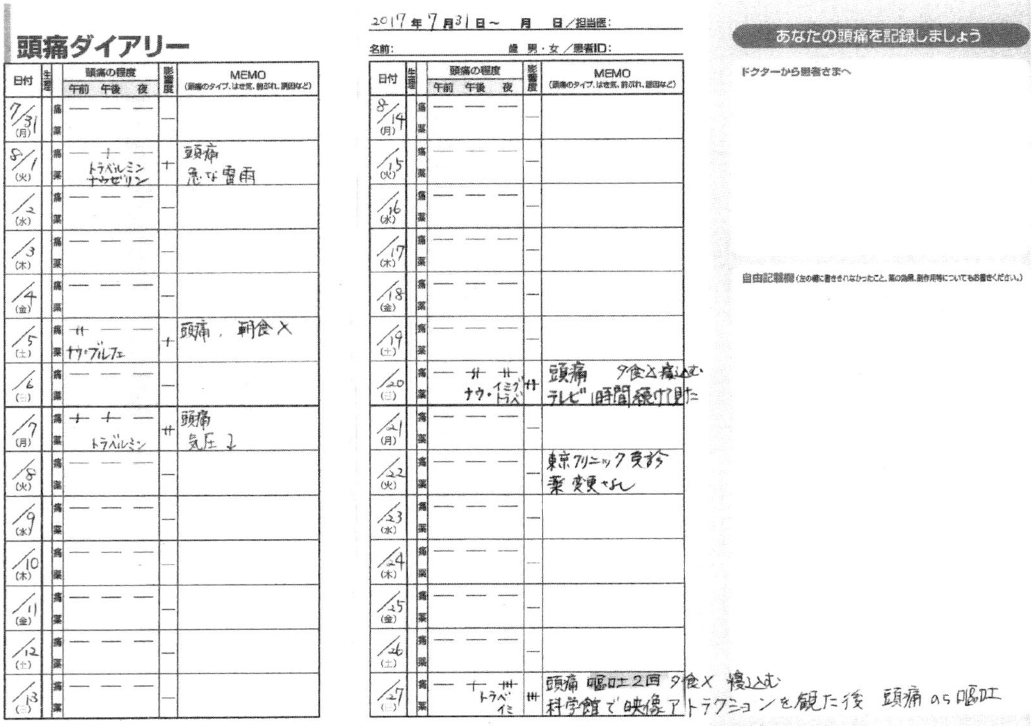

頭痛ダイアリー

2017年7月31日～　月　日／担当医：

名前：　歳 男・女／患者ID：

日付	頭痛の程度 午前	午後	夜	薬	影響度	MEMO（頭痛のタイプ，はき気，前ぶれ，誘因など）
7/31（月）	—	—	—		—	
8/1（火）	—	+	—	トラベルミン ナウゼリン	+	頭痛 急な雷雨
/2（水）	—	—	—		—	
/3（木）	—	—	—		—	
/4（金）	—	—	—		—	
/5（土）	++	—	—	ナウ・ブルフェ	+	頭痛，朝食×
/6（日）	—	—	—		—	
/7（月）	+	+	—	トラベルミン	++	頭痛 気圧↓
/8（火）	—	—	—		—	
/9（水）	—	—	—		—	
/10（木）	—	—	—		—	
/11（金）	—	—	—		—	
/12（土）	—	—	—		—	
/13（日）	—	—	—		—	
8/14（月）	—	—	—		—	
/15（火）	—	—	—		—	
/16（水）	—	—	—		—	
/17（木）	—	—	—		—	
/18（金）	—	—	—		—	
/19（土）	—	—	—		—	
/20（日）	—	++	++	ナウ・イミグ トラベ	++	頭痛 夕食×寝込む テレビ1時間続けて見た
/21（月）	—	—	—		—	
/22（火）	—	—	—		—	東京クリニック受診 薬変更なし
/23（水）	—	—	—		—	
/24（木）	—	—	—		—	
/25（金）	—	—	—		—	
/26（土）	—	—	—		—	
/27（日）	—	+	+++	トラベ イミ	+++	頭痛 嘔吐2回 夕食× 寝込む 科学館で映像アトラクションを観た後 頭痛から嘔吐

あなたの頭痛を記録しましょう

ドクターから患者さまへ

自由記載欄（左の欄に書ききれなかったこと，薬の効果，副作用等についてもお書きください。）

図 2-3-4　症例 1　12 歳（小学 6 年）男児の 8 週間の頭痛ダイアリー　（次頁へつづく）

前兆のない片頭痛（3 歳初発）．ダイアリーは母親が記録した．

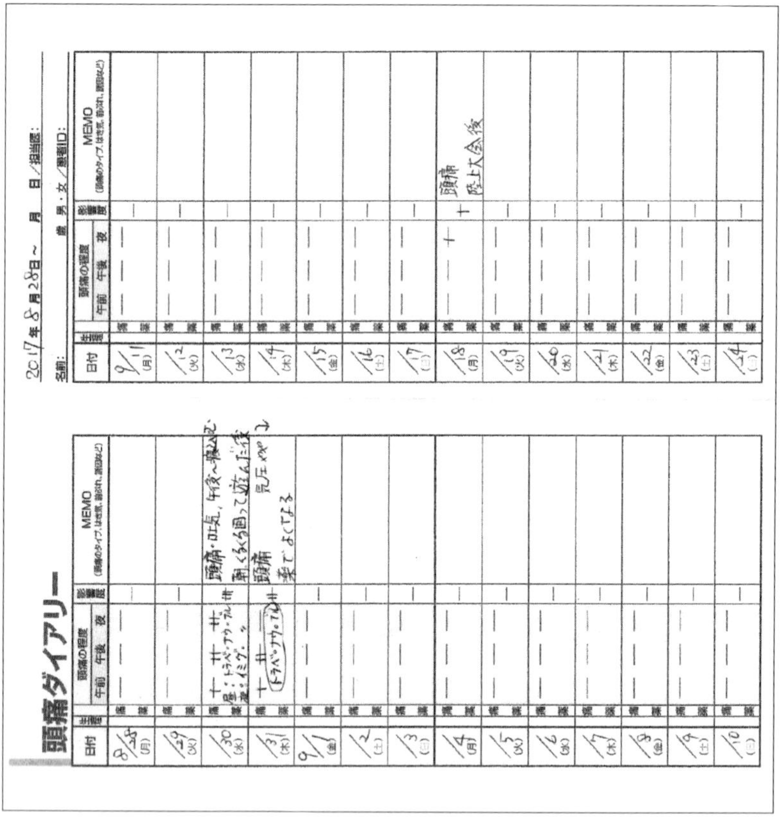

図 2-3-4　症例 1（前頁のつづき）

症例2

15歳（中学3年）男子──予防薬開始から発作軽減がダイアリーで確認できた前兆のない片頭痛の例

主訴：嘔吐を伴う頭痛発作.

現病歴：9歳から前頭側頭部の強い拍動性頭痛が月5〜10日起きるようになり，前医の頭痛専門外来を受診した．誘因は疲労，睡眠不足，不安，人ごみ，太陽やスライドの光，匂いなどで，前兆はないが，頭痛に嘔吐と匂い過敏を伴った．前医が移動のため，11歳時に紹介により筆者の施設を受診した．

家族歴：母に前兆のある片頭痛，母方祖母も頭痛持ちである．

検査所見：前医での頭部MRI・MRA（9歳時），脳波，乳酸，ピルビン酸，甲状腺機能を含む血液・尿検査では異常はみられなかった．

経過：片頭痛の診断で，予防薬として前医で塩酸ロメリジン10 mg/日が処方されていたが頭痛発作が続いていたので，筆者の施設に受診後，アミトリプチリン5 mg/日に変更した．5 mg/日ずつ増量し，20 mg/日になってからは嘔吐がなくなり頭痛発作の頻度も減少した．13歳時に一時アミトリプチリンを中止したところ，片頭痛が悪化したため同量で再開した．週平均1日午後に多い頭痛発作があるが，イブプロフェン200 mg/日，リザトリプタン10 mg/日は有効で，学校の欠席もない．患児の記録した頭痛ダイアリーを示す（**図2-3-5**，日本頭痛協会の小児・思春期頭痛ダイアリーを使用）.

現在の処方：予防薬はアミトリプチリン（10 mg）2錠分1（夕食後）．急性期治療薬はイブプロフェン（100 mg）2錠，リザトリプタン（10 mg）1錠.

本症例のポイント：患児記載の頭痛ダイアリーを見ると，頭痛は週1〜3日，主に午後にあるが，イブプロフェン，リザトリプタンが有効で，寝込むことはない．以前は頭痛発作回数が多く，嘔吐を伴うこともあり，生活の支障度が高い頭痛であったので，患児も頭痛が軽減していることを自覚している．また，13歳時，一時アミトリプチリンを中止したところ，頭痛が悪化したこともあり，現在は高校受験を控え勉強中なので，忘れず内服している．患児も自分自身の片頭痛を正しく理解し，予防薬についても必要性を認識することが大切である．

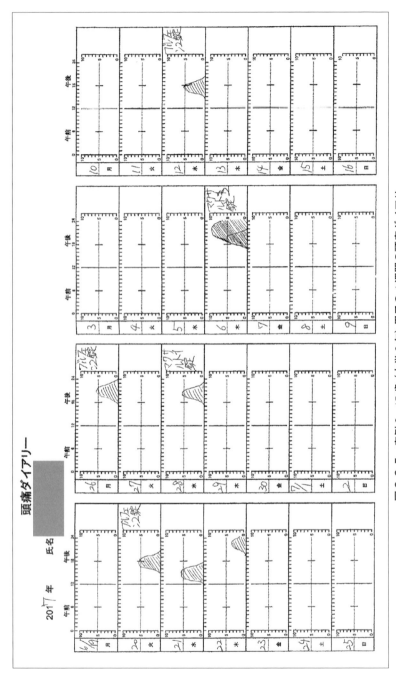

図 2-3-5　症例 2　15 歳（中学 3 年）男子の 4 週間の頭痛ダイアリー
前兆のない片頭痛（9 歳初発）。睡眠リズムは規則的なので記載していない。

症例3 **12歳（中学1年）男児―心理社会的要因関与の慢性緊張型頭痛の例**

主訴：連日性頭痛，不規則登校．

現病歴：小学校では頭痛はなかったが，中学入学後，頭痛が始まり，欠席が多くなったため近医の紹介で受診した．連日，朝に強い頭痛を訴え起きられないが，昼頃には改善し，給食頃登校することもある．初診時の問診票には吐き気・嘔吐の記載があったが，拍動性の片頭痛発作ではなく，締め付けられるような持続性頭痛で，緊張型頭痛と考えられた．

家族歴：母に前兆のない片頭痛がある．5学年上の兄に発達障害があり，自己主張が強い．父も似たタイプで大きな声で意見を押しつけるので，父と兄に対するストレスが患児と母親に強い．

既往歴：前医の起立試験で，起立性調節障害と診断され漢方薬（小建中湯）を内服していた．

検査所見：前医での頭部 MRI・MRA，血液・尿検査では異常はみられなかった．

経過：患児が記録した頭痛ダイアリーを示す（**図2-3-6**，日本頭痛協会の小児・思春期頭痛ダイアリーを使用）．ダイアリーからは，患児の頭痛は平日，休日にかかわらず，朝強く午後に軽減する．朝起きるのは9時～10時半頃で，昼頃登校する日は教室に入っている．春休みに入ったが頭痛は同じようにあり，毎日は行けないが週2日は部活動に参加していた．中学2年からの新学期もやはり朝は頭痛で行けず昼頃登校していた．

その後の状況：平均月1回，母とは別に支持的精神療法*を開始した．朝に強い頭痛は学校，家庭でのストレスが関連していると思われた．いらいら感の軽減と睡眠の質を高めるため，リスペリドン0.5 mg（就寝前）/日を患児と母に説明し，同意のもと開始し，1ヵ月後1 mg/日に増量した．中学2年になり，頭痛が悪化し，遅刻しての登校も週1日ほどとなり，定期試験も受けられなくなった．リスペリドンをアリピプラゾール3 mg/日に変更したが，相変わらず頭痛の訴えが強く，患児がアセトアミノフェンを毎朝内服したがるので，母と相談して整腸薬をプラセボとして処方した．中学3年になってからも欠席が続いたため，アリピプラゾールを4.5 mg/日に増量した．5月の修学旅行に参加できた後から登校が増え，9月からは自分で起きて朝から登校できるようになり，点数は取れなかったが定期試験も受けた．兄が大学に入学し，別に住むようになったこと，父は変わりないが，患児が自分を第一に考えられるようになり，精神的に成長したことが，頭痛があっても登校するという動機につながったと思われる．

*支持的精神療法の実施内容：家族，学校の状態を子どもの応答や表情を見ながら質問する．具体的には「家族は何人？」，同胞がいる場合は「誰が強い？」「身近な家族（母親？）に反抗している？」など，学校については，担任の先生は「好き，嫌い，普通のどれ？」「クラスに苦手な子いる？」「体育と音楽，どっちが好き？」など，子どもが答えやすい内容を質問する．意見は言わず，「そうなんだ」「大変だね」「えらいね」など，自己評価を高める言葉を探して言う．最後に「来てくれてありがとう！また来てね！」を加える．

本症例のポイント：本児は，他院にて起立性調節障害の診断で漢方薬（小建中湯）を
内服していたが，朝の頭痛が強く，学校の欠席が多いため受診した．睡眠も含め生
活の様子を知りたかったので，日本頭痛協会のダイアリーを勧めると，本児は真面
目に記載してきた．朝，母親が起こしても頭痛を訴え，すぐは起きられず 9 時～10
時頃起きる．ダイアリーからわかったことは，土日を含み毎朝起きると 10 段階評
価のレベル 7～8 の頭痛があるが，昼過ぎから軽減する．遅刻して登校できる日は
正午前に頭痛が軽減．登校できない日は昼過ぎまで強い頭痛が続いていた．ダイア
リーを記載してきたこと，遅刻して登校できたことを評価した．母子別の面接で次
第に学校や家族のことを語れるようになり，頭痛の訴えは少なくなった．

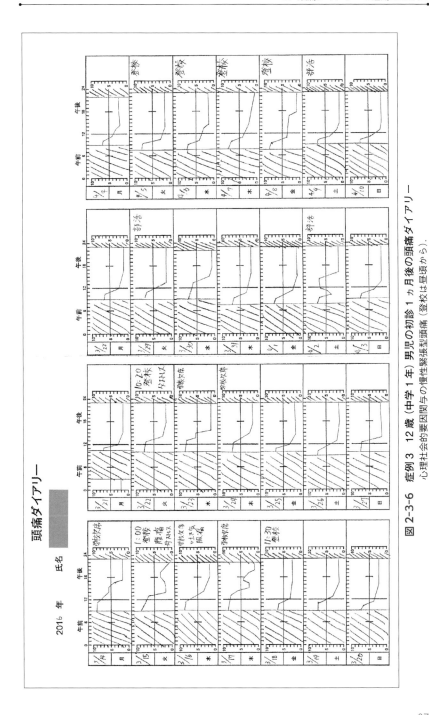

図 2-3-6　症例 3　12 歳（中学 1 年）男児の初診 1 ヵ月後の頭痛ダイアリー
心理社会的要因関与の慢性緊張型頭痛（登校は昼頃から）.

参考文献

1) 日本神経学会・日本頭痛学会・日本神経治療学会 監修：頭痛の診療ガイドライン2021，医学書院，2021．

2) 坂井文彦 監修：頭痛ダイアリー．日本頭痛学会ホームページ（http://www.jhsnet.org/pdf/headachediary.pdf）．

3) 藤田光江 監修：小児・思春期頭痛ダイアリー．日本頭痛協会ホームページ（http://www.zutsuu-kyoukai.jp）．

4) 永田栄一郎：頭痛ダイアリー．荒木信夫編，神経内科外来シリーズ1　頭痛外来，p.98-104，メジカルビュー社，2015．

5) Silberstein SD, et al：Classification of daily and near-daily headaches：field trial of revised IHS criteria. Neurology, 47：871-875, 1996.

6) Sakai F, et al：Assessing new migraine therapies in Japan. Cephalalgia, 19（suppl 23）：9-14, 1999.

7) 土橋かおり 他：頭痛日記による慢性頭痛の検討．頭痛研究会誌，24：90-93，1997．

8) 藤田光江 他：小児一次性頭痛におけるグラフ式頭痛ダイアリーの有用性．脳と発達，43：443-447，2011．

9) 日本頭痛学会・国際頭痛分類普及委員会 訳：国際頭痛分類 第2版　新訂増補日本語版，医学書院，p.1-160，2007．

10) 日本頭痛学会・国際頭痛分類委員会 訳：国際頭痛分類 第3版，医学書院，p.2-212，2018．

11) 日本小児科医会ホームページ（http://www.jpa-web.org/dcms_media/other/sumahonojikan_161215_poster.pdf）．

〔藤田光江〕

4 頭痛関連の検査
―どのような頭痛に検査が必要となるのか？

　外来を受診する小児・思春期反復性頭痛症例の大部分は，片頭痛や緊張型頭痛などの一次性頭痛である．これらの頭痛は，血液，画像などの検査所見に「原則的に異常がない」ことが特徴ともいえる．片頭痛・緊張型頭痛疑いの小児への全例画像診断施行は明らかに過剰であり，頭部 CT に伴う放射線被曝の問題，年少児の MRI 鎮静によるリスクなどの問題も多い．

　本項では「頭痛関連の検査にはどのようなものがあるか？」，「どのような頭痛に検査が必要となるのか？」などについて症例提示を中心に解説する．

1 検査が必要な頭痛とは？

　小児科救急外来・一般外来を問わず，頭痛の初期診療で最も大切なことは，一次性頭痛と二次性頭痛の鑑別，とりわけ危険な二次性頭痛を見逃さないことである．

　頭痛の診療ガイドライン2021[1]では，両者の鑑別の要点として，①発熱を含む全身症状，②新生物の既往，③意識レベルの低下を含めた神経脱落症状または機能不全，④急または突然に発症する頭痛，⑤50歳以降に発症する頭痛，⑥頭痛パターンの変化または最近発症した新しい頭痛，⑦姿勢によって変化する頭痛，⑧くしゃみ，咳，または運動により誘発される頭痛，⑨乳頭浮腫，⑩痛みや症状が進行する頭痛，非典型的な頭痛，⑪妊娠中または産褥期，⑫自律神経症状を伴う頭痛，⑬外傷後に発症した頭痛，⑭ HIV などの免疫系病態を有する患者，⑮鎮痛薬使用過多もしくは薬剤新規使用に伴う頭痛，は二次性頭痛を疑って積極的な検索が必要である，と記されている．

　なお追加の本文内には，「小児では，6ヵ月以内に薬剤が効かない頭痛，乳頭浮腫・眼振・歩行・運動障害を有する頭痛，片頭痛の家族歴を有さない頭痛，意識障害または嘔吐を伴う頭痛，睡眠と覚醒を繰り返す頭痛，中枢神経疾患の家族歴や診療歴を有する頭痛などは，二次性頭痛を疑う」との記載がある．

表 2-4-1　小児科年齢で考慮すべき二次性頭痛

・全身性感染症による頭痛	・もやもや病
・頭部外傷後	・脳動静脈奇形
・鼻副鼻腔炎による頭痛	・Chiari 奇形
・髄膜炎，髄膜脳炎（含 ADEM）	・ラトケ嚢胞
・脳脊髄液減少症（低髄液圧症候群）	・水頭症
・脳腫瘍	・ミトコンドリア脳筋症
・脳膿瘍	・高血圧
・頭蓋内出血	・薬剤の使用過多による頭痛　など

　さらに観察中の片頭痛など一次性頭痛の患児であっても，経過中に頭痛の
性状が変化した場合，頭痛の頻度が著増した場合にも，画像診断を考慮する
必要がある．

2 小児科領域で考えたい二次性頭痛

　小児科年齢で考慮すべき二次性頭痛を表 2-4-1 に示す．感染症による頭
痛が最多で，次いで頭部外傷など，以下鼻副鼻腔炎，髄膜炎，まれではある
が脳腫瘍，脳血管障害（もやもや病，脳動静脈奇形，くも膜下出血）などが
あげられる．これらのなかで，もやもや病，ミトコンドリア脳筋症，鼻副鼻
腔炎では，片頭痛様頭痛が疾患特有の症状に先行して起こる場合があること
は記憶しておくべき事実である．特に，季節性アレルギー性鼻炎を含めた鼻
炎・副鼻腔炎に関しては，片頭痛の「共存症」と考えられ，その適切な治
療・管理は大切である．また，鼻副鼻腔炎の存在が，一次性頭痛患児の片頭
痛や緊張型頭痛の頻度を増加させる事実は日常診療上よく経験する．

3 頭痛関連の検査には何があるか？

　頭痛関連の検査として①頭部 CT・MRI などの画像検査，②血液検査・髄
液検査，③脳波検査などがあげられる．以下，この 3 者について概説し，実
際の症例も紹介する．
　なお，「検査」ではないが，筆者は頭痛で外来初診時の待ち時間に患児全
員に身長，体重，血圧の測定を行っている．成長・発達障害はないか，明ら

かな低血圧・高血圧はないか，二次性徴の段階・生理の有無などは頭痛診療上有益な情報となる．小児科医たるもの，身長，体重，血圧，二次性徴段階は必ずカルテに記載する習慣を大切にしたい．

1）画像検査

画像検査は頭部 CT，MRI/MRA，頭部単純 X 線，副鼻腔 X 線などが相当する．

頭痛を主訴とする小児のなかには，非常にまれではあるが脳腫瘍，頭蓋内出血，もやもや病，脳動静脈奇形，脳脊髄液減少症（低髄液圧症候群），Chiari 奇形などの症例が存在することを忘れてはならないし，問診と神経学的診察を軽視してはならない．

X 線関連画像検査，特に頭部 CT においては放射線被曝の問題もあるため，リスクとベネフィットをきちんと説明し，同意を得る必要がある．

■ 症例：11 歳女児—鼻副鼻腔炎（鼻炎＋副鼻腔炎）の例

前兆のある片頭痛として経過観察中，5 月の連休明けから約 2 週間続く微熱と連日性頭痛のため登校不可となり来院．鼻粘膜の発赤・腫脹著明，鼻閉，膿性鼻汁を認める．時々顔面痛があり，頭痛は頭を下げたり振ったりすると悪化する．採血結果は，血清総 IgE が 1870 IU/mL と高値，スギ；クラス 6，ヒノキ；クラス 4，ハルガヤ・カモガヤ；クラス 2，ダニ・HD；クラス 2 であった．上顎洞 X 線検査の結果（**図 2-4-1**）と合わせ，臨床診断はアレルギー性鼻炎に続発した両上顎洞炎，頭痛診断は増加した前兆のない片頭痛＋鼻副鼻腔炎による頭痛となる．抗アレルギー薬（ロイコトリエン受容体拮抗薬），カルボシステイン，抗菌薬少量（クラリスロマイシン）内服，ステロイド点鼻薬の治療を約 4 週間続け，症状，頭痛頻度，XP 所見ともに著明に改善した．

● **本症例のポイント**：この症例は，前兆のある片頭痛の経過観察中に鼻副鼻腔炎の悪化により片頭痛も増加，臨床症状・X 線検査所見・経過より，鼻副鼻腔炎による頭痛の基準も満たした症例で「前兆のない片頭痛＋急性鼻副鼻腔炎による頭痛」と診断される．鼻副鼻腔炎による頭痛は，治療による軽快・消失の確認が大切である．一般的に慢性鼻副鼻腔炎は，鼻副鼻腔の炎症とそれに伴う症状・所見が 3 ヵ月以上持続している状態とされてい

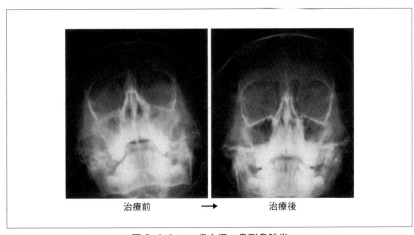

図 2-4-1　11 歳女児　鼻副鼻腔炎
（荒木清：脳と発達，日本小児神経学会誌，44：121，2012）

る．急性鼻副鼻腔炎は，発症から 4 週間以内の鼻副鼻腔の炎症をいうことが多い．したがって，小児科医が初診で診断する鼻・副鼻腔炎は，急性である場合がほとんどで，鼻副鼻腔炎による頭痛も圧倒的に急性が多い．国際頭痛分類 第 2 版では，慢性鼻副鼻腔炎は急性増悪以外は頭痛は起こさないとされていたが，最近は因果関係支持の傾向にあり，「慢性・再発性鼻副鼻腔炎による頭痛」の項が加わった．外来で経験した片頭痛＋鼻副鼻腔炎のケース 3 例の頭部 CT，MRI 画像を**図 2-4-2** に提示する．

■ 症例：9 歳男児―脳腫瘍の例

　元来片頭痛持ちであるが，最近 1～2 年間で頭痛の頻度，持続の増加と，急に怒りやすくなったなどの性格・感情の変化を認める．頭部 CT で前頭蓋底から鞍上部に腫瘤を認め，内部に石灰化，脂肪，囊胞を示唆する所見で，奇形腫疑い（**図 2-4-3**）．大学病院で腫瘍摘出術を受け「成熟型奇形腫」と最終診断．現在は術後 2 年目になるが，月に 1～数回の片頭痛は相変わらず出現する．片頭痛への対応は頭痛早期のイブプロフェン＋ドンペリドンの内服としている．

● **本症例のポイント**：この症例の要点は，片頭痛持ちであるが「1 年以上かけて頭痛の頻度・程度が増加，性格・感情の変化」である．頭痛の診断とし

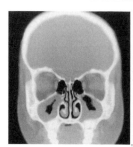
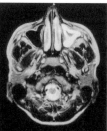
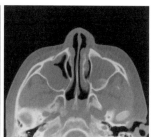

8歳女児　前兆のない片頭痛
＋副鼻腔炎（両上
顎洞炎）

・初診時CT所見
・鼻閉著明，頭痛増加
・血性IgE；741 IU/mL
　スギ，ヒノキ，カモガヤ，
　ネコ，ダニ，HD陽性

13歳男子　前兆のない片頭痛
＋左上顎洞炎

・頭痛頻度増加で紹介来院
・前医MRIで「脳は異常なし」
　と言われた
・血性IgE；2298 IU/mL
　スギ，ヒノキ，カモガヤ，
　ブタクサ，ネコ，ダニ，
　HD陽性

8歳男児　前兆のない片頭痛
＋両上顎洞炎

・5歳，周期性嘔吐症候群
・7歳，片頭痛と診断
・8歳，頭痛・嘔吐増加で紹介来院

図 2-4-2　片頭痛＋鼻副鼻腔炎の症例画像

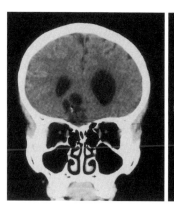
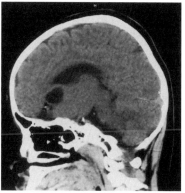

図 2-4-3　9歳男児　脳腫瘍

（荒木清：小児内科，48（8）：1113-1116，2016）

ては，1.1「前兆のない片頭痛」＋7.4.1「脳腫瘍による頭痛」と考える．

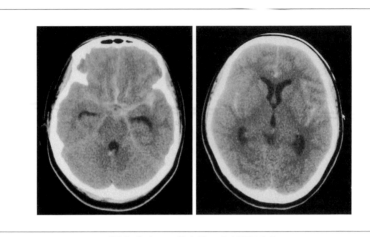

図 2-4-4　15 歳女子　くも膜下出血

（荒木清：小児内科，48 (8)：1113-1116，2016）

■ 症例：15 歳女子—くも膜下出血の例

　中学校で午前の授業中から突然の頭痛・嘔気を認めた．体育の授業中に嘔吐・拍動性頭痛の悪化を認め担任の先生と一緒に来院．会話可，意識障害なし，明らかな麻痺なし，血圧正常．以上から片頭痛を強く疑ったが，本人・家族に片頭痛歴なく，来院後も短時間（約 30 分以内）で頭痛・嘔吐の増悪を認めたため緊急 CT 施行（**図 2-4-4**）．くも膜下出血を認め，脳動脈瘤に対して血管内治療（コイル塞栓術）が行われた．

● **本症例のポイント**：歩いて来院，意識・血圧正常，頭痛は片頭痛様．しかし，片頭痛歴なし，短時間で頭痛・嘔吐が急激に悪化，が要点の症例である．頭痛の診断は，6.2.2「非外傷性くも膜下出血による頭痛」である．

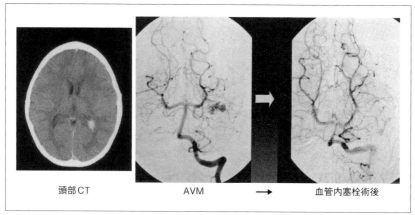

図 2-4-5　7歳男児　脳動静脈奇形（AVM）

（荒木清：小児内科，48（8）：1113-1116，2016）

■ 症例：7歳男児—脳動静脈奇形の例

　37.9℃の発熱，嘔気と頭痛，無菌性髄膜炎の疑いで紹介入院．意識清明，血圧正常，頭痛は緊張型頭痛様で項部硬直を軽度認める．髄液は軽度の血性（その時点では誰もが traumatic tap と思っていた）で，安静治療後も頭痛が持続するため施行した頭部 CT で側脳室後角出血が疑われ，血管造影の結果，左後大脳動脈脳動静脈奇形（AVM）と判明し，血管内塞栓術を施行した（図 2-4-5）．

● **本症例のポイント**：脳室内出血やくも膜下出血でも軽度な場合は，髄液所見は「血性髄液」ではなく，軽度の「traumatic」と判断されうる場合がある．この症例は 20 年以上前のケースであり，現在ならば画像は MRI/MRA の選択がベターと考える．この症例は，出血はごく軽度であったが，頭痛診断は 6.2.2「非外傷性くも膜下出血による頭痛」であったと考える．

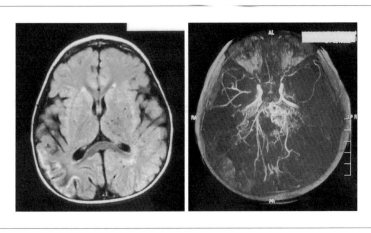

図 2-4-6　3 歳女児　もやもや病

（荒木清：小児内科，48（8）：1113-1116，2016）

■ 症例：3 歳女児―もやもや病の例

　開業小児科医から「頻回の憤怒けいれん」として紹介来院．啼泣後の顔色不良，意識喪失を複数回認める．初診時の神経学的異常なし，脳波は正常範囲内．経過観察中「頭をかかえてうずくまることがある」（頭痛と考えられる）．後日新たに一過性脳虚血発作（半日間で軽快した片麻痺）を認め，MRI/MRA の結果，もやもや病と診断．ウィリス動脈輪の著明な低形成と閉塞，もやもや血管，flow void，梗塞像を認め（**図 2-4-6**），小児病院脳神経外科で両側の間接吻合脳血行再建術を施行後，啼泣後の顔色不良，意識障害などの症状は改善した．

● **本症例のポイント**：年少児の「頭をかかえてうずくまる」「突然無口になったりゴロゴロする」などの症状を＝頭痛と考えられるか？またどの年齢でも，もやもや病は否定できないし，啼泣は立派な過呼吸刺激である．本症例の頭痛は，もやもや病に起因する 6.1.2「一過性脳虚血発作による頭痛」が最も適合する．

2) 血液検査・髄液検査

　頭痛の診断に，血液検査が直接寄与することは少ない．しかし，二次性頭痛を呈する感染症関連（髄膜炎，敗血症，副鼻腔炎，中耳炎，肺炎など），

甲状腺機能亢進症・低下症，ミトコンドリア脳筋症，筋疾患などの診断の糸口となる場合がある．一次性頭痛においても，アレルギー性疾患の共存の有無や，甲状腺機能障害などが頭痛の悪化誘因となる場合が多い．

筆者は，片頭痛とアレルギー性鼻炎の関連を調べるため，2007〜2009年に頭痛外来通院中の4〜20歳の片頭痛患児（計275名）に対し，全例に1年間の症状，鼻腔内粘膜所見の経時的観察，血清IgEの採血検査を行った．季節性アレルギー性鼻炎の診断は，鼻アレルギー診療ガイドライン2009年版に準拠し，①症状，②鼻腔内粘膜所見，③採血上特異的IgE抗体の有意な上昇（花粉でクラス2以上）の3つとも陽性を基準とした．その結果，片頭痛患児における季節性アレルギー性鼻炎（花粉症）の合併率は70.5%であった[2]．2009年の全国調査では日本国民全年齢層では約30%の有病率で，片頭痛集団の有病率の高さが明らかで，片頭痛にとっては「アレルギー性鼻炎」は単なる合併症ではなく，頻度の高い「共存症」と考えたい．

他院の耳鼻科で，鼻炎・副鼻腔炎は軽度で特に頭痛の原因にはならないと言われた患児でも，きちんと鼻炎・副鼻腔炎の治療を行うと頭痛が軽快することも多い．実際の診療では，鼻炎の悪化や副鼻腔炎の存在が，片頭痛・緊張型頭痛の頻度増加に直結している例を多く経験する．アレルギー性鼻炎・副鼻腔炎の適切な管理・治療は，片頭痛・緊張型頭痛の経過観察に必須である．筆者の頭痛外来では，初診時に鼻腔内の観察と，CBC（血算または末梢血），CRP，甲状腺機能検査に加え，吸入抗原を中心としたIgEの採血検査を説明と同意のうえ全例に行っている．

髄液検査は，頭痛の原因として髄膜炎・脳炎・神経脱髄疾患を疑ったときに施行する．明らかな頭蓋内圧亢進時は禁忌であり，腰椎穿刺前の画像診断（CT/MRI）が優先される．成人領域では，画像診断が一見正常であっても，臨床的にくも膜下出血が疑われるときには腰椎穿刺は必須である（頭痛の診療ガイドライン2021にも記載がある）．小児科領域でも，くも膜下出血は「非常に稀ではあるがあり得ないことではない」と考えるべきである．筆者は，乳幼児の虐待，脳動静脈奇形，思春期の脳動脈瘤破裂によるくも膜下出血を現実に経験している．

3) 脳波検査

　救急の現場や危険な二次性頭痛の初期臨床において，脳波の優先順位は高くない．しかし，意識障害，けいれんを合併した頭痛には必須の検査であり，髄膜炎・脳炎・脳症，脳血管障害を疑ったら，経過中最低一度は必要である．

　過呼吸賦活後の徐波化の再出現（re-build up）などの特徴的脳波所見が，もやもや病の早期診断に役立つ場合がある．実際に，年長児から成人のもやもや病に起こる頭痛は，片頭痛そのものの特徴を有し，「もやには片頭痛が先行・合併する」と覚えていてもよいくらいであると筆者は思っている（ミトコンドリア脳筋症も同様に片頭痛合併する）．

　片頭痛とてんかんの間には複雑で双方向性の関係があり，てんかん関連頭痛の診断・治療には脳波検査が必須である．国際頭痛分類 第3版には，「てんかん発作による頭痛」として「てんかん発作時頭痛」，「てんかん発作後頭痛」の2種が提唱されている．片頭痛とてんかんは臨床的にも病態生理学的にも共通の基盤を有する疾患と考えられ，頭痛がてんかんの唯一の症状となる「てんかん性頭痛」の存在の有無は，古くて新しい未解決の問題である[3]〔片頭痛とてんかんの関連（p.260）も参照〕．

　小児期（乳児期～学童）の脳波は，成人と異なる判断基準が必要である．年齢や脳の発達過程で異なるが，入眠時のθバースト，両側中心部鋭波，14 & 6 Hz 陽性棘波，光駆動反応，光刺激時の後頭部鋭波などは，正常範囲である場合が多い．しかし，小児科以外の外来では（発作がなくとも），「てんかん」の診断で抗けいれん薬がすでに処方されている場合もある．必要があれば依頼して他院の過去の脳波記録を取り寄せたり，自院で再検したりして，診断を再考する姿勢が大切である．

● まとめ

　小児・思春期頭痛の正確な診断には，画像・血液などの検査が必要なケースが存在し，危険な二次性頭痛の否定は大切である．しかし，これら検査にまったく異常がない場合，頭痛診療が終結されるケースが散見される．慢性反復性頭痛の大部分を占める一次性頭痛（片頭痛，緊張型頭痛）の真の診療（正確な診断・指導・治療・経過観察）は，そこからがスタートであることを最後に強調したい．

参考文献

1) 日本神経学会・日本頭痛学会・日本神経治療学会 監修：頭痛の診療ガイドライン2021，医学書院，2021.
2) 荒木清：小児片頭痛患児における季節性アレルギー性鼻炎の共存率とその管理の重要性（第37回日本頭痛学会総会），日本頭痛学会誌，36：94，2009.
3) 藤田光江：頭痛がてんかんの一つの症状になりうるか？，日本頭痛学会誌，40：129-133，2013.

〔荒木　清〕

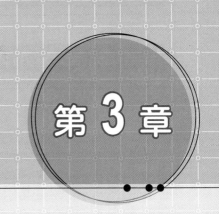

第 3 章

小児・思春期の頭痛の治療

治療の基本的な考えかた

　本項では，片頭痛，緊張型頭痛にかかわらず，小児・思春期の頭痛治療を進めるにあたっての「基本的な心構え・姿勢」を概説する．

　治療を含め外来での小児科医の態度として重要なのは，「頭痛の存在をきちんと認めてあげること」と「先生はあなたの味方だよ」の2点である．小学校低学年の片頭痛や腹部片頭痛などは持続が短く，学校などでも「サボり」と判断されかねない．よく患児の話を聞くこと（傾聴）と，「頭痛と腹痛があったから体育ができなかった」，「頭痛と嘔気があったから学校に行けなかった」などの事実をまず認めてあげることが大切である．

　筆者は外来では「不登校」「登校拒否」などの言葉は用いていない．「時間はかかるかもしれないが，今ある頭痛をだんだん減らしていくにはどうしたらよいか，先生やお母さん・お父さんと一緒に考えていこう」が外来経過観察の基本姿勢である．

1 頭痛診療支援ツール

　頭痛診療は，①問診，診察，正確な診断→②指導・治療→③経過観察の順で進められる．特に小児・思春期頭痛診療においては，診断・薬物治療のみならず，症例に応じた適切な指導と経過観察が重要である．

　「そろそろ頭痛の子どもたちときちんと取り組んでみようかな」と思っている小児科医は，①国際頭痛分類 第3版[1]，②頭痛の診療ガイドライン2021[2]，③問診票と頭痛ダイアリー（以上，頭痛診療の3種の神器とも言われる）を外来に常備しておくことをお勧めする．

　「問診票」は，頭痛初診時の情報収集・診断に必須であり，外来待ち時間に記入してもらう．使いやすい自分なりの問診票を作成しておくと便利である〔問診票の作成と活用のすすめの項（p.48〜53）を参照〕．頭痛患児は，外来受診時に頭痛が存在することはまれなので，問診票は正確な診断に大切な「頭痛診療の入り口」である．

「頭痛ダイアリー」は，治療効果の確認，経過観察に重要である．ダイアリーは 10 歳以上は原則患児が自分で記入することとし，その時々の気持ち，天気，身の周りの出来事，何でも記入 OK にしておく〔頭痛ダイアリーの活用のしかたの項（p.70）を参照〕.

② 治療の進めかたの基本

小児・思春期慢性反復性頭痛の治療は，①非薬物療法，②薬物療法（急性期治療，予防的治療を含む）に大別される.

小児・思春期領域の頭痛診療において最も優先され重要で，全例に指導・助言すべきなのは「非薬物療法」であり，外来診療中に最も「時間がかかる」部分でもある．ちなみに筆者は，頭痛外来初診時には，非薬物療法の説明にひとり 1 時間以上かけている．「非薬物療法」のみで頭痛の大部分が軽快する症例もある.

疾患そのものに対応するのが「薬物療法」，患児個人個人に対応するのが「非薬物療法」と考えると理解しやすい．年齢・性別，クラブ活動，塾，習い事，成長・発達段階，生理の有無（女性），性格，受験の有無，スマートフォンやゲーム機所持の有無と使用時間など，小児・思春期の頭痛患児を取り巻く状況は成人以上に多種多様であり，「非薬物療法」の果たす役割は大きい.

1）非薬物療法

詳細は次項の非薬物療法の基本（p.110）を参照とするが，特に小児・思春期頭痛診療において最も大切なことは，「非薬物療法ファースト」であるということである.

片頭痛発作時の，氷枕＋暗い部屋での安静臥床，緊張型頭痛時のマッサージ・頭痛体操，適度の運動，入浴などに限らず，片頭痛，緊張型頭痛の頻度減少や予防療法としても「非薬物療法」は重要である.

非薬物療法には，早寝・早起き・朝ごはん，姿勢の改善，生活習慣の見直し・改善，頭痛の誘因の回避，ブルーライト制限，共存症・合併症の適切な管理，学校対策，患児・家族へのサポートやカウンセリングなどのすべてが含まれる.

2) 薬物療法

薬物療法には，急性期治療（頭痛発作時治療）と予防的治療が存在する．

■ 急性期治療

小児科領域頭痛診療の急性期鎮痛薬は，イブプロフェンとアセトアミノフェンが基本であり原則である．頭痛の診療ガイドライン 2021 にも「小児・思春期の片頭痛急性期薬の第一選択はイブプロフェンであり，アセトアミノフェンも有効かつ安全で経済的な薬剤である」と記載されている．

筆者は，18 歳未満の頭痛患児には，これ以外の鎮痛薬は原則的に使用していない．特に市販の鎮痛薬（OTC 医薬品）は複合成分（アスピリン＋アセトアミノフェン＋無水カフェインなど）の物が多く，薬剤の使用過多による頭痛（MOH）をきたしやすく注意が必要である．

頭痛を診る小児科医は，市販薬の組成にも気をつけたい．アスピリン，メフェナム酸，ジクロフェナクナトリウムは安全性，特にインフルエンザとの相性の悪さより，鎮痛薬・解熱薬としては小児科領域では現在用いられなくなった．ちなみに筆者が小児科医になった 1982（昭和 57）年当時は，小児の鎮痛解熱薬といえばアスピリン（小児用バファリン），メフェナム酸（ポンタール®シロップ）の時代であった．

成人領域で確立された片頭痛特効薬であるトリプタン製剤の小児・思春期への使用や予防的治療に関しては，小児科領域では確立された方法はない．トリプタンは，「小児に対する安全性は確立されていない」の記述が必ず存在するが，頭痛の診療ガイドライン 2021 では，小児片頭痛に対して（経験上）12 歳以下でスマトリプタン点鼻薬とリザトリプタン，思春期ではスマトリプタン，リザトリプタン，エレトリプタン，などが推奨される，との記載がある．

■ 予防的治療

頭痛の診療ガイドライン 2021 では，「小児片頭痛の予防薬では，抗てんかん薬のトピラマートが有効で十分許容される薬剤であるが，わが国では保険適用はない」と記されている．成人領域でエビデンスがほぼ確立されているのは，バルプロ酸，プロプラノロール，トピラマート，塩酸ロメリジン，ア

表 3-1-1　片頭痛予防的薬物治療の導入基準

| 1. 片頭痛発作が頻回である. |
| (内服を要する頭痛が週 2 回以上または月 10 回以上) |
| 2. 急性期治療薬の効果が思わしくない. |
| 3. 頭痛の持続時間が長い (半日以上など). |
| 4. 嘔吐の合併率が高い. |
| 5. 頻度の高い緊張型頭痛の併存. |
| 6. 薬剤の使用過多による頭痛 (MOH) の併存. |
| 7. 心理社会的要因の関与が大きい例. |
| 8. 他院 (前医) ですでに 1 つまたは複数の予防薬が処方されている例. |

ミトリプチリンなどであるが, 小児科領域では, 年少児 (10 歳以下) にはシプロヘプタジン, 年長児ではアミトリプチリン, トピラマート, 塩酸ロメリジンが経験上用いられることが多い〔詳細は薬物療法の基本の項 (p.136〜141) を参照〕.

　予防療法の基本は, ①最低 1〜2 ヵ月後に効果を判定すること, ②最低 3〜6 ヵ月間継続すること, ③原則夜 1 回少量投与で開始すること, ④中止する場合はゆっくり漸減すること, である.

　筆者が用いている片頭痛予防的薬物治療導入の基準を**表 3-1-1** に示す. 鎮痛薬が効かない (効きにくい), 予防療法導入や効果不十分で変更が必要などの場合には, 生活習慣の見直し・改善を中心とした非薬物療法が徹底されているか? やり残したことはないか?について常に見直しが必要であり, 「鎮痛薬が効かない→トリプタン処方」「頭痛の頻度が高い→予防療法導入」, 「予防療法いまいち→薬剤追加・多剤併用」と安易な変更や薬物の上乗せにならないように注意したい.

■ 保険適用外使用

　トリプタン製剤, 片頭痛予防薬など多くの薬剤は, 小児科領域では保険適用未承認の場合が多い. 可能な限り文献や頭痛の診療ガイドラインを外来に準備し, 患児と保護者に安全性や経験を説明する必要がある. 筆者は, トリプタン処方の際には現在でも同意書を作成して説明と処方を行っている (**表 3-1-2**).

表 3-1-2　トリプタン製剤処方時の同意書

トリプタン製剤を使用する 片頭痛の患児および御家族の皆様へ

トリプタン製剤は，我が国では 2001 年から使用され，片頭痛に対する高い有効性が証明されている片頭痛の治療薬です．従来のエルゴタミン製剤に比べ，脳血管に対する選択性が高く，速く効き また副作用も少ないのが特徴とされています．

重篤な副作用は報告されていませんが，ごくまれに 嘔気嘔吐，熱感，めまい，眠気，倦怠感，首や胸の圧迫感，アレルギー，アナフィラキシーなどが起こるとされています．尚，高齢者，虚血性心疾患（心筋梗塞など）の可能性のある患者，脳血管障害，てんかんの患者には「投与をひかえるまたは慎重に投与すること」となっています．

欧米では小児の片頭痛や周期性嘔吐症に既に使用されてきていますが，我が国では小児に対する適用は「使用経験が少ない」との理由で明らかにされていないのが現状です（現時点では小児適用は未承認です）．

当院では 　・学業が中断され寝込むような強い頭痛発作を有する児 　・嘔吐が激しく頻回に点滴を要する児 　・従来の頭痛治療（鎮痛剤）が効きにくい児に対して，10 歳以上，体重 30 kg 以上を目安に成人の半量から成人量を超えない範囲で 症例を限定してトリプタン製剤の投与を開始しています．現在トリプタン製剤には，レルパックス（錠剤），イミグラン（錠剤，点鼻，皮下注），ゾーミッグ（口腔内速溶錠），マクサルト（口腔内崩壊錠），アマージ（錠剤）の計 5 種類のトリプタンがあります．

小児では成人に比べ副作用は更にごく稀と考えられますが，指示した内服方法をきちんとお守り下さい．尚，内服により不具合が生じた時には 小児科外来まで連絡下さい．

東京都済生会中央病院 小児科 頭痛外来
説明医

以上の説明を受け 了承，納得致しました．

令和　　　年　　　月　　　日　　　患児氏名

　　　　　　　　　　　　　　　　保護者氏名

■ 小児・思春期片頭痛の予防的治療におけるアミトリプチリンと トピラマートの扱いに関して（私見）

最近，小児片頭痛予防薬としてのアミトリプチリン，トピラマートの再評価が多施設共同研究 CHAMP study として 2017 年に N Engl J Med に報告された．その結果は，①アミトリプチリン，トピラマートともに，片頭痛予防効果はプラセボと比較して有意差なし，②アミトリプチリン，トピラマートは双方とも副作用が目立った，に集約される[3]．

ただし，①プラセボの有効率が高く 60％を超えている（一般に小児はプラセボの有効率が高い），②一般にわが国で小児に使用されている投与量より多い用量が用いられている（例えばアミトリプチリンは 1 mg/kg/日）の 2 点が問題点と考える．

筆者は，2012 年の日本頭痛学会で，小児・思春期片頭痛患児に対するアミトリプチリンの予防効果を発表しており（著効・有効を合わせた有効率は 78.6％）[4]，片頭痛の頻度が高い思春期症例，薬物の使用過多や慢性緊張型頭痛併存により慢性連日化した症例にはアミトリプチリン（トリプタノール®）を 5～15 mg/日，1 日 1 回寝る前で用いることが多く，現在もその効果を実感している．アミトリプチリンは頭痛の診療ガイドライン 2021 においても評価が高く，ボストン小児病院においても最も使用されている予防薬であることを付記しておく[5]．

3) 指導と経過観察の重要性—特に治療経過が思わしくない場合

急性期の薬物療法や片頭痛の予防療法の効果が思わしくない時には，医師サイドとして一度初心に帰ることが大切である．その際，以下の 3 点が重要である．

①その頭痛診断が本当に正しいかどうか？ 他の頭痛が併存していないか？
②急性期治療の場合，鎮痛薬・トリプタン製剤の内服タイミングが本当に適切か？
③非薬物療法が徹底されているか？やり残した非薬物療法はないか？
以上をもう一度考え直してみたい．

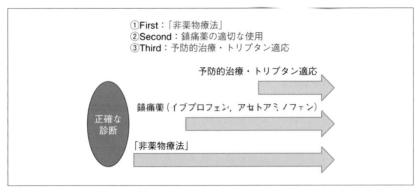

①First：「非薬物療法」
②Second：鎮痛薬の適切な使用
③Third：予防的治療・トリプタン適応

予防的治療・トリプタン適応

鎮痛薬（イブプロフェン，アセトアミノフェン）

「非薬物療法」

正確な診断

図 3-1-1　頭痛診療における治療の優先順位

● まとめ

　頭痛診療は正確な診断が出発点である．治療に関しては**図 3-1-1** に示すように順序があり，「非薬物療法ファースト」であること，非薬物療法はすべての症例に適応すべき治療であること，かつ薬物療法においても必ず併用されるべき治療であること，を忘れないで頭痛診療に取り組みたい．

参考文献

1) 日本頭痛学会・国際頭痛分類委員会 訳：国際頭痛分類 第3版，医学書院，2018.

2) 日本神経学会・日本頭痛学会・日本神経治療学会 監修：頭痛の診療ガイドライン2021，医学書院，2021.

3) Powers SW, et al：Trial of amitriptyline, topiramate, and placebo for pediatric migraine；N Engl J Med, 12：115-124, 2017.

4) 荒木清：小児・思春期片頭痛患児に対する予防的治療；特にアミトリプチリンの有効性に関して，日本頭痛学会誌，39：258，2012.

5) Johnson A, et al：Pediatric migraine prescription patterns at a large academic hospital Pediatr Neurol, 51：706-712. 2014.

〔荒木　清〕

Column

頭痛診療の醍醐味

　筆者が頭痛診療を始めてから30年近くが経過するが，そのきっかけの1つが「自分自身が片頭痛持ち」で苦しんだ経験である．

　小学生低学年，生あくびが連発した日は食欲なく調子悪く，車酔いもしやすかった．小学校高学年では自分でも「頭痛」を自覚していた．大学の講義中階段教室の上のほうでバファリンを2錠飲んで午前中横になったり，小児科医になっても当直翌日最悪の片頭痛で帰れなかったり，常に「片頭痛」とともに生活してきた．そのため，頭痛で苦しむ小児・思春期の患児を放っておけなかったのである．昔は頭痛の子が来るとつい診療が長引いて，小児科の上司や外来看護師に注意されたものである．小児科における頭痛診療は，藤田光江先生が先陣を切り，近年は日本頭痛学会所属の小児科医も増え，頭痛診療に関心を持つ小児科医の集い「JHP（Japanese Headache Meeting of Pediatricians）」も発足し，小児科の診療において「やっと日の当たる位置に来た」感がする．日本の小児科関連の専門雑誌でも，2008年以降，「頭痛」をテーマに特集が組まれ始めた．

　しかし，まだまだ小児頭痛患児を的確に診断・指導・治療・経過観察できる小児科医は少ない．頭痛診療は一般・総合診療であり，小児科内の専門は関係ない．ぜひ本書を手にした皆様にも，小児・思春期頭痛診療の担い手になっていただくことを切望する．以下，筆者からのお願いを少々・・・．

● 数を診るのも大切であるが，可能なら一人の患児を最低2年間は経過観察してほしい．日本は四季があり，片頭痛の患児では春から夏にかけて気温が上がり湿度が上がる（蒸し暑くなる），太陽がまぶしくなる，梅雨や台風などの気圧変化の時期は悪化することが多いこと，冬でも閉鎖空間，人混み，暖房の効きすぎなどは苦手であること，季節性アレルギー性鼻炎があると春・秋に鼻閉や副鼻腔炎でも明らかに悪化すること，春の環境変化・受験など，さまざまな誘因で片頭痛頻度も増減することがわかってくる．「片頭痛の頻度って思った以上に季節や環境・生活習慣によって変わってくるんだな」という実感を体験していただきたい．

● 筆者は最近数年間，頭痛外来通院中の患児の両親の頭痛診療を始めている．したがって小児～思春期～成人～更年期の各年齢層の片頭痛・緊張型頭痛を診ることができている．周期性嘔吐症候群でひどいときには1日20回以上嘔吐し点滴されていた5歳の男児が，だんだん嘔吐・腹部症状が減少，ただし頭痛は増加し10歳時には成人同様の「前兆のない片頭痛」になっていく経過や，「片頭痛の発症，診断時年齢は，やっぱり男児のほうが早い傾向にあるよね」「でも女性の片頭痛は，思春期と更年期にこじれる傾向にあるね．でも閉経後少し経つと卒業状態になれる場合も多い」などを自然に経験できていることは幸いである．

　頭痛診療は，専門領域の垣根を超えた「究極の総合診療」である．神経学的知識も必要だが，小児の成長・発達，内分泌，思春期医学，感染症，アレルギーの知識・経験など全てを使って診療に臨む必要があり，やはり小児・思春期の頭痛診療は「小児科医」が担当するのが正しいと考える．若手小児科医は小児科臨床の必須領域として，年配の小児科医は第二の専門・50の手習いとして「小児・思春期頭痛診療」をおすすめ，お誘いする次第である．

〔荒木　清〕

非薬物療法の基本

　片頭痛，緊張型頭痛を中心とした一次性頭痛の治療は，薬物療法と非薬物療法に大別される．

　本項では，小児・思春期頭痛患児を診療していく上で，筆者が最も大切と考える「非薬物療法」の実際について述べる．非薬物療法は，薬物療法に先行して，または必ず同時進行して全例に行われる必須の治療であることを理解することが肝要である．

　筆者の頭痛外来では，初診患児に限り，一人あたり1時間半の診察枠を設定している．この時間のなかで最も時間を割いているのが，患児個人個人の生活習慣に応じた指導・助言の「非薬物療法」である．外来で実際に渡し，説明に使用しているプリントが**表3-2-1**である．実際の外来では，「自分の片頭痛スイッチを押しやすい誘因はどれだろう？」，「今ある頭痛を少しでも減らすためには，生活習慣で改善すべき点は何だろう？」，「○○してみるのもありかもよ！」などと話しながら，**表3-2-1**のプリントに沿って1つ1つ確認している．

1 生活習慣の改善

　生活習慣の見直しは「非薬物療法」の基本となり，規則正しいメリハリのある生活は，結果として片頭痛や緊張型頭痛の頻度を確実に減少させる．そのためには，外来で患児個人個人の生活リズム（年齢，学校，クラブ活動への参加，受験生か？，塾に通っているか？，習い事は？，スマホやパソコンを持っているか？，起床時刻・就寝時刻，睡眠時間はどのくらいか？，友人・兄弟関係，患児の頭痛の誘因は何が多いか？など）を把握することが必要となる．以下，非薬物療法としてそれぞれ大切と思われること，その指導・アドバイスの実際について述べる．

表 3-2-1　片頭痛患児における生活上の留意点（＝非薬物療法）

基本：規則正しいメリハリのある生活
①早寝・早起き・朝ごはん
②寝すぎ，寝不足，長い昼寝に注意
③誘因の回避（光・音・におい過敏など）
● スマホ，パソコン，ゲームなどのブルーライト制限（特に夜間）
● 日光，明るすぎる照明を避ける（帽子，サングラスの着用など）
● 満員電車・バス，満員の映画館，暖房の効きすぎた部屋，熱い風呂・長湯，香水などのにおいが強いものは避ける
● 気温・気圧・天候に注意（高温多湿，雨，低気圧など）
● 生理周期の把握（女性）
● 高山（標高 2,500 m 以上の登山には要注意）
● 共存症・合併症の適切なコントロール・治療（アレルギー性鼻炎，副鼻腔炎，虫歯，咬合不全など）
● 過剰なストレス，ストレスからの解放
● 食物・飲料：ポリフェノール，カフェイン過剰，アルコール（成人）など
④肩こり・緊張型頭痛，ストレスの自己コントロール
● 頭痛体操，マッサージ，適度の運動，姿勢に注意
⑤学校対策（「片頭痛」という体質を理解していただく）
● 診断書，冊子の活用，担任・養護教諭との密な連絡，頭痛の啓蒙活動・講演
● 急性期治療薬の内服タイミング（授業中でも）
● 保健室の利用（安静臥床の確保）
● 教科書に日光が直接当たる窓際の席は避ける

■ 早寝・早起き・朝ごはん

　早寝・早起き・朝ごはんは，頭痛対策というより，すべての成長期の小児に最も大切なことではあるが，守られていない場合が多い．睡眠時間は年齢ごとに異なり，最低7〜8時間確保することは大切であるが，「眠りの質」，「朝すっきり早起きできているか」が最も大切であると考える．思春期になると就寝時刻の一定化は困難になるが，筆者は朝の起床時刻の固定化が最も大切である（例えば，日曜でも夏休みでも朝6時半に起きるなど）と指導している．

■ 寝すぎ，寝不足，長い昼寝に注意

　寝不足が続く，寝すぎで日曜日起きたら昼だった…，などは片頭痛，緊張型頭痛ともに頭痛頻度の増加の誘因となるので要注意である．特に片頭痛の患児においては，長すぎる昼寝，こたつでうたた寝などは頭痛が誘発されやすい．

　ここから以下は，光・音・匂い過敏，気圧の変化などの誘因の回避について述べるが，それぞれ実際に筆者が指導している方法を示す．

■ 日光や明るすぎる照明を避ける

　片頭痛患児は多かれ少なかれ「光過敏」体質を有している．筆者は片頭痛の診断確定時に，小児であっても夏季を中心とした紫外線対策として，サングラスと帽子の着用を勧めている．明るすぎる照明や点滅光も片頭痛の誘因となる．直射日光の当たる教室の窓際の席も可能なら避けたい．

■ スマートフォン，ゲーム機，パソコンなどのブルーライトの制限

　ブルーライトは，波長が380〜500 nmの青色光で，ヒトの目で見ることのできる光（可視光）のなかで最も波長が短く強いエネルギーを持つ．パソコン，スマートフォン，ゲーム機，液晶テレビなどの画面が発する光や，LED照明の光に多く含まれており，最近10〜20年の間の生活習慣の変化により，特に夜間のブルーライト曝露量は急激に増加している．

　最近，錐体・桿体以外の第3の視細胞（光受容体）としてメラノプシン含有網膜神経節細胞の存在が発見され，ブルーライトを感知し，視床下部と連結し24時間サーカディアンリズムをコントロールしていることが判明した．夜間にスマートフォンやパソコンの画面を長時間見すぎると，脳は「太陽が昇ってきた」と勘違いし，メラトニンなどのホルモンの分泌障害を介して，不眠や睡眠相後退などの概日リズム障害を起こしやすい．当然，朝は起きられず，頭痛も増加し，二次的に起立性調節障害（OD）傾向にもなりやすい．厚生労働省関連平成25年報告では，中高生のインターネット依存・スマートフォン依存の割合は8.1%と報告されている．最近は子守に（乳幼児に）スマートフォンを使用する親も多く，今後の乳幼児の成長・発達に与える影響が懸念される．

　参考ではあるが，筆者の施設の小児・思春期頭痛外来で実際に指導しているブルーライト制限基準を**表3-2-2**に示す．

　また以下に，ブルーライト制限が最も効果的であった慢性連日性頭痛の思春期例（症例1）を提示する．

表3-2-2 ブルーライトの制限基準（具体案）

①スマホ，パソコン，ゲーム，テレビなどの使用を合計3時間以内/日に抑える
②夜8時以降は使用しないのが望ましい（就寝2時間前以内）
③ブルーライトカットメガネ（PC眼鏡）の着用

④夜間のリビング，勉強部屋の照明の明るさを落とす
⑤睡眠時間最低7時間＋（早寝）早起き
⑥可能なら朝，（短時間でも）太陽の光を浴びる

症例1　**14歳男子―慢性連日性頭痛，登校不可，昼夜逆転の例**

経過：10歳時から前兆のない片頭痛，アレルギー性鼻炎，気管支喘息で筆者の外来に通院中．2014年1月から登校不可となる（慢性連日性頭痛）．午前7時～午後4時の間は，朝起床できず，頭痛，めまい，ふらつき，食欲不振，眠気で午前中はベッドに横になって過ごす．内服を要した片頭痛は20日/月．午後8時～午前4時くらいは体調は比較的良好であるが，スマートフォン，パソコン，ゲームをして過ごし，ブルーライト機器の使用は1日8～12時間に達する．慢性連日性頭痛（片頭痛＋慢性緊張型頭痛）の改善，正常な生活リズムの取り戻しの目的で2014年6月に入院．

入院後経過：片頭痛時の内服は外来同様，頭痛早期のイブプロフェン＋ドンペリドン，またはエレトリプタンとし，頭痛ダイアリー記入とした．片頭痛予防薬，OD治療薬，睡眠薬，メラトニン関連薬，抗不安薬は使用せず．スマートフォンとゲームを取り上げ，院内のテレビは午後8時までとした．その他，午前中に階段昇降などの一定の運動，1日2回の頭痛体操・マッサージを行った．

退院時：3週間で連日性頭痛，昼夜逆転は改善し退院．午前6時に起床可．夜は10時過ぎには自然に眠くなる．緊張型頭痛はほぼゼロとなり，内服を要した片頭痛も20日/月→1日/週に減少．現在高校3年生で大学受験勉強中である．

本症例のポイント：「非薬物療法」としてのブルーライト制限が最も効果的に働いた症例である．その他，複数の片頭痛予防薬で改善しない紹介の思春期連日性頭痛例など（薬物療法はまったく変えず），ブルーライト制限のみで頭痛頻度減少，睡眠相後退改善例は多く経験している．もちろんブルーライト制限のみで改善しない症例も多く，「非薬物療法」は良かれと思うものは同時進行で「何でもやってみる」「気をつける・避けてみる」のが基本である．しかし，現代の中高生の生活を見ると，片頭痛・緊張型頭痛の悪化の予防の意味で，スマートフォンなどのブルーライト制限は「絶対にはずすことのできない非薬物療法」であることを筆者の経験上，強調しておきたい．

■ 気温・気圧・天候の変化に注意

一次性頭痛，特に片頭痛は，気温や気圧などの天候の変化に敏感に反応する傾向があり「気象病」としての一側面もある．親子とも片頭痛持ちの外来診療では，ひどい頭痛の日が台風前夜，低気圧の日で親子が同期しているケースは多い．

また片頭痛患児は，「蒸し暑い」「まぶしい」は苦手なので，5～9月は季節的に頭痛の頻度が増加する可能性が高い．冬でも，暖房が効きすぎの，人が多い閉鎖空間などは苦手である．

■ 生理周期の把握（女性）

性周期が確立した女性は，月経開始前後数日や排卵前後などに片頭痛が起こりやすく，悪化しやすい傾向がある（月経関連片頭痛）．頭痛ダイアリーには生理記入欄があるので，自分の生理周期を把握しておくことは大切である．

生理時の片頭痛とそれ以外の時期の片頭痛の治療をきちんと自分で区別している思春期女児もいる．16歳女子・前兆のない月経関連片頭痛の例では，「普段はブルフェン®のみだけど，生理直前に起こった片頭痛は，すごく早めにブルフェン®＋ナウゼリン®＋アマージ®のトリプルでやっつけます(^^)/（笑）」（本人談）．

■ 環境誘因—満員電車，バス，映画館，デパート，塾，人混みなど

満員電車やバスなどの乗り物酔いは，片頭痛患児に明らかに多く，長時間の乗車は緊張型頭痛の増加にもつながる．乗り物酔いが片頭痛発作に直結する場合も多い．筆者は2020年の第48回日本頭痛学会で，問診記録調査より，約1年間の初診片頭痛患児・患者100名（男44名：女56名・年齢4～20歳）の「乗り物酔い」頻度を59％と報告した．一般集団に比較し明らかに高く，乗り物酔いは片頭痛患児の無視できない「体質」の1つであることが再確認された．筆者は，乗車30分前の五苓散1包，トラベルミン®（ジフェンヒドラミン＋ジプロフィリン配合錠1錠），ナウゼリン®（ドンペリドン10 mg 1錠）などで対応している．

その他，満員の映画館，混んだデパートなどの空間，人混みなども，苦手な体質である．

■ 登山（高山）

2,500 m 以上の高山登山は要注意である．気圧と酸素濃度の低下，強い直射日光は，頭痛の誘因としては完璧であり，確実に「片頭痛スイッチ」を押す．筆者は片頭痛持ちであるが，富士登山3回中すべて8合目（約3,000 m）以上で必ずひどい片頭痛が出た．山登りには水分・糖分，帽子，サングラス，防寒具，雨具，ライトなどに加え，片頭痛の急性期治療薬（鎮痛薬，トリプタン製剤）の携帯を絶対に忘れないようにしたい．

■ 入浴

ややぬるめのお湯で，ゆっくりと入浴することは，ストレス・緊張の緩和，血行促進や疲労回復の観点からもおすすめである．特に緊張型頭痛の軽快効果は大きい．しかし，頭痛ダイアリーの記載上（＋＋）〜（＋＋＋）の片頭痛存在時は明らかに悪化する（もしくは入浴不可能）ので，現在の自分の頭痛が，片頭痛か緊張型頭痛かの鑑別能力を患児が有することが前提となる．

■ ストレスの自己コントロール

「ストレスのコントロール」は重要ではあるが，言うは易く行うは難しである．

筆者の頭痛外来では，「ストレス」という言葉は「不登校」「登校拒否」と同様に，できるだけ用いないことにしている．

実際，片頭痛は適度なストレスがかかり，患児本人が「あー忙しい…」などと文句を言いながらも体は動いている状況において一番起こりにくく，逆に試験や何らかの大会が終わった，夏休みに入った，日曜日に昼まで寝ちゃったなど，緊張の糸が切れた状態・ストレスがなくなりだらけた状態になると，ひどい片頭痛が起こりやすい．

確かに，片頭痛の頻度増加や慢性緊張型頭痛は，ストレスや心理社会的要因の関与は大きい．ただし，外来での会話に「ストレス」を多発すると，患児が身の回りの出来事を「ストレス化」しやすい．筆者は，外来での会話は以下のように話している（参考になれば）．

「学校で何か気になることや，少し嫌なことがあったら言ってね」

「今の頭痛は，色々あると思うけど，何が原因（誘因）で増えたのか考えてみよう」

「○○君・○○さんが，①自分が変わんなくちゃならない，変わりたいと思うこと，②学校やお家のなかで，他人が少し変わってほしいこと，やめてほしいことは何だろう？」

「学校に点数をつけるとしたら100点中の何点？，自分で自分に点数をつけるとしたら何点？」

「たとえば5つのことを同時に頼まれたとしよう．全部を短期間に仕上げるのは無理だよね．大切・優先と思うもの2つを一生懸命やって，あとの3つはごめんなさいって言ってしまおう．先生も最近はそうしてるよ！」

「真面目過ぎることと我慢しすぎることは頭痛をひどくするよ」

「嫌なことはいや，できないことはできない，と言う勇気も時には必要かもよ」などである．

■ 共存症や合併疾患の適切な管理・治療

片頭痛・緊張型頭痛などにはさまざまな疾患が共存・合併し，共存症・合併疾患の適切な管理・治療は，頭痛の軽減に有効である場合が多い．成人領域では片頭痛の共存症として，高血圧，心疾患，脳血管障害，精神神経疾患，てんかん，喘息，アレルギー性疾患，自己免疫性疾患などが挙げられている（頭痛の診療ガイドライン2021）．

筆者による小児・思春期片頭痛症例（約1,200例）の検討では，片頭痛の共存・合併症として実際診断された疾患は，アレルギー性鼻炎，鼻副鼻腔炎，気管支喘息，起立性調節障害（OD），周期性嘔吐症候群，緊張型頭痛，薬剤の使用過多による頭痛，過敏性腸症候群，自閉スペクトラム症（広汎性発達障害，アスペルガー症候群），神経性やせ症（神経性食思不振症），てんかん，甲状腺機能亢進症，慢性甲状腺炎，糖尿病，うつ病，身体表現性障害などである．これらのうち，季節性のアレルギー性鼻炎は，外来片頭痛患児の約70％を占めており，頭痛悪化誘因としてその診断・治療・管理は重要である[1]．

これらの疾患の診断・治療に関して，神経内科や脳神経外科の医師は，当然，他科依頼・併診が多くなる．小児科医は基本的に「全身を診る総合診療医の生き残り」と筆者は考えており，究極の総合診療である「頭痛診療」に最も適した人種と考える．共存症・合併疾患の適切な管理・治療は明らかに片頭痛，緊張型頭痛の減少に直結する．

■ 適切な睡眠の確保

　睡眠確保の対策としては，ベッドのなかでスマートフォンは見ない，可能なら部屋を真っ暗にする，朝日が直接当たらないようにする工夫，枕の高さを調節してみる，などがある．

　筆者は，朝の肩こり，緊張型頭痛がひどい思春期患児で，数センチ枕を高くしただけで改善した例を多数経験している（特に横を向いて寝ることが多い場合）．個人差はあるが高級な低い枕が最善とは限らず，（枕を買い替える必要はないが）枕の下にバスタオルを敷いて1週間間隔で高低差を調節してみるのがおすすめである．

　睡眠時間は確保されているのに朝起きづらい場合は，睡眠の質の改善が必要な場合が多く，前述の「ブルーライト制限」が有効である．

■ 食事・食品関連

　疫学調査などによると，空腹（低血糖），脱水傾向，アルコール（20歳未満は当然禁止である），チョコレート，チーズ，ナッツ類，カフェインの過剰摂取などが片頭痛誘因となりうることが書かれている．しかし，これらは人種や食習慣によって異なり，一律に制限する必要はない．

　筆者の頭痛診療経験上，成人を含めた日本人において「空腹」と「アルコール」の2者は要注意である．実際，朝食抜きは，午前中に体育の授業があったりすると，運動時や昼の給食前に片頭痛が起こりやすい．また成人では，赤ワイン（ポリフェノール）などにかかわらず，アルコールが有意に「片頭痛スイッチ」を押すケースが多い．

　一方，コーヒー（カフェイン）に関しては，1日1〜3杯くらいは健康維持に対しても片頭痛解消・予防の面においてもプラスに働くことも覚えておきたい．ただし，カフェインの過剰摂取は注意である．最近の栄養ドリンクやスナック菓子などにもカフェイン含有のものは多い．

　その他にチョコレート，熟成チーズ，ポリフェノール，グルタミン酸などの食材が誘因となる可能性がある．筆者の頭痛外来では，「激辛のカレーや激辛ラーメンの食後に片頭痛が起こる」と語る患児は多い．

　反対に，片頭痛を改善する方向に働く食品・サプリメントには，マグネシウム，ビタミン B_2 などが挙げられる．しかし，筆者の頭痛外来でこれらのサプリメントを実際に使用・処方したことはない．最近，小児科領域で東京

医科大学小児科の山中岳医師が小児・思春期片頭痛予防療法としてのビタミン B_2 の有効性を提唱している[2]．副作用のほとんどない片頭痛予防療法として試してみる価値は大きいと思う．

2 その他の方法（生活習慣の改善以外）

■ 頭痛体操

頭痛体操[3] は，片頭痛の予防，緊張型頭痛の緩和に効果がある簡単な体操で，日本頭痛学会のホームページからダウンロードも可能である（図 3-2-1）．筆者は，頭痛外来の患児・患者全員に初診時に指導し，起床後と睡眠前の 1 日 2 回の施行をすすめ，パンフレットを渡している．

■ 自己マッサージ

緊張型頭痛の治療の項（p.155〜157）にも記載しているが，筆者の頭痛外来では，片頭痛，緊張型頭痛問わず全例に，合谷，肩井，風池のツボ周囲 3 点マッサージを指導している．この 3 つのツボは自己マッサージが可能で，頭痛体操に引き続き行うのがおすすめである．実際のツボの部位の写真を図 3-2-2 に示す．

■ 支持的精神（心理）療法

支持的精神（心理）療法は，特に慢性緊張型頭痛，頻度の高い片頭痛などで慢性連日化した頭痛の思春期患児に対して必要な対処法であると考える．

思春期の自己評価の低下と何らかのストレスは，頭痛の慢性化や登校不可に直結しやすい．外来通院と頭痛ダイアリーの記入，面接・カウンセリングを繰り返し，悪化誘因やストレスに気付き，自分の心の内面を言葉で表現できるようになり，頭痛を減少させる自分なりの方法を身につけ，自信・自己肯定までの過程を指示・手助けするのが基本姿勢である．

大切なことは，われわれ医師側の「傾聴」「共感」「支持」の姿勢が相手側に届くことであり，その上で次の段階を提案してみる．例えば，「頭痛があっても毎日 5 分でできることは何だろう？」「学校はまだ無理でも，夕方のピアノの練習だけ行ってみるのはありだと思うよ」などである．

頭痛ダイアリーの記載内容，および外来での会話で，小さなことでもポジ

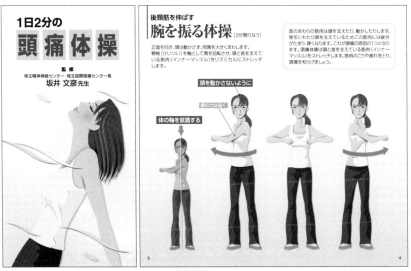

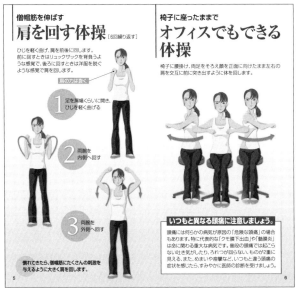

図 3-2-1　頭痛体操

（坂井文彦 監修：頭痛体操，日本頭痛学会ホームページより）

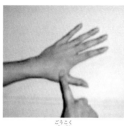
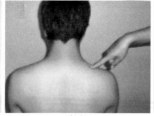
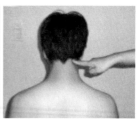

合谷（ごうこく）　　　　　肩井（けんせい）　　　　　風池（ふうち）

図 3-2-2　自己マッサージの 3 つのツボ

上記のツボの自己マッサージを頭痛の診断・治療・経過観察時に指導している.
これらのツボは，頭痛時に圧痛・緊張を示す筋群（僧帽筋，前頭筋，側頭筋，内側翼突筋，咬筋，胸鎖乳突筋，その他頸部・背部の筋群）の緊張緩和と頭痛の軽減に効果がある.

ティブな表現，例えば，「寝る前の頭痛体操を毎日やってみたら，朝の目覚めと頭痛がちょっと良くなったみたい」「今週は保健室登校が朝から 2 日もできた」「日曜日の朝，ママと公園ウォーキングを 30 分．イチョウの黄葉がきれいだったけど銀杏がくさかった…」などのような表現を重視し，頭痛や体調が少しでも軽快した状況を発見し，賞賛してあげたい.

　思春期の慢性頭痛診療では，高すぎる目標を設定しないことが大切である．階段を 1 段ずつゆっくりと上がるようにできることを増やす，登校最優先の姿勢にはしない，頭痛頻度の半減くらいを当面の目標にするのが肝要である.

■ 行動療法

　行動療法は，頭痛の診療ガイドライン 2021 にも，一次性頭痛の薬物療法以外の治療法として紹介されている．具体的な方法としては，緩和訓練，体温バイオフィードバック，筋電図バイオフィードバック，認知行動療法，催眠療法などがあげられる．しかし，小児科においては年齢的にも施設的にも実行できるケースは限られる.

　毎日きちんと頭痛ダイアリーをつけることも大切である．筆者の頭痛外来では，10 歳以上の児は必ず自分で（親の解釈が入らないように自分の言葉で）頭痛ダイアリーをつけさせている．これを見直すことにより，自分の頭痛の悪化誘因に気付き，少しずつ次の改善のステップに進む，すなわち頭痛ダイアリーをきちんとつけ続けること自体が，認知行動療法そのものになっ

表3-2-3　診断書の書式

診断書

_____ 様　（　年　月　日　生）

病名；前兆のない片頭痛

　上記のため当院小児科頭痛外来に通院治療・観察中です．
　学校における頭痛出現時には，本人持参薬の早めの内服・使用（授業中であっても）と，
頭痛がひどめの場合には保健室での最低1時間の安静臥床を宜しくお願い致します．また
可能なら，席替えの際に，窓際で太陽が直接教科書にあたる席はひかえて下さい．
　以上，宜しくご配慮お願い致します．以下余白．

　上記の通り診断します．
　令和　年　月　日

東京都済生会中央病院　小児科
荒木　清

ていると考えられる．

■学校対策

　学校の担任の先生，養護の先生と密な連絡を取ることも，われわれ小児科
医の役目である．特に片頭痛の場合は，「片頭痛という，ちょっと面倒くさ
い体質」を理解してもらうことが重要となる．

　筆者は，片頭痛患児には学校提出用の診断書を作成している．学校で頭痛
時には，授業中でも頭痛早期の内服が可能で，ひどいときは熱がなくても保
健室で最低1時間安静臥床ができる環境を確保してあげることが大切であ
る．光過敏が強い子には，野外活動や林間学校，旅行時の帽子・サングラス
の着用の許可，窓際で教科書に日光が直接当たる席は避けていただくなどの
お願い書類を書くこともある．**表3-2-3**は，光過敏が強い小学校5年生男
児に持たせた実際の診断書（お願い書）の書式である．

　また，日本頭痛協会ホームページからダウンロードできる「知っておきた
い学童・生徒の頭痛の知識」（藤田光江著）[4]は，学校向けの頭痛啓発パンフ
レットとしてのみでなく，本書の読者の皆様にも一読をおすすめしたい内容
である．

　2009年前後に，筆者はさいたま市の学校教師，養護教諭，頭痛患児と家

族，開業の小児科医師などを対象に講演や勉強会を開き，小児・思春期頭痛のお話をさせていただいた．結果として，その後数年間は学校での頭痛患児の扱いが大変丁寧になり，頭痛診療がやりやすくなったことを実感した．診断書，学校用資料，小児頭痛の啓蒙活動などの学校対策は，頭痛患児のみならず医師を含めた両者の環境調節・ストレス減少につながり，学童年齢の片頭痛の「非薬物療法」としての役割は大きいと考える．

■ 片頭痛スイッチ

筆者は外来で「片頭痛スイッチ」という言葉をよく使う．片頭痛の誘因は個人個人で異なるが，「満員電車，低気圧＋雨，学校での緊張・ストレスなどの誘因に自分で気づき，それらの誘因をできる限り減らして『片頭痛スイッチ』をできるだけ押さない努力はしてみよう（実はこれ自体が頭痛の「非薬物療法」そのものである）」「慢性の連日性頭痛があっても（登校を最優先にしないでよいので），できることから始めてみよう．ピアノや空手などの習い事や，漢字の反復練習だけでもいいよ」などと話すことが多い．

こと小児・思春期頭痛外来においては，頭痛がこじれ慢性化する患児は元来真面目な性格でがんばりすぎる子が多いので，直接「がんばれ」の言葉をかけることは避けたほうが無難である．むしろ，「がんばりすぎない」指導が重要である．

③ 頭痛急性期における非薬物療法

非薬物療法は，片頭痛，緊張型頭痛の予防的治療の中核をなすが，頭痛急性期の治療としても大切である．

■ 片頭痛急性期の場合

暗くて涼しい静かな部屋で楽な姿勢で横になる．氷枕やエアコンの使用もおすすめ．決して片頭痛を起こしている患児に「大丈夫かー！？顔色悪いぞー」などと大声をたてたり揺すったりしてはならない．以下，そのようなときの片頭痛患児の心の声：「その大声とゆさゆさはやめてくれー！何も言わずそこの電気を消して，こっそり氷枕持ってきてくれるとメチャうれしいんだけど…」．

同時に可能なら，頭痛早期に鎮痛薬（またはトリプタン製剤）の内服も重要である．

■ 緊張型頭痛急性期の場合

頭痛体操，マッサージ，ストレッチ，ウォーキングなど少しがんばって動いてみること，風呂に入ってみることなどをすすめる．

緊張型頭痛の治療の項（p.158〜163）で詳しく述べるが，薬物療法の選択肢が多い片頭痛とは異なり，緊張型頭痛は非薬物療法の重要性が大きい．思春期では特に患児の姿勢に注意が必要で，頭痛のみならず前屈姿勢や側弯症の発症にも注意したい．

● まとめ

成長・発達途上の小児・思春期の頭痛診療においては「非薬物療法」の果たす役割は大きく，またそれによって劇的に改善する症例も多い．また非薬物療法は，頭痛診療において薬物療法の効果を増長させ，さらに不必要な薬物療法を減らす効果もある．「疾患」と向き合う薬物療法は確かに大切で，例えば片頭痛に対して鎮痛薬やトリプタン製剤，予防療法は大切な武器となる．これに対して「個人」と向き合うのがオーダーメイド医療の非薬物療法である．

①非薬物療法ファースト，②薬物療法は常に非薬物療法と共にある（同時進行である），の2点の姿勢が頭痛診療において大切であることを本項の終わりに強調したい．

参考文献

1) 荒木清：小児片頭痛患児における季節性アレルギー性鼻炎の共存率とその管理の重要性，日本頭痛学会誌，36：94，2009.

2) 山中岳：小児片頭痛の予防療法；薬物療法について，日本頭痛学会誌，44：253，2017.

3) 坂井文彦 監修：頭痛体操，日本頭痛学会ホームページ（http://www.jhsnet.org/pdf/zutu_taisou.pdf）.

4) 藤田光江：知っておきたい学童・生徒の頭痛の知識，日本頭痛協会ホームページ（https://www.zutsuu-kyoukai.jp/養護教諭と教師向け資料/）.

〔荒木　清〕

③ 薬物療法の基本

1 鎮痛薬（表 3-3-1）

　慢性疼痛に対する鎮痛薬として使用される薬剤の種類は多く，アセトアミノフェン，非ステロイド性抗炎症薬（NSAIDs），オピオイド，神経障害性疼痛緩和薬などが該当する．

1) アセトアミノフェン

　成人の慢性疼痛にはロキソプロフェンを代表とする NSAIDs（後述）が使用されることが圧倒的に多い．しかし，小児の疼痛にはアセトアミノフェンが使用されることが多く，成人の場合と大きく異なる．特に小児の片頭痛に対しては，頭痛の診療ガイドライン 2021 において，第一選択薬であるイブプロフェンに次いで有効であり，安全で経済的な薬剤であると明記されている[1]．

　アセトアミノフェンは安全性の高い経済的な鎮痛薬であり，小児の疼痛管理によく使用されている．作用機序は必ずしも明らかになっていないが，代謝物である AM404 が中脳，延髄，脊髄後角のカプサイシン（TRPV1）受容体やカンナビノイド（CB1）受容体を活性化して鎮痛効果を発揮していると報告されている[2]．2013 年には経口薬や坐剤が投与困難な疼痛に対して静注製剤が承認された．

　アセトアミノフェンの投与量は，10〜15 mg/kg/回を 4〜6 時間空けて使用する．1 回最大投与量は 500 mg で，1 日 1,500 mg 以内にとどめる．

　最も問題となる副作用は肝障害である．1 日 1,500 mg を超える投与量を長期で投与した場合は，定期的に肝機能検査を行う．

　一般用医薬品（OTC 医薬品）の鎮痛薬には，小児の用法・用量が記載されているものが数多く存在する（新セデス®錠，ナロン錠，小児用バファリン，小中学生用ノーシンピュアなど）．これらの多くはアセトアミノフェンを含有しているため，併用した場合には予想外に過量投与となる可能性があることを十分に注意する必要がある．なかにはサリチル酸系のエテンザミドやピ

表 3-3-1　主な鎮痛薬（アセトアミノフェン，NSAIDs，神経障害性疼痛緩和薬）

一般名	代表的な商品名	剤形	小児用量（1 回量）	最大用量	注意すべき副作用
アセトアミノフェン	カロナール®シロップ 2% など	シロップ	アセトアミノフェン 10～15 mg/kg/回	60 mg/kg/日	1,500 mg/日を連日使用する場合は定期的な肝機能検査. 他のアセトアミノフェン含有薬との併用は避ける.
	コカール®小児用ドライシロップ 20%・同 40%など	ドライシロップ			
	カロナール®細粒 20%・同 50%など	細粒			
	カロナール®錠 200 mg・同 300 mg・同 500 mg など	錠			
	アルピニー®坐剤 50 mg・同 100 mg・同 200 mg など	坐剤			
	アセリオ®静注液 1000 mg	注射	2 歳未満： 7.5 mg/kg/回, 15 分以上かけて 2 歳以上： 10～15 mg/kg/回, 15 分以上かけて	30 mg/kg/日 60 mg/kg/日	
イブプロフェン	ブルフェン®顆粒 20%など	顆粒	5～10 mg/kg/回	40 mg/kg/日	肝機能障害など. 他のイブプロフェン含有薬との併用は避ける.
	ブルフェン®錠 100 mg・同 200 mg など	錠			
ナプロキセン	ナイキサン®錠 100 mg	錠	5～7 mg/kg/回	1,000 mg/日	胃腸出血, 肝炎など.
ロキソプロフェン	ロキソニン®錠 60 mg*, ロキソプロフェン錠 60 mg* など	錠	60～120 mg/回	180 mg/日	肝障害など.
インドメタシン	インテバン®坐剤 25*・同 50*	坐剤		100 mg/日	胃腸出血など.
インドメタシンファルネシル	インフリー®カプセル100*・同 S カプセル 200*	カプセル		400 mg/日	胃腸出血など.
プレガバリン	リリカ®カプセル 25*・同 75*・同 150*	カプセル	150～300 mg/日	450～ 600 mg/日	めまい, 傾眠など.
	リリカ®OD 錠 25*・同 75*・同 151*				

＊：小児適応なし

リン系のイソプロピルアンチピリンを含有していたり，鎮痛補助作用として
カフェインを含有していたりするなど，小児に使用する薬剤としては適切と
はいいがたいものも存在する．このような複合鎮痛薬は副作用が多く，薬剤
の使用過多による頭痛が起こりやすいため注意が必要である．

2) 非ステロイド性抗炎症薬（NSAIDs）

　NSAIDs は，シクロオキシゲナーゼ（COX）に阻害的に結合し，プロスタグランジンなどの合成を抑制し，疼痛閾値を上昇させることで鎮痛作用を発揮する．化学構造の違いにより多くの種類に分類されており，サリチル酸系のアスピリン，アントラニル酸系のメフェナム酸，アリール酸系であるジクロフェナク，インドメタシン，プロピオン酸系のイブプロフェン，ロキソプロフェン，ナプロキセンなどがあげられる．

　しかし，小児に対する NSAIDs の使用は限定的にするべきである．なぜならアスピリン，ジクロフェナク，メフェナム酸は，インフルエンザ流行期において急性脳症発症のリスクを高めると指摘されており[3]，添付文書上においても 15 歳未満には原則使用不可と記載されている．

■ イブプロフェン

　NSAIDs のなかでも，プロピオン酸系には小児に対して比較的使用しやすい薬剤が含まれる．

　イブプロフェンは，小児に最も使用されている安全性の高い経済的な NSAIDs であり，アセトアミノフェン同様に国際的にも小児への使用が推奨されている薬剤である．頭痛の診療ガイドライン 2021 においては，小児の片頭痛における急性期治療薬の第一選択薬はイブプロフェンである[1]．

　用法・用量としては，5〜10 mg/kg/回を 6〜8 時間空けて使用する．1 日 40 mg/kg 以内にとどめたほうがよい．しかし若年性特発性関節炎に対しては 1 日最大 2,400 mg まで投与可能であり，効果が不十分の場合は肝機能に注意しながら投与量の増量を検討する．最も多い副作用は肝障害であり，長期に使用する場合には肝機能検査が必要である．

　イブプロフェンにも多くの OTC 医薬品が存在しているが（イブ®A 錠，ナロンエース，リングル®アイビーなど），小児の用法・用量が記載されているものはない．15 歳以上への使用については，併用した場合には予想外に過量投与となる可能性があることを十分に注意する必要がある．

■ ナプロキセン

　ナプロキセンは，鎮痛薬として 5〜7 mg/kg/回を 8〜12 時間空けて使用

する. 1日最大1,000 mg まで使用可能である. スマトリプタン・ナプロキセン複合錠は米国食品医薬品局（FDA）が認可した小児片頭痛治療薬であるため[4]，ナプロキセン単剤でも安全に使用できる薬剤と考えられる.

■ロキソプロフェン

ロキソプロフェンは，鎮痛効果の評価が高く，成人に対して最も多く処方されている鎮痛薬の1つである. 第一選択薬とはならないものの鎮痛効果に優れているため，成人の体格に近い小児では，イブプロフェンやアセトアミノフェンが無効であれば，投与を考慮してもよい.

■インドメタシン

インドメタシンは，COX-1阻害作用が強く，強力な鎮痛作用をもつが，胃腸障害をきたしやすい鎮痛薬である. 小児で使用する機会は少ないが，持続性片側頭痛に対しては著効するため，持続性片側頭痛を疑った際には使用を検討する必要がある.

しかし，わが国では2018年にインドメタシン内服薬の製造販売が中止されたため，プロドラッグであるインドメタシンファルネシルの使用を考慮する.

3) 神経障害性疼痛緩和薬
■プレガバリン

神経障害性疼痛緩和薬では，プレガバリンがよく使用される薬剤である. 頭痛のみならず，全身の圧痛が主症状である線維筋痛症も適応としているため，診断基準を満たす場合には使用を考慮する.

プレガバリンは急性期治療薬と予防薬の両方を兼ねた薬剤であり，1回75 mgを1日2回より開始し，1週間以上かけて1日300 mgまで増量する. 線維筋痛症に対しては1日最大450 mgまで投与可能である. 中止する際は1週間以上かけて徐々に減量する必要がある.

4) 鎮痛薬（アセトアミノフェン，NSAIDs，神経障害性疼痛緩和薬など）の処方時の注意点

上述したこれらの鎮痛薬は，原則として頭痛などの疼痛時に，用法・用量を守って使用しなければならない. 特発性関節炎などの特定の疾患以外で，

表 3-3-2　国際頭痛分類 第 3 版における薬剤の使用過多による頭痛の診断基準

A. 以前から頭痛疾患をもつ患者において，頭痛は 1 ヵ月に 15 日以上存在する
B. 1 種類以上の急性期または対症的頭痛治療薬を 3 ヵ月を超えて定期的に乱用している
C. ほかに最適な ICHD-3 の診断がない

・エルゴタミン製剤　　　10 日/月以上
・トリプタン製剤　　　　10 日/月以上
・アセトアミノフェン　　15 日/月以上
・NSAIDs　　　　　　　15 日/月以上
・複合鎮痛薬　　　　　　10 日/月以上

ICHD-3：国際頭痛分類 第 3 版

アセトアミノフェンや NSAIDs を定期使用することは避けるべきである．

　慢性片頭痛のように頭痛頻度が増加した場合，一時的に使用頻度が増える
ことは避けられないが，3 ヵ月以上にわたって使用頻度が増す場合は，後述
する予防薬を使用したり，生活習慣の再確認をしたりして，鎮痛薬の使用頻
度を減らす手段を講じたほうがよい．国際頭痛分類 第 3 版においては，8.2
「薬剤の使用過多による頭痛」があげられており，各々の薬剤の使用限度を
把握しておく必要がある（**表 3-3-2**）．具体的には，イブプロフェンやアセ
トアミノフェンの単剤であれば月に 15 日未満の使用に，トリプタン製剤（後
述）や複合鎮痛薬は月に 10 日未満の使用にとどめるように努める．

Column

筆者の施設の頭痛外来における 急性期治療薬の処方内訳

　2016 年 4 月〜2017 年 11 月までに
筆者の施設の頭痛外来を受診した 20
歳未満の患児に対して使用した鎮痛
薬の内訳を示す（**図**）．

　頭痛を主訴に受診した患児 336 名
に対し，イブプロフェンを 167 名に，
アセトアミノフェンを 137 名に処方
しており，両者で 87.7％を占めてい
る．小児の頭痛においては，おおむ
ねこの 2 剤で管理が可能であると考
えられる．

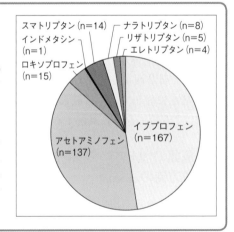

2 トリプタン製剤〔表3-3-3, 図3-3-1（写真は先発品）〕

2000年以降，わが国でも複数のトリプタンが使用可能となり，成人の片頭痛患者は多くの恩恵を受けることができた．トリプタンは，選択的セロトニン（5-HT）受容体作動薬であり，個々のトリプタンで薬物動態に差異があるため効果は一定ではない（表3-3-4）．

片頭痛は，硬膜血管周囲の三叉神経の軸索に何らかの刺激が加わり，calcitonin gene-related peptide（CGRP）やサブスタンス P（SP）などの神経ペプチドが放出され，血管が拡張し，血漿蛋白の漏出および肥満細胞からのヒスタミンの遊離などにより神経原性炎症が生じることで発症する．三叉神経終末の刺激が順行性に伝えられると三叉神経核に至り，さらに視床を経由し大脳に至り，痛みとして自覚される[5]（p.28, 図1-4-2参照）．トリプタンは，頭蓋内血管平滑筋に存在する$5HT_{1B}$受容体を介し，血管収縮作用を示す．また三叉神経終末に存在する$5HT_{1D}$受容体を介して神経ペプチド放出

表3-3-3 主なトリプタン製剤

一般名	代表的な商品名	剤形	小児用量（1回量）	最大用量	注意すべき副作用
スマトリプタン	イミグラン®キット皮下注3mg	注射	3mg/回	6mg/日	
	イミグラン®点鼻液20	点鼻液	20mg/回	40mg/日	
	イミグラン®錠50,スマトリプタン錠50mg「マイラン」など	錠	50mg/回	200mg/日	
	スマトリプタン内用液50mg「タカタ」	液剤	50mg（2mL）/回	200mg/日	
ゾルミトリプタン	ゾーミッグ®錠2.5mg・同RM錠2.5mgなどゾルミトリプタンOD錠2.5mg「日医工」,同「アメル」など	錠	2.5mg/回	10mg/日	胸部圧迫感, 悪心, 嘔吐, 傾眠
エレトリプタン	レルパックス®錠20mgエレトリプタン錠20mg「DSEP」,同OD錠「アメル」など	錠	20mg/回	40mg/日	
リザトリプタン	マクサルト®錠・同RPD錠10mgなどリザトリプタンOD錠10mg「ファイザー」,同「トーワ」など	錠	10mg/回	20mg/日	
ナラトリプタン	アマージ®錠2.5mgナラトリプタン錠2.5mg「KO」	錠	2.5mg/回	5mg/日	

錠剤は，体重40kg以上かつ12歳以上であれば1錠を，25kg以上40kg未満であれば1/2錠を使用する．トリプタン製剤は日本ではすべて小児適応なし（2021年12月時点）．

表3-3-4　各トリプタン製剤の薬物動態

一般名 (商品名)	剤形	用量 (mg)	Tmax (時間)	$T_{1/2}$ (時間)
スマトリプタン (イミグラン®)	錠	50	1.8	2.2
	点鼻液	20	1.3	1.87
	注射	3	0.21	1.46
	自己注射	3	0.18	1.71
ゾルミトリプタン (ゾーミッグ®)	錠	2.5	3	2.4
	口腔内速溶錠	2.5	2.98	2.9
エレトリプタン (レルパックス®)	錠	20	1	3.2
リザトリプタン (マクサルト®)	錠	10	1	1.6
	口腔内崩壊錠	10	1.3	1.7
ナラトリプタン (アマージ®)	錠	2.5	2.68	5.05

を抑制する．これらの相乗効果により，神経原性炎症を抑制し，頭痛発作改善に効果を示すと考えられている（p.29，**図1-4-3**参照）．

　トリプタンは，成人の片頭痛に対しては十分な効果が証明されているが，小児の場合は成人ほどの効果を実感できないことをしばしば経験する．これは小児片頭痛の持続時間が成人よりも短いためなのか，受容体感受性が小児ゆえに未熟なのか，現時点では明確な答えはない．

　わが国においても Fujita らがスマトリプタンの小児片頭痛に対する効果を検討している．しかしプラセボ効果が高く，有意な効果は得られなかったと報告されている[6]．したがって，小児の片頭痛に対してトリプタンは第一選択薬とはならず，イブプロフェンやアセトアミノフェンが無効な，日常生活への支障度が高い頭痛に対し，小学校高学年以上の体格であれば使用を検討してもよい．

　米国食品医薬品局（FDA）が認可した小児片頭痛に有効なトリプタンは，アルモトリプタン，リザトリプタン OD 錠，ゾルミトリプタン点鼻，スマトリプタン・ナプロキセン複合錠である[4]．

　わが国で使用可能なトリプタンとしては，12 歳以下ではスマトリプタン点鼻とリザトリプタン，思春期ではスマトリプタン，リザトリプタン，エレトリプタン，ナラトリプタンが推奨され，スマトリプタンとナプロキセンの

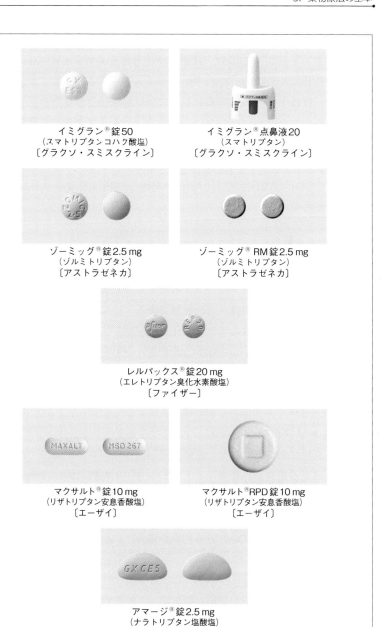

イミグラン®錠50
（スマトリプタンコハク酸塩）
〔グラクソ・スミスクライン〕

イミグラン®点鼻液20
（スマトリプタン）
〔グラクソ・スミスクライン〕

ゾーミッグ®錠2.5 mg
（ゾルミトリプタン）
〔アストラゼネカ〕

ゾーミッグ® RM錠2.5 mg
（ゾルミトリプタン）
〔アストラゼネカ〕

レルパックス®錠20 mg
（エレトリプタン臭化水素酸塩）
〔ファイザー〕

マクサルト®錠10 mg
（リザトリプタン安息香酸塩）
〔エーザイ〕

マクサルト®RPD錠10 mg
（リザトリプタン安息香酸塩）
〔エーザイ〕

アマージ®錠2.5 mg
（ナラトリプタン塩酸塩）
〔グラクソ・スミスクライン〕

図 3-3-1　主なトリプタン製剤（錠剤は原寸大）

併用も有効である[1].

　トリプタンを使用する場合，片頭痛が生じてから時間が経てば経つほど，効果は得られにくくなる．特に中枢感作により生ずるアロディニアを呈した場合には，ほぼすべての鎮痛薬やトリプタンが無効となるため，そこに至る前までに使用しなければならない．実際には，トリプタンは頭痛を感じたら可及的速やかに使用する必要がある．

　トリプタンの代表的な副作用は，胸部圧迫感，悪心・嘔吐，傾眠である．

　以下に，現在（2021 年 12 月時点）わが国で利用可能な各トリプタン製剤の特徴を述べる．

■ スマトリプタン

　スマトリプタンは，錠剤，点鼻液，内用液，自己注射キットの 4 剤形が使用可能である．トリプタン唯一の注射液および点鼻液があるため，即効性の観点からはかなり利用価値が高い製剤である．とくにスマトリプタン点鼻液は，小児に対しても複数のランダム化比較試験により有効性と安全性が証明されている[1]．悪心・嘔吐の随伴症状が多い小児の場合は内服困難例も存在するため，点鼻液はよい適応になる．しかし咽頭，舌後方に感じる強い苦みは点鼻薬独特の副作用であり，事前に十分説明しておく必要がある．

■ ゾルミトリプタン

　ゾルミトリプタンは，錠剤，口腔内速溶錠が使用可能である．最高血漿中濃度到達時間が最も長い特徴を有しているが，1 時間以内には効果発現が得られる．高い生物学的利用率と脂溶性が特徴でもある．水を使用することなく内服可能な口腔内速溶錠があるため，登下校時や学校での授業中に適切なタイミングで内服しやすいという利点がある．

■ エレトリプタン

　エレトリプタンは錠剤が使用可能である．脂溶性であり消化管吸収性が高い．血中半減期が長いため，持続時間の長い片頭痛には効果を実感しやすい．日本では海外に比べ半量の投与量であるため，副作用が比較的少ない反面，効果も比較的緩やかである特徴がある．副作用が少ないという観点からは，小児に使用しやすい製剤である．

■ リザトリプタン

リザトリプタンは，錠剤，口腔内崩壊錠が使用可能である．最高血漿中濃度到達時間が最も短く，また血中半減期も短いため，効果発現が早く，持続時間の短い小児の片頭痛に対して有利な製剤である．スマトリプタン同様に小児に対する複数のランダム化比較試験により有効性と安全性が証明されている[1]．またゾルミトリプタン同様に口腔内崩壊錠があるため，登下校時や学校での授業中に適切なタイミングで内服しやすいという利点がある．効果の持続は短めであるため，持続時間の長い片頭痛に対しては不利であり，再内服を必要とすることがある．片頭痛予防薬として使用されるプロプラノロールとの併用は禁忌となっているため，注意が必要である．

■ ナラトリプタン

ナラトリプタンは錠剤が使用可能である．血中半減期が最も長いため，思春期以降の月経関連片頭痛のように持続時間の長い片頭痛に対して有利な製剤である．

■ トリプタン製剤の処方時の注意点

● いずれのトリプタンも体重 40 kg 以上かつ 12 歳以上であれば 1 錠を，25 kg 以上 40 kg 未満であれば 1/2 錠を使用する．

● トリプタンは 1 日 2 回まで内服可能であり，ほとんどのトリプタンで投与間隔は 2 時間空ける必要があるとされているが，ナラトリプタンだけは 4 時間空ける必要がある．

● 禁忌について：虚血性心疾患や脳血管障害を伴う場合はトリプタンの使用は禁忌である．また片麻痺性片頭痛，脳幹性前兆を伴う片頭痛，網膜片頭痛への使用も禁忌である．使用頻度が減少しているエルゴタミン製剤との併用も禁忌である．またリザトリプタンについては前述したように，プロプラノロールとの併用は禁忌である．

● 大学病院における頭痛外来の調査では，約 2 割の片頭痛患児がいずれかのトリプタンを処方されており，効果については，使用症例数は少ないものの，いずれかのトリプタンが有効であった患児は 90％であった．最初に使用したトリプタンが無効であっても，別のトリプタンが有効であった症例もあるため，患児の片頭痛の特徴や患児の希望に合わせてトリプタン製

剤を選択する価値はあると考えられる.

● 繰り返しになるが，小児の片頭痛で鎮痛薬を使用しなければならない状況にある場合，まずはイブプロフェンかアセトアミノフェンを使用する．もし期待するような効果が得られなければ，次の頭痛発作時にはトリプタンを使用し，効果判定をしっかりと行うことが必要である．

３ 漢方薬（表3-3-5）〔漢方薬による治療の項（p.246）も参照〕

漢方薬は，経験的に使用されている側面が強いものの，頭痛に対する効果が得られるものがあり，近年その有効性が評価されている．

呉茱萸湯は，片頭痛や緊張型頭痛に対して高い改善率が示されている．内服開始2週間以内に効果発現がみられることから，より早期に効果が期待できる可能性がある．

桂枝人参湯は，慢性頭痛に対して使用したところ61.4％の改善率を示していた．

釣藤散は，特に緊張型頭痛に対して高い改善率を認めている．脳血管障害による慢性頭痛に対しても，やや改善以上が78.3％を示している．

五苓散は，細胞膜にあるアクアポリンを介して水分代謝が行われていると報告されている．特に脳浮腫にはアクアポリン4が関連しているため，五苓散はそれを抑制する効果が確認されており，慢性頭痛に対する治療に使用さ

表3-3-5　主な漢方薬

一般名	剤形	成人用量	注意すべき副作用
呉茱萸湯	顆粒	7.5 g/日，2〜3回に分割	発疹，じんましん，肝機能異常など．
桂枝人参湯	顆粒	7.5 g/日，2〜3回に分割	発疹，じんましん，肝機能異常など．アルドステロン症，ミオパチー，低カリウム血症には禁忌．
釣藤散	顆粒	7.5 g/日，2〜3回に分割	発疹，じんましん，食欲不振など．
五苓散	顆粒	7.5 g/日，2〜3回に分割	発疹，じんましん，肝機能異常など．

［小児への投与量］
7歳以上15歳未満 ……成人量の2/3
4歳以上7歳未満………成人量の1/2
2歳以上4歳未満………成人量の1/3
2歳未満………………成人量の1/4以下

れている.

　小児の場合は，散剤が飲みにくいため，基本的に苦みの強い漢方薬が第一選択となることはない．しかし，めまい，頭重感，冷えなど，頭痛以外の症状が強い場合には，漢方薬を選択することで症状が軽減することがある.

4 その他の治療薬（表3-3-6）

　小児の片頭痛の随伴症状としては，悪心・嘔吐がとくに多い．これらの随伴症状は頭痛とともに QOL を悪化させる要因になるだけでなく，急性期治療薬の服用や吸収にも大きな影響を与える．そのため制吐薬を鎮痛薬とともに使用することがある．小児ではドンペリドンかメトクロプラミドが使用されることが多い．一方，成人では制吐薬の第一選択薬としてメトクロプラミド静注が勧められている.

表 3-3-6　その他の治療薬

一般名	代表的な商品名	剤形	小児用量（1回量）	最大用量	注意すべき副作用
ドンペリドン	ナウゼリン®細粒1%	細粒			アナフィラキシー，錐体外路症状など.
	ナウゼリン®ドライシロップ1%など	ドライシロップ			
	ナウゼリン®錠5・同10など	錠	1〜2 mg/kg/日	30 mg/日	
	ナウゼリン®OD錠5・同10など	OD錠			
	ナウゼリン®坐剤10・同30・同60など	坐剤	3歳未満：10 mg/回，3歳以上：30 mg/回		
メトクロプラミド	プリンペラン®細粒2%など	細粒	0.5〜0.7 mg/kg/日	20 mg/日	アナフィラキシー，錐体外路症状など.
	プリンペラン®錠5など	錠			
	プリンペラン®注射液10mgなど	注射			
	プリンペラン®シロップ0.1%など	シロップ			
エルゴタミン	クリアミン配合錠A1.0*	錠	1錠/回，1日2〜3回	1週間に10錠まで	カフェイン，イソプロピルアンチピリン配合のため15歳未満には使用しない.
	クリアミン配合錠S0.5*		2錠/回，1日2〜3回	1週間に20錠まで	

＊：小児適応なし

　ドンペリドンは，1〜2 mg/kg/日を3回に分けて使用し，30 mg/日を超えない範囲で使用しなければならない．坐剤があるため，内服が困難な場合にも使用できる利点がある．

　メトクロプラミドは，0.5〜0.7 mg/kg/日を2〜3回に分けて使用する．とくに静注製剤は錐体外路症状を呈しやすいため，過量投与にならないように注意が必要である．

　エルゴタミンは，片頭痛特異的治療薬として長年使用されてきた．しかしトリプタン製剤の発売以降，効果が劣る本剤の使用は激減した．カフェインとの配合剤であるカフェルゴットは製造・販売が中止となったため，現在ではエルゴタミン，カフェイン，イソプロピルアンチピリン配合薬であるクリアミンのみが使用可能である．一方，ジヒドロエルゴタミンは小児で長年使用されてきており，予防薬として使用が可能であった．トリプタンとの併用禁忌のため成人ではあまり使用されなくなったものの，小児ではトリプタンを使用する頻度は成人ほど多くないため，まだ使用する機会がある薬剤であったが，2016年に販売が中止された．

5 予防薬 (表3-3-7)

　小児の片頭痛に対しては，特に頻度が多く日常生活への支障度が高まった場合，あるいは鎮痛薬の使用頻度が増した場合に，予防薬が用いられる．成人では片頭痛発作が月に2回以上あるいは6日以上ある患者では予防療法の実施について検討してみることが勧められている．しかし，小児の片頭痛は成人よりも持続時間が短いことから，学校などの日常生活への支障度が高くない場合には，同程度の頻度で片頭痛が出現しても必ずしも予防療法を必要としない場合がある．したがって，患児・保護者に片頭痛について十分な説明を行い，実践できる生活習慣の改善などを行った上で，必要に応じて予防薬による予防療法を行う．

　小児に使用可能な片頭痛予防薬は，抗てんかん薬，β遮断薬，抗うつ薬，カルシウム拮抗薬，抗ヒスタミン薬など多岐にわたる．なかでも有害事象が少ない予防薬を低用量から開始する必要がある．頭痛の診療ガイドライン2021においては，予防治療薬で確立したものはないが，アミトリプチリン，トピラマート（保険適用外），プロプラノロール，塩酸ロメリジンを副作用

表 3-3-7 主な予防薬

一般名	代表的な商品名	剤形	小児用量	最大用量	注意すべき副作用
シプロヘプタジン	ペリアクチン®錠 4 mg*	錠	4 mg	8 mg/日	傾眠, 口渇, 便秘など. けいれんの既往がある場合は慎重投与.
	ペリアクチン®散 1%*	散剤	0.1〜0.2 mg/kg/日		
アミトリプチリン	トリプタノール錠 10*・同 25*	錠	5〜10 mg/日	60 mg/日, または 1.5 mg/kg/日	傾眠, 口渇, 便秘など.
バルプロ酸ナトリウム	デパケン®シロップ 5%など	シロップ	10〜20 mg/kg/日	800 mg/日	肝機能障害, 高アンモニア血症, 眠気など. カルニチン低下に注意.
	デパケン®細粒 20%・同 40%など	細粒			
	デパケン®R錠 100 mg・同 200 mg など	錠			
ロメリジン	ミグシス®錠 5 mg*	錠	5 mg/回 1日2回より開始	20 mg/日	徐脈, 心不全に注意が必要.
プロプラノロール	インデラル錠 10 mg*など	錠	0.5〜2 mg/kg/日	4 mg/kg	気管支喘息には禁忌. リザトリプタン併用禁忌.
トピラマート	トピナ®細粒 10%*	細粒	0.5〜2 mg/kg/日	9 mg/kg/日	発汗低下, 眠気, 意欲減退など.
	トピナ®錠 25 mg*・同 50 mg*・同 100 mg*	錠		600 mg	
レベチラセタム	イーケプラ®錠 250 mg*・同 500 mg*	錠	5 mg/kg/回 1日2回より開始	60 mg/kg/日	傾眠, めまい, 易刺激性など.
	イーケプラ®ドライシロップ 50%*	ドライシロップ			
ガバペンチン	ガバペン®錠 200 mg*・同 300 mg*・同 400 mg*	錠	10 mg/kg/日 →20 mg/kg/日 へと徐々に増量	50 mg/kg/日	傾眠, めまいなど.
	ガバペン®シロップ 5%*	シロップ			
リボフラビン (ビタミン B2)	フラビタン®錠 5 mg*・同 10 mg*・ハイボン®錠 20 mg*・同 40 mg*	錠	25〜400 mg/日		尿黄染, 頻尿, 下痢など.
	ハイボン®細粒 10%*・同 20%*	細粒			
	フラビタン®シロップ 0.3%*	シロップ			

＊：小児適応なし.
上記表の薬剤は, 小児片頭痛以外の疾患で, 小児の投与量が規定されている薬剤が多く, 安全性はある程度確保されていると考えられる.

に注意しながら少量より開始すると明記された[1]．効果判定には2～3ヵ月を要するため，投与開始時には必ず即効性のある治療ではないことを患児・保護者に十分に説明しなければならない．以下に各予防薬の特徴，適応，処方の実際について説明する．

■シプロヘプタジン

　10歳以下の小児に対しては，シプロヘプタジンの投与が安全である．ただし，片頭痛に対する保険適用はない．小児科医は，長年にわたり風邪薬としてシプロヘプタジンを投与してきた経験がある．近年，シプロヘプタジンによるけいれん閾値低下の観点から，熱性けいれんを含めたけいれんの既往がある患児に対しては慎重に使用するようになった．

　用法・用量としては，就寝前0.1～0.2 mg/kg/日から開始し徐々に増量していく．4 mg/日まで使用すると眠気はほぼ必発であり，それによる集中力低下には注意が必要である．また食欲亢進作用があるため，肥満児に対しては慎重に投与しなければならない．抗セロトニン作用により片頭痛のみならず，片頭痛に分類されている周期性嘔吐症候群や腹部片頭痛に対しても予防効果があると報告されている[7]．

■アミトリプチリン

　アミトリプチリンは，成人でも小児でもよく使用される予防薬の1つである．三環系抗うつ薬は小児の夜尿症に使用されることから，アミトリプチリンはシプロヘプタジン同様に小児科医が比較的使い慣れている薬剤といえる．頭痛の診療ガイドライン2021では，アミトリプチリンも小児片頭痛の予防薬の第一選択薬の1つとされているが，小児片頭痛に対する保険適用はない．成人では複数のランダム化比較試験により有効性が評価されている予防薬である．

　ボストンこども病院での検討によると，アミトリプチリンは最も多く使用されている予防薬である[8]．小児ではCHAMP study（小児・思春期片頭痛に対する多施設共同研究）の結果，プラセボ効果が高く，予防効果として十分な評価はされなかった[9]．しかし頭痛頻度が多く，学校を休みがちで睡眠リズムの乱れがちな抑うつ傾向を呈している場合には，よい適応になる予防薬である．

作用機序は，神経終末におけるノルアドレナリン，セロトニン再取り込みを阻害し，脳内のセロトニン濃度を上昇させることで予防効果を発揮する．

用法・用量としては，5〜10 mg/日より開始し，10〜60 mg/日または1.5 mg/kg/日まで増量可能である．しかし眠気はかなり強く，小児の場合は多くても25〜30 mg/日が限度である．また口喝や便秘にも注意が必要である．

■ バルプロ酸

バルプロ酸は，小児神経科医が最も使い慣れた抗てんかん薬の1つである．GABAを増加させ，神経細胞の興奮性を抑制することで効果を発揮する．てんかん，片頭痛合併例において，バルプロ酸中止により片頭痛発作の頻度が増加することをしばしば経験する．生活支障度が高く他の薬剤が無効の場合は，脳波上にてんかん波がある片頭痛（あるいはてんかん関連頭痛）の場合に限定し，かつ慎重に投与する．妊娠中および妊娠中の可能性のある女性には禁忌である．妊娠可能年齢の女性へ投与する場合，副作用・催奇形性について説明し，徐放製剤を選択し，他の抗てんかん薬を併用してはならない．

片頭痛の予防においては，てんかん治療に使用する用量よりも少ない量で効果が得られるため，5 mg/kg/日の少量より開始し，10 mg/kg/日あるいは500〜600 mg/日まで増量して効果判定を行うとよい．眠気が出やすいため増量は慎重に行う．また肝機能異常，高アンモニア血症，体重増加の副作用も比較的多いため，定期的な血液検査を行う必要がある．血中濃度は21〜50 μg/mLが至適と考えられる[1]．

■ 塩酸ロメリジン

塩酸ロメリジンは，比較的副作用が少ないため小児に対して使用しやすいカルシウム拮抗薬の1つであり，脳血管収縮の抑制や血管透過性の改善により予防効果を発揮する．頭痛の診療ガイドライン2021では，成人では予防薬の第一選択薬の1つとして勧められており，また小児片頭痛に対しても予防薬の第一選択薬の1つとされているが小児適応はない．小林は，わが国における小児片頭痛予防薬として塩酸ロメリジンの有効性を報告している[10]．

用法・用量としては，10 mg/日を投与し，最低でも2ヵ月は継続する．

起立性調節障害や低血圧傾向の患者に対しては慎重に投与する必要がある．心伝導作用による徐脈や心不全に注意は必要であるが，頻度はまれである．

■ プロプラノロール

　プロプラノロールは，片頭痛に対する保険適用が認められたβ遮断薬であり，高血圧や冠動脈疾患をもつ成人に対して使用される予防薬の1つである．妊婦に対しても比較的安全に使用できる．頭痛の診療ガイドライン2021では，小児片頭痛の予防薬の第一選択薬の1つとされている．薬理学的根拠はいまだに明確にはなっていないが，β_2受容体をブロックすることで血管拡張を抑制し，効果を発揮すると考えられている．

　用法・用量としては，0.5〜2.0 mg/kg/日あるいは20〜30 mg/日の低用量から開始し，4 mg/kg/日あるいは30〜60 mg/日まで増量可能である．塩酸ロメリジン同様に，起立性調節障害や低血圧傾向の患者に対しては慎重に投与する必要がある．心不全，喘息，房室ブロックに対しては禁忌となっている．またリザトリプタンとは併用禁忌のため，使用には注意が必要である．

■ トピラマート

　トピラマートは，新規抗てんかん薬に分類され，小児神経科医が使い慣れた薬剤の1つである．小児の片頭痛予防に対して有効であり，十分許容される予防薬であり，頭痛の診療ガイドライン2021において小児片頭痛の予防薬の1つとして推奨されているが，わが国では保険適用外である．そのために使用へのハードルが高く，第一選択薬とはならない．γ-アミノ酪酸（GABA）の増強や神経細胞膜の安定化により予防効果を発揮する．

　用法・用量としては，0.5 mg/kg/日あるいは15〜25 mg/日の低用量から開始し，徐々に増量していく．25 mg/日の投与量でも眠気は生じやすく，また発汗減少や，食欲不振による体重減少が生じやすいため，継続投与が困難となりやすい現状がある．副作用が許容できるのであれば2 mg/kg/日あるいは100 mg/日までは増量可能である．

　抗てんかん薬のなかでもレベチラセタムやガバペンチンは，ある程度有効な片頭痛予防薬に分類されており，優先順位は下がるものの使用は可能である[1]．しかし，トピラマート同様に保険適用外である．

■ カルシトニン遺伝子関連ペプチド（CGRP）関連抗体薬

片頭痛の病態にカルシトニン遺伝子関連ペプチド（CGRP）（p.27〜30 参照）が重要な役割を果たしていることが解明され，近年，CGRP をターゲットとした新規薬剤が開発された．わが国でも 2021 年 4 月に抗 CGRP 抗体ガルカネズマブ（エムガルティ®）が承認され，日常診療での使用が可能となった．また 2021 年 8 月には抗 CGRP 抗体フレマネズマブ（アジョビ®）と抗 CGRP 受容体抗体エレヌマブ（アイモビーグ®）が承認され，成人の片頭痛予防治療薬の選択肢が広がった．これらは 1 回の薬価が 4 万円強と高額で，使用するためには日本神経学会専門医，日本頭痛学会専門医，日本内科学会総合内科専門医，日本脳神経外科学会専門医であり，頭痛診療に関する臨床経験が 5 年以上必要である．現在（2021 年 12 月時点）まだ小児の片頭痛には使用することができない．

■ その他の予防薬

その他にもマグネシウム，ビタミン B_2，ハーブの一種である feverfew が，ある程度の片頭痛予防効果を期待することができる．これらは重篤な副作用はなく安価であることから予防薬として考慮してもよい．Yamanaka らは，低用量のリボフラビン（保険適用外）が小児片頭痛の予防治療に効果があると報告している[11]．

また，A 型ボツリヌス毒素は，慢性片頭痛に対する予防効果が証明されている数少ない予防薬の 1 つである．わが国では保険適用外であるため，特に小児に対しては他の治療が無効な場合に対してのみ使用を考慮する．

■ 緊張型頭痛に対する予防療法

緊張型頭痛の予防療法としては，抗うつ薬を主体とする薬物療法と，バイオフィードバック，理学療法，認知行動療法などの非薬物療法が行われている．特に慢性化する頭痛や，鎮痛薬の使用頻度が増している場合には，アミトリプチリンによる予防療法が推奨されている．しかし，小児の場合は，片頭痛よりも痛みが軽度であることが多い緊張型頭痛に対して，予防薬を使用する機会は少ない．

参考文献

1) 日本神経学会・日本頭痛学会・日本神経治療学会 監修：頭痛の診療ガイドライン 2021，医学書院，2021.

2) Ohashi N, et al：Acetaminophen Metabolite N-Acylphenolamine Induces Analgesia via Transient Receptor Potential Vanilloid 1 Receptors Expressed on the Primary Afferent Terminals of C-fibers in the Spinal Dorsal Horn. Anesthesiology, 127：355-371, 2017.

3) Nagao T, et al：Prognostic factors in influenza-associated encephalopathy. Pediatr Infect Dis J, 27：384-389, 2008.

4) Kacperski J, et al：Newly Approved Agents for the Treatment and Prevention of Pediatric Migraine. CNS Drugs, 30：837-844, 2016.

5) Moskowitz MA：The neurobiology of vascular head pain. Ann Neurol, 16：157-168, 1984.

6) Fujita M, et al：Oral sumatriptan for migraine in children and adolescents：a randomized, multicenter, placebo-controlled, parallel group study. Cephalalgia, 34：365-371, 2014.

7) Korterink JJ, et al：Pharmacologic treatment in pediatric functional abdominal pain disorders：a systematic review. J Pediatr, 166：424-431, 2015.

8) Johnson A, et al：Pediatric migraine prescription patterns at a large academic hospital. Pediatr Neurol, 51：706-712. 2014.

9) Powers SW, et al：Trial of Amitriptyline, Topiramate, and Placebo for Pediatric Migraine. N Engl J Med, 376：115-124, 2017.

10) 小林修：小児片頭痛予防治療におけるロメリジンの臨床的評価．日本頭痛学会誌，46：576-585，2020.

11) Yamanaka G, et al：Effectiveness of low-dose riboflavin as a prophylactic agent in pediatric migraine. Brain Dev, 42：523-528, 2020.

〔安藤直樹〕

4　片頭痛の治療

1　診　断〔診断の基本的な考えかたの項（p.36〜43）も参照〕

　小児の片頭痛は，国際頭痛分類 第3版を用いて診断する（**表3-4-1**，**3-4-2**）．成人と比べて持続時間が短いことや，両側の前頭側頭部が痛くなりやすいことが小児の片頭痛の特徴である．随伴症状は悪心あるいは嘔吐が最も多い（**図3-4-1**，筆者の施設を受診した患児 671 名の症状の内訳）．

　自覚症状である光過敏と音過敏の有無は，わかりやすい言葉で問診しなければ聞き出すことは難しい．国際頭痛分類 第3版に追記されているように，年少児の光過敏や音過敏は行動から推測することも可能である[1]．頭痛の訴えは3歳頃には可能となるが，随伴症状が明らかでない幼児の片頭痛診断は容易ではない．むしろ，片頭痛に関連する周期性症候群である「周期性嘔吐症候群」（p.194 参照）の存在を知っておくことが重要である．

　個々の症例で異なるが，睡眠不足，睡眠過多，ストレス，精神的緊張状態からの解放などは，片頭痛発作の誘因となることが多い．また，夏場，人混み，天候の変化，気温差，特定の臭い，空腹などは増悪因子の代表例である．

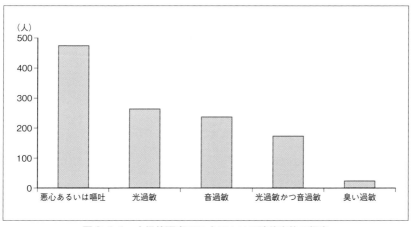

図 3-4-1　小児片頭痛 671 名における随伴症状の頻度

表 3-4-1　1.1「前兆のない片頭痛」の診断基準

A. B～D を満たす発作が 5 回以上ある（注 1）
B. 頭痛発作の持続時間は 4～72 時間（未治療もしくは治療が無効の場合）（注 2, 3）
C. 頭痛は以下の 4 つの特徴の少なくとも 2 項目を満たす
   1. 片側性
   2. 拍動性
   3. 中等度～重度の頭痛
   4. 日常的な動作（歩行や階段昇降など）により頭痛が増悪する，あるいは頭痛のために日常的な動作を避ける
D. 頭痛発作中に少なくとも以下の 1 項目を満たす
   1. 悪心または嘔吐（あるいはその両方）
   2. 光過敏および音過敏
E. ほかに最適な ICHD-3 の診断がない

注 1：1 回あるいは数回の片頭痛発作を症候性の片頭痛様頭痛発作と鑑別することは時に困難であると考えられる．また，1 回あるいは数回の頭痛発作では特徴を把握することが難しい場合もある．したがって，発作を 5 回以上経験していることを診断の要件とした．発作回数が 5 回未満の例は，それ以外の 1.1「前兆のない片頭痛」の診断基準を満たしていても，1.5.1「前兆のない片頭痛の疑い」にコード化すべきである．
注 2：片頭痛発作中に入眠してしまい，目覚めたときには頭痛を認めない患者では，発作の持続時間を目覚めた時刻までとみなす．
注 3：小児および思春期（18 歳未満）では，片頭痛発作の持続時間は，2～72 時間としてもよいかもしれない（小児においては未治療時の発作持続時間が 2 時間未満でありうることのエビデンスは未だ立証されていない）．
（日本頭痛学会・国際頭痛分類委員会 訳：国際頭痛分類 第 3 版，p.3-4，医学書院，2018）

表 3-4-2　1.2「前兆のある片頭痛」の診断基準

A. B および C を満たす発作が 2 回以上ある
B. 以下の完全可逆性前兆症状が 1 つ以上ある
   1. 視覚症状
   2. 感覚症状
   3. 言語症状
   4. 運動症状
   5. 脳幹症状
   6. 網膜症状
C. 以下の 6 つの特徴の少なくとも 3 項目を満たす
   1. 少なくとも 1 つの前兆症状は 5 分以上かけて徐々に進展する
   2. 2 つ以上の前兆が引き続き生じる
   3. それぞれの前兆症状は 5～60 分持続する（注 1）
   4. 少なくとも 1 つの前兆症状は片側性である（注 2）
   5. 少なくとも 1 つの前兆症状は陽性症状である（注 3）
   6. 前兆に伴って，あるいは前兆出現後 60 分以内に頭痛が発現する
D. ほかに最適な ICHD-3 の診断がない

注 1：例えば，1 回の前兆の間に 3 つの症状が出現する場合には，前兆の許容最長持続時間は 3×60 分間である．運動症状は最長 72 時間持続する場合もある．
注 2：失語は常に片側性症状とみなされるが，構音障害は片側性の場合もそうでない場合もありうる．
注 3：閃輝暗点（fortification spectrum）やチクチク感は前兆の陽性症状である．
（日本頭痛学会・国際頭痛分類委員会 訳：国際頭痛分類 第 3 版，p.5，医学書院，2018）

■片頭痛を鑑別するために問診で確認すべきポイント

Check ☑

☐ 頭痛発症時に，それまで行っていた動作を続けることが困難になったかどうか？

☐ 頭痛時に悪心を感じたり，嘔吐したりすることがあるかどうか？

☐ テレビやタブレット端末の画面を見続けることができなくなったかどうか？また，カーテンを閉めたり部屋の電気を消したりするなど，光過敏を示唆するような暗い環境を望むようになったかどうか？

☐ テレビの音量を下げたり，人の声がうるさく感じると言ったり，音過敏を示唆するような静かな環境を望むようになったかどうか？

☐ 頭痛発症前に，視野の周りにキラキラ光るものが見えたり，あるいはモヤがかかって物が見にくくなったり，口の周り，手足がしびれる感じがしたりすることがあったかどうか？

☐ 頭痛は，学校の試験，運動会，遠足などのイベントが終わった後や，ストレスから解放されてホッとしたときに生じやすいかどうか？また入浴で悪化したかどうか？

2 治 療

1）非薬物療法

　小児の片頭痛の治療は，まず片頭痛の特徴について患児・保護者へ正確に説明することから始まる．さらに日常生活における片頭痛の増悪因子を取り除く，「非薬物療法」（p.103）を実践することが大切である．具体的には，誘因の回避，個々の生活習慣の改善，共存症（アレルギー性鼻炎，副鼻腔炎，起立性調節障害など）の治療，学校や保健室との連携である．片頭痛教育をしっかり行うことにより，患児・保護者の不安を取り除くことが可能で，片頭痛と上手に付き合いながら日常生活を送ることができるようになる．それでも片頭痛発作をゼロにすることは困難であるため，頭痛発作が生じたときの対応策を探しておかなければならない．持続時間が短い場合は，暗い静かな部屋で横になり，頭を抱えながら片頭痛発作が過ぎ去るのをじっと耐えて待つことができるかもしれない．しかし持続時間が長い場合には，ただ耐えるのみでは現実的ではないため，鎮痛薬を代表とする薬物療法（後述）を選択する

ことになる．薬物療法は，①頭痛発作を極力短時間に減らし，早めに日常生活へ復帰することを目的とする急性期治療と，②頭痛頻度を減らす，あるいは鎮痛薬使用過多へ陥らないことを目的とする予防治療の2つに大別される．

■ 非薬物療法における患児・保護者への指導のポイント

> ✍片頭痛は，いわゆる「頭痛持ち」という体質であり，ある程度は長期間にお付き合いしなければならないことを伝える．
>
> ✍個々の患児で頭痛の程度，頻度，随伴症状はさまざまである．小児の片頭痛は成人に比べて持続時間が短い傾向にあるため，気の緩み，怠けといった誤解を受けやすいということを理解してもらう．
>
> ✍規則正しい睡眠を心がけ，疲労が溜まっている場合には早めに回復に努めることで頭痛の程度が軽減できることを説明する．
>
> ✍特定の誘因（例えば気温差，人混み，食事など）があれば，なるべく避けるように努めることが重要であることを伝える．
>
> ✍片頭痛はとても強い痛みを伴い，動くことができなくなるほどの頭痛であることを，患児・保護者と共有する．また学校側にも片頭痛の特徴を理解してもらう．

2) 薬物療法

■ 急性期治療

　小児の片頭痛の急性期治療薬の第一選択薬は，イブプロフェンである．アセトアミノフェンは，イブプロフェンほどではないが有効であり，いずれも安全で経済的な薬剤である[2]．Richer らもイブプロフェンは小児あるいは思春期の片頭痛に対して頭痛軽減効果があると報告している．アセトアミノフェンとともにイブプロフェンは副作用が少ないため，小児に対して使用可能な安全な薬剤としてあげられている[3]．

　かつて解熱薬や鎮痛薬としてしばしば使用されたジクロフェナクやメフェナム酸は，インフルエンザ脳炎・脳症における死亡リスクを高めることがわかっており，小児への使用は控えるべき薬剤である[4]．

　小学校高学年になると，イブプロフェンやアセトアミノフェンがあまり効

果的でない強い頭痛を生じる場合があり，日常生活への支障度を考慮して，トリプタン製剤の使用を検討してもよい．頭痛の軽減および消失が得られる薬剤が確保されていることは，頭痛で苦しむ小児にとって不安が減ることになるだろう．頭痛の診療ガイドライン2021においてトリプタンは，12歳以下ではスマトリプタン点鼻とリザトリプタン，思春期ではスマトリプタン，リザトリプタン，エレトリプタン，ナラトリプタンが有効かつ安全な薬剤としてあげられている．またスマトリプタンとナプロキセンの併用も有効である[2]．米国食品医薬品局（FDA）が認可した小児片頭痛に対するトリプタンとしては，アルモトリプタン，リザトリプタンOD錠，ゾルミトリプタン点鼻，スマトリプタン・ナプロキセン複合錠がある[5]．ただし，リザトリプタン以外の剤形は現在（2021年12月時点）わが国では承認されていない．特に持続時間の短い小児片頭痛に対して，効果発現の早い点鼻薬が複数種類あると，より治療の選択が広がると考えられる．リザトリプタンについては，Ahonenらは6歳以上の小児片頭痛患児に使用し，頭痛消失・軽減ともに効果があると報告している[6]．一方でHoらは，より大規模なスタディを行い，6〜11歳の小児片頭痛患児については頭痛消失・軽減の効果は確認できなかったと報告している[7]．Fujitaら[8]の報告と同様に，小児片頭痛の治療効

片頭痛の処方例：体重40kgの場合

● **急性期治療薬**（第一選択薬）
  ①ブルフェン®錠200mg（イブプロフェン）　6時間空けて使用可能
　　　または
  ②カロナール®錠500mg（アセトアミノフェン）　4〜6時間空けて使用可能

● **急性期治療薬**（上記①または②が無効であれば，次回の頭痛発作時に下記③または④を使用）
  ③イミグラン®点鼻液20mg（スマトリプタン）＊　1回20mg
　　2時間以上空けて1日2回まで使用可能
　　　または
  ④マクサルト®RPD錠10mg（リザトリプタン）＊　1回10mg
　　2時間以上空けて1日2回まで使用可能

＊：③④いずれの薬剤も頭痛発症後速やかに使用すること．また，小児適応はないため，処方の際には患児・保護者へ説明が必要である．

果においてプラセボに対する反応が高いことが指摘されており，片頭痛に対する治療薬のわが国における小児適応拡大を困難にしている．

■ 予防治療

　予防治療は，塩酸ロメリジンやバルプロ酸を代表とする片頭痛予防薬を中心とする薬物療法と，バイオフィードバック，誘因の排除，睡眠リズムの調節といった非薬物療法がある．

　予防薬は，頭痛発作頻度，重症度と持続時間の軽減，急性期治療薬の反応性改善，日常生活支障度の軽減を目的に使用する．小児においては，週に1回以上，学校を欠席するほどの強い頭痛がある場合や，頻度は少なくても生活への支障度が高い場合は，予防薬の使用を検討する．片頭痛と診断がついたとしても，一様に予防薬を使用する必要はない．実際に予防薬を使用するケースで圧倒的に多いのは，頭痛が連日続いている場合である．以下に，各予防薬について概説する．

　現在わが国で成人に保険適用のある片頭痛予防治療薬は，塩酸ロメリジン，バルプロ酸，プロプラノロール，アミトリプチリン（保険適用薬であるが，片頭痛予防には適応外使用），ベラパミル（保険適用薬であるが，片頭痛予防には適応外使用），抗CGRP抗体薬であるガルカネズマブとフレマネズマブ，抗CGRP受容体抗体薬であるエレヌマブであり，これらの一部については小児適応はないが小児に対しても使用されている．実際の臨床の場ではこれらの薬剤以外に，シプロヘプタジンも小児片頭痛の予防薬として使用されている．また抗てんかん薬のトピラマートは，予防薬として推奨レベルの高い薬剤となった[2]．トピラマートは体重減少，集中力低下，眠気，めまい感といった副作用が出現する頻度が高いため，少量から開始し，徐々に増量することが勧められる．しかし残念ながらわが国では成人・小児ともに片頭痛予防薬としては保険適用外である．バルプロ酸は，生活支障度が高く他の薬剤が無効の場合，脳波上にてんかん波がある片頭痛（あるいはてんかん関連頭痛）の場合に限定し，かつ慎重に投与することが勧められる[2]．レベチラセタムは，非盲検試験において小児片頭痛の予防にある程度有効であることが示されており，予防薬の候補に入る[2]．また患児の共存症や体質を考慮して，漢方薬の呉茱萸湯や五苓散を使用することで，効果が得られる場合もある．

予防薬の使用にあたっては，即効性のあるものではない旨を患児・保護者に十分に説明し，最低2～3ヵ月は継続して効果を判定する．効果がみられたら，3～6ヵ月は治療を続け，急性期治療薬の使用頻度や日常生活の支障度が軽減したら，一度は減量中止を考慮し，症状が悪化しないかどうかを確認する必要がある．予防薬を年単位で漫然と続けてはならない．

③ 小児における難治性の頭痛

しかし，小児において上述のような治療を行っても軽快しない難治性の頭痛をしばしば経験する．この場合，ほとんどが連日性頭痛の様相を呈しており，頭痛の性状が片頭痛あるいは緊張型頭痛の基準を満たしているにもかかわらず，それぞれ適切と思われる鎮痛薬や予防薬を使用しても改善がみられない．これらは慢性片頭痛（p.167），慢性緊張型頭痛（p.168），または薬剤の使用過多による頭痛（p.128）の診断基準を満たすようなものが多い．

このような場合には，背景にある患児の環境要因などを情報収集していく必要があり，たいていの場合，学校に登校できないといった二次的な影響が出ている．頭痛が原因で学校に登校できない例もあるが，大半は登校できない原因は頭痛ではなく，心理的ストレスといった児の精神状態に左右されている．小児科医は，学校に登校できなくなるほどの心理的ストレスが何かを判断していかなくてはならない．そのうえでカウンセリングなどの非薬物療法を行っていく必要がある．

また，生育歴，集団生活への適応状況，こだわりの強さなどを詳細に検討していくと，自閉スペクトラム症の診断に当てはまる児童であると判断できることが少なくない．学校へ登校できない児には慢性片頭痛の頻度は少なく，全例に適応障害，不安障害，身体表現性障害といった精神疾患が認められたと報告されている[9]．頭痛を主訴に受診し，神経発達症（発達障害）（p.219）の診断がついた症例もある．児への関わり方，集団生活でのコツを指導することにより頭痛は軽減するため，常にこれらを念頭に置きながら治療にあたる必要がある．

連日頭痛があり，鎮痛薬の使用過多が存在する状況下においては，すぐに鎮痛薬の使用を制限することは困難である．頭痛の性質が変化していなければ，鎮痛薬をある程度許容し，予防薬を併用しながら経過観察していくとよい．

4　筆者の施設における患児の頭痛の内訳

　筆者の施設では，頭痛を主訴に受診した 20 歳未満の患者について国際頭痛分類 第 3 版に基づく頭痛分類を行い，薬物療法を中心とした治療を行っている．2016 年 4 月〜2021 年 3 月までに 956 人（男子 419 人，女子 537 人）が受診し，前兆のない片頭痛は 350 人（男子 173 人，女子 177 人），前兆のある片頭痛は 70 人（男子 21 人，女子 49 人），慢性片頭痛は 44 人（男子 16 人，女子 28 人）であった．周期性嘔吐症候群，腹部片頭痛，片頭痛疑いを含めると，計 659 人（約 70％）が片頭痛に分類されていた（**図 3-4-2**）．したがって，

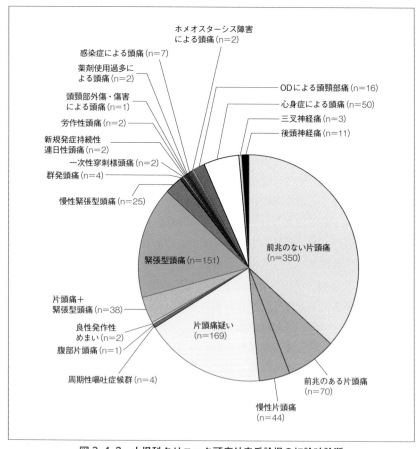

図 3-4-2　小児科クリニック頭痛外来受診児の初診時診断

片頭痛の特徴を有しているかどうかを詳細に問診することで，まずは一次性頭痛の代表例である片頭痛を見極めることが大切である．

　ここまで本項で述べてきた治療方法は，正確な頭痛診断のもとで成立するものであることを十分に理解して，診療にあたっていただきたい．

■ 症　例

症例 1　12 歳女児—前兆のある片頭痛の例

既往歴：周期性嘔吐症なし，乗り物酔いあり．

家族歴：頭痛なし．

現病歴：小学 4 年生より 1 回/2～3 ヵ月の割合で頭痛を訴えていたが，日常生活への支障が少なかったため経過観察していた．小学 6 年生の 5 月頃より頭痛の程度が強くなり，3 日間ほど頭痛が続くことがあったため筆者の施設を受診した．

身体所見：神経学的所見は異常なし，血圧 111/68 mmHg，心拍 76/分．

頭痛の特徴：疲れた時に目がチカチカする前兆が 30 分ほど出現し，前兆が消失した後で左右の側頭部がガンガンする頭痛が出現し，徐々に強くなる．体動で悪化するため寝込むことが多く，随伴症状として悪心・嘔吐や光過敏を認める．音過敏や臭い過敏は認めない．頭を触られるのも嫌になる．前兆を伴わない，上記と同様の頭痛も出現することがある．

誘因：塾が忙しくストレスを感じていた．

患児背景：県下有数の進学校小学部であり，学校は楽しく登校できている．

鑑別診断および治療経過・本症例のポイント：典型的な視覚前兆のあと，側頭部の拍動性頭痛が出現しており，片頭痛の診断には容易に至る症例である．頭部の接触を嫌がるような頭痛を経験しており，アロディニアへの進展が示唆される．アロディニアへ至ると鎮痛薬はほぼ無効となるため，それより前に頭痛を軽減させる必要がある．したがって患児にはイブプロフェンを頭痛発症早期に使用し，アロディニアへ進展させないようにすることが大切であると助言した．実際に頭痛出現早期にイブプロフェンを使用することで，頭痛の持続時間は短くなり，日常生活への支障度は少なくなっている．重度の頭痛であっても，適切な鎮痛薬の選択・使用により，トリプタンや予防治療薬を使用することなく管理ができている．したがって，たとえ重度の頭痛であっても，すぐに予防薬を使用する必要はない．

症例 2　14 歳女子―前兆のない片頭痛，月経関連片頭痛の例

既往歴：周期性嘔吐症なし，乗り物酔いなし．

家族歴：頭痛なし．

現病歴：小学 5 年生（11 歳）より 2 回/月の割合で頭痛を訴えるようになった．日常生活へ支障があり，頭痛時には毎回欠席していた．市販薬を使用しても効果がないため，中学 2 年生の夏（14 歳）に筆者の施設を受診した．

身体所見：神経学的所見は異常なし，血圧 104/74 mmHg，心拍 87/分．

頭痛の特徴：月経初日に両側側頭部の拍動性頭痛が出現し，24 時間ほど持続する．体動で悪化するため寝込むことが多く，随伴症状として悪心・嘔吐を認めるものの，光過敏・音過敏や臭い過敏は認めない．月経時以外にも時に同様の頭痛が出現することがある．前兆は伴わない．

誘因：月経，寒さ．

患児背景：勉強は好きで，学校は楽しく登校できている．

鑑別診断および治療経過・本症例のポイント：月経時に頭痛が生じると，その頭痛は月経困難症の一症状と判断されがちであるが，その頭痛が片頭痛の特徴を有している場合には，片頭痛が生じている可能性を念頭に入れておかなければならない．本児は月経時のみならず，それ以外にも片頭痛を有しており，前兆のない片頭痛，月経関連片頭痛と診断した．イブプロフェンを頭痛発症早期に使用するように助言した．実際に頭痛出現早期にイブプロフェンを使用することで，頭痛の持続時間は短くなり，日常生活への支障度は少なくなっている．また月経時の持続時間が長い頭痛に対しては，ナラトリプタンを使用し，症状の軽減が得られている．特に副作用もなく使用できており，予防薬を使用せずに上手に頭痛と付き合いながら日常生活を送っている．

症例 3　10 歳男児―前兆のない片頭痛の例

既往歴：周期性嘔吐症なし，乗り物酔いあり．

家族歴：父親に片頭痛あり．

現病歴：小学 1 年生（7 歳）より 1～3 回/月の割合で頭痛を訴えていた．日常生活への支障度が高く，アセトアミノフェンを使用して経過をみていた．小学 5 年生（10 歳）の 4 月頃，剣道の練習中に強い頭痛が出現し，痛くて動くことができなくなり，頭痛の頻度もさらに増加してきたため筆者の施設を受診した．

身体所見：神経学的所見は異常なし，血圧 110/51 mmHg，心拍 90/分．

頭痛の特徴：疲れた時や剣道の練習中に，前頭部～側頭部の拍動性頭痛が出現し，徐々に強くなる．長いと 36 時間ほど持続し，体動で悪化するため寝込むことが多い．随伴症状として悪心・嘔吐，光過敏・音過敏や臭い過敏は認める．前兆は認め

ない.

誘因：塾が忙しくストレスを感じていた.

患者背景：学校では元気であり特にトラブルはない.

鑑別診断および治療経過・本症例のポイント：頭痛の性状，随伴症状からは片頭痛の
特徴を有している. 学年が上がるにつれ，頭痛の程度が強くなっており，以前効果
的であったアセトアミノフェンの効果が得られにくくなってきていた. このような
ケースでは，まず適切なタイミングで適切な投与量を使用できているかを確認しな
ければならない. 本児はアセトアミノフェンの適切な使用にもかかわらず効果が得
られないことから，イブプロフェンを頭痛発症早期に使用するよう助言した. 実際
に頭痛出現早期にイブプロフェンを使用することで，頭痛の持続時間は短くなり，
日常生活への支障度は少なくなっている. またさらに頻度が増加し，頭痛発作時に
毎回欠席するようになったため，予防薬である塩酸ロメリジンを開始した. 投与
1ヵ月経過した頃より頭痛の頻度は減少し，イブプロフェンの効果も得られやすく
なったことから，当面は予防薬を継続することとなった.

症例4　7歳男児―慢性片頭痛，自閉スペクトラム症の例

既往歴：周期性嘔吐症なし，乗り物酔いなし，夜尿症あり.

家族歴：母と母方祖母に片頭痛あり.

現病歴：小学1年生（6歳）の6月頃より頭痛の訴えが増加し始めた. 毎日頭痛を訴
えたため前医を受診し，頭部CTには異常なく，耳鼻科受診も異常ないため経過観
察となった. 頭痛の程度が強くなってきたため，7歳になった時点で筆者の施設を
受診した.

身体所見：神経学的所見は異常なし，血圧111/68 mmHg，心拍76/分.

頭痛の特徴：全体がジーンと痛む頭痛が毎日ある. 悪心・嘔吐，光過敏・音過敏が毎
回ではないが伴うことがある. 車に乗ると頭痛がひどくなる. 学校を休むことはな
く，頭痛はあるものの日常生活は通常通りに可能であった. アセトアミノフェンは
無効であった. シプロヘプタジンによる予防治療を開始したところ，頭痛の程度や
頻度は軽減していった. 小学2年生の5月より再度頭痛が増悪したため，バルプロ
酸へ変更した. 家族歴があること，随伴症状を伴う頭痛であることから，慢性片頭
痛と診断した. 慢性化の要因を探っていくと，児の特徴として物への執着が強いこ
とや，時間通りに行動をこなせないことなど，発達のばらつきを認め，それらによ
るストレス下で頭痛が増悪している可能性があった.

誘因：特になし.

患者背景：学校は登校できており，友人とのトラブルはあまり目立たない.

鑑別診断および治療経過：アセトアミノフェンが無効であり，連日性頭痛を呈している
ことからシプロヘプタジンによる予防治療を行った. 1ヵ月ほどして頭痛は軽くなって
きた. 学校を欠席することはなく，しばらく経過をみていたところ，小学2年生の5
月より再度頭痛が増加したため，バルプロ酸へ変更した. 夏休みに入ってもあまり効

果が得られなかった．小児の場合，連日性頭痛を呈し，鎮痛薬がまったく効かないと訴えるケースは，児の発達状況や，学校での生活状況を詳細に把握していく必要がある．本児は，母に対する反論のしかたが大人びている，物へのこだわりがある，時間の使い方が極端に苦手であるなど，自閉スペクトラム症を思わせる特徴があることがわかった．学校生活はこなせているため，治療を大幅に変更せず，児の特徴を共有しながら経過観察を続けている．このような場合は，二次的に頭痛が悪化していることから，頭痛のみの対応では解決しないことや，ストレス要因の回避方法を模索するとともに，しばらくは頭痛と上手に付き合っていくようにと患児・保護者に説明する．

参考文献

1) 日本頭痛学会・国際頭痛分類委員会 訳：国際頭痛分類 第3版，医学書院，2018.

2) 日本神経学会・日本頭痛学会・日本神経治療学会 監修：頭痛の診療ガイドライン2021，医学書院，2021.

3) Richer L, et al：Drugs for the acute treatment of migraine in children and adolescents. Cochrane Database Syst Rev, 4：CD005220. doi：10.1002/14651858.CD005220.pub2, 2016.

4) Nagao T, et al：Prognostic factors in influenza-associated encephalopathy. Pediatr Infect Dis J, 27：384-389, 2008.

5) Kacperski J, et al：Newly Approved Agents for the Treatment and Prevention of Pediatric Migraine. CNS Drugs, 30：837-844, 2016.

6) Ahonen K, et al：A randomized trial of rizatriptan in migraine attacks in children. Neurology, 67：1135-1140, 2006.

7) Ho TW, et al：Efficacy and tolerability of rizatriptan in pediatric migraineurs：results from a randomized, double-blind, placebo-controlled trial using a novel adaptive enrichment design. Cephalalgia, 32：750-765, 2012.

8) Fujita M, et al：Oral sumatriptan for migraine in children and adolescents：a randomized, multicenter, placebo-controlled, parallel group study. Cephalalgia, 34：365-371, 2014.

9) Fujita M, et al：Pediatric chronic daily headache associated with school phobia. Pediatr Int, 51：621-625, 2009.

〔安藤直樹〕

緊張型頭痛の治療

　小児・思春期年齢においても，一次性頭痛の代表は片頭痛と緊張型頭痛である．緊張型頭痛は，国民一般集団の統計上，有病率が片頭痛より高い（片頭痛 8.4%，緊張型頭痛 22%）[1] にもかかわらず，外来受診率は片頭痛より低く，その研究も進んでいない．

　緊張型頭痛は通常，軽度～中等度の頭痛で，生活支障度は高くないが，特に思春期年齢の片頭痛に合併した頻発反復性緊張型頭痛や慢性緊張型頭痛では，頭痛が慢性連日化し，明らかな QOL の低下がみられ，登校不可など学校・家庭における心理社会的問題が内在することが多い．

1　診断の実際

　小児・思春期の緊張型頭痛の診断は，成人と同様に国際頭痛分類 第3版[2] に準じて診断し，その頻度により①稀発反復性，②頻発反復性，③慢性緊張型頭痛に分類される（表 3-5-1）．各々のタイプは，頭蓋周囲の圧痛を伴うタイプ，伴わないタイプに細分類される．片頭痛との主な相違点を表 3-5-2 に示す．

■ 診断の注意点

　診断にあたり，以下の点に注意する必要がある．

● 「肩こり」は緊張型頭痛のみでなく，片頭痛の約 70% に合併・前駆する．「肩こり」の存在＝緊張型頭痛と短絡的な診断はしないこと．

● 緊張型頭痛の診断基準には，「肩こり・筋緊張」の単語は使用されていない．しかし，国際頭痛分類 第3版の緊張型頭痛の緒言に，「緊張型頭痛の患者において，触診による頭蓋周囲の圧痛の増強は重要な異常所見である」と書かれている．頭頸部・背部筋群（僧帽筋，後頸筋，側頭筋群など）の緊張や圧痛の有無の診察は必須であり，普段の診療において数多くの小児・思春期の触診を経験しておくのが大切である．筆者は，合谷（ごうこく）・肩井（けんせい）・

表 3-5-1　国際頭痛分類 第 3 版における「緊張型頭痛」の診断基準

2.1	稀発反復性緊張型頭痛
	平均して 1 ヵ月に 1 日未満（年間 12 日未満）の頻度で発現する頭痛が 10 回以上
2.2	頻発反復性緊張型頭痛
	3 ヵ月を超えて，平均して 1 ヵ月に 1 日〜14 日（年間 12 日以上 180 日未満）の頻度で発現する頭痛が 10 回以上
2.3	慢性緊張型頭痛
	3 ヵ月を超えて，平均して 1 ヵ月に 15 日以上（年間 180 日以上）の頻度で発現する頭痛

A.　B〜D を満たす
B.　2.1 および 2.2：頭痛は 30 分〜7 日間持続する
　　2.3：数時間から数日間，または絶え間なく持続する
C.　以下の 4 つの特徴のうち少なくとも 2 項目を満たす
　　1.　両側性
　　2.　性状は圧迫感または締めつけ感（非拍動性）
　　3.　強さは軽度〜中等度
　　4.　歩行や階段の昇降のような日常的な動作により増悪しない
D.　以下の両方を満たす
　　2.1 および 2.2
　　　1.　悪心や嘔吐はない
　　　2.　光過敏や音過敏はあってもいずれか一方のみ
　　2.3
　　　1.　光過敏，音過敏，軽度の悪心はあってもいずれか 1 つのみ
　　　2.　中等度・重度の悪心や嘔吐はどちらもない
E.　ほかに最適な ICHD-3 の診断がない

風池の 3 つのツボを緊張型頭痛の診断・治療・経過観察に活用している（図 3-5-1）．この 3 点は自己マッサージ・指圧が可能であり，頭痛外来では頭痛の種類を問わず全員にやり方を実践・指導している（筆者の頭痛外来ではこのツボ押し・マッサージを母・息子・主治医間でやりあったりして，診察室がマッサージサロン化することもしばしばである）．

● 成人と異なり，小児では頭蓋周囲筋群の圧痛が認めにくいとの報告もある．

● 片頭痛の慢性連日化，緊張型頭痛の慢性化，片頭痛と緊張型頭痛の併存により，両者の区別はさらに困難となる（暫定診断をし，治療をしつつ，一定期間の経過観察が必要となる）．

● 本人が中等度以上の頭痛を訴えているが，ゲームやスマートフォンが見られる，おやつが食べられる，お風呂に入ることができる頭痛は，純粋な片

表 3-5-2　片頭痛と緊張型頭痛の鑑別

	片頭痛	緊張型頭痛
発作的な頭痛	＋	－
頭痛持続時間	4～72 時間*	30 分～7 日間
頭痛部位	片側性～両側性 前頭・側頭部	両側性 後頭～頭全体
頭痛の性状	拍動性	圧迫感・締めつけ感
頭痛の程度	中等度～重度	軽度～中等度
日常生活	支障が大きい	影響が少ない
悪心・嘔吐	＋	－
運動・入浴	悪化，不可能	軽快傾向
随伴症状	前兆，悪心・嘔吐 光・音・におい過敏	肩こり・筋緊張 めまい感
頭痛の家族歴	多い	少ない

*：18 歳未満では 2～72 時間でもよい.
その他の注）：緊張型頭痛でも，光過敏，音過敏のいずれか一つのみは存在することあり.
　　　　　　肩こりは緊張型頭痛のみでなく片頭痛の約 70％に合併・前駆する.

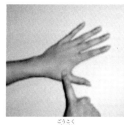
ごうこく
合谷

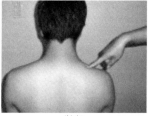
けんせい
肩井

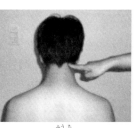
ふうち
風池

図 3-5-1　自己マッサージの 3 つのツボ
上記のツボの自己マッサージを頭痛の診断・治療・経過観察時に指導している.
これらのツボは，頭痛時に圧痛・緊張を示す筋群（僧帽筋，前頭筋，側頭筋，内側翼突筋，咬筋，胸鎖乳突筋，その他頸部・背部の筋群）の緊張緩和と頭痛の軽減に効果がある.

頭痛ではないと考えてよい.
● 片頭痛併存のケースでは，患児自身が今の自分の頭痛が片頭痛か緊張型頭痛か判断できることが目標である.

2　発症機序

　頭痛の診療ガイドライン 2021[3)] には，「緊張型頭痛の病態や発生機序はいまだ不明である．しかし，稀発反復性緊張型頭痛，頻発反復性緊張型頭痛については末梢性疼痛メカニズムが役割を果たしているのに対し，慢性緊張型頭痛においては中枢性疼痛メカニズムがより重要な役割を果たしている可能性が高いことが明らかになりつつある」と記載されている．思春期の難治性の慢性緊張型頭痛では，心理社会的要因の関与が大きくなる傾向にあり，自己否定，登校不可，昼夜逆転，起立性調節障害 (OD) 傾向などを合併しやすい．

3　治療の実際

　医療機関を受診する緊張型頭痛は，頻発反復性緊張型頭痛か慢性緊張型頭痛，または片頭痛併存型と考えられるが，特に小児科領域においては，緊張型頭痛に確立された治療法は存在しない．したがって以下は，筆者が頭痛外来で実際に行っている緊張型頭痛の治療を紹介する形とする．

　緊張型頭痛の治療の原則は「可能な限り薬物に頼らず，非薬物療法中心に対応する」である．これは片頭痛では，可能な限り頭痛早期に鎮痛薬またはトリプタン内服をすすめるのと対照的である．

　表 3-5-3 は頭痛の診療ガイドライン 2021 を参考にした（成人の）緊張型頭痛の治療の基本である．治療は，非薬物療法と薬物療法に大別される．成人の緊張型頭痛の非薬物療法としては，精神行動療法である筋電図バイオフィードバックが最も推奨されているが，小児科領域では一般的・実際的ではない．姿勢の是正，側弯の予防，頭痛体操 (p.118～119)，マッサージ，筋肉のストレッチ，適度の運動やウォーキング，ブルーライト制限（スマートフォン・ゲーム，パソコンなど），適切な睡眠の確保などが非薬物療法の指導の中心となる〔非薬物療法の基本の項 (p.110) も参照〕．

　筆者の頭痛外来では，患児に実際に正座，椅子に座る，立位の 3 姿勢をとらせ，背筋が伸びているか，両肩の位置は適切か，頭や首がうつむき姿勢になってないか，軽度の側弯がないか〔深い礼（前屈姿勢）をさせるとわかりやすい〕，僧帽筋を中心とした頸部・背部筋群の圧痛・緊張度などを初診時に全例で調べている．

表 3-5-3　緊張型頭痛の治療

● 非薬物療法
①生活習慣の見直し・改善：早寝・早起き・朝ごはん，姿勢に注意，
　ブルーライト制限（スマートフォン，ゲーム，パソコン，テレビ），ストレスの軽減など
②理学療法：頭痛体操，マッサージ，ストレッチ，適度な運動，ウォーキング
③精神行動療法：筋電図バイオフィードバック，認知行動療法など
④支持的精神療法
⑤鍼灸

● 薬物療法
①鎮痛薬：アセトアミノフェン，イブプロフェン
②筋緊張緩和薬：チザニジン，エペリゾン
③抗不安薬：エチゾラム，アルプラゾラム
④抗うつ薬：アミトリプチリン（予防的投与目的）
⑤抗精神病薬，抗うつ薬，睡眠薬（症例により児童精神科，心療内科併診）
⑥経皮吸収型鎮痛・抗炎症薬（ゲル・テープなど）：ロキソプロフェン，インドメタシンなど

以下，緊張型頭痛の病型に考慮した実際の治療について考えたい．

1）稀発反復性緊張型頭痛および頻発反復性緊張型頭痛の場合

　緊張型頭痛は片頭痛のように発作性頭痛ではなく，持続も長く，鎮痛薬内服のタイミングが難しい上に，効果も片頭痛ほど明確ではない．薬剤の使用過多による頭痛（MOH）のリスクも高い．

　可能な限り「非薬物療法」での対応が望ましいが，片頭痛併存が否定でき，頻度の低い反復性緊張型頭痛思春期例に限り，筆者は頭痛時頓服でアセトアミノフェン（またはイブプロフェン）＋エチゾラム（またはエペリゾン，チザニジン）の処方を出すケースがある．鎮痛薬と抗不安薬（エチゾラム）の併用は，若年者および女性の頭痛・肩の痛み・肩こりに一定の効果が証明されている[4]．成人の文献やガイドラインは，緊張型頭痛急性期に鎮痛薬，予防的に抗不安薬や筋緊張緩和薬の使用が書かれているが，小児科領域では抗不安薬・筋緊張緩和薬の連用や連日予防投与は，眠気，ふらつき，脱力感などの副作用や習慣性・依存性の点からお勧めしない．

　筆者は「肩こり・筋緊張・筋痛」が明らかなケースには，経皮吸収型鎮痛・抗炎症剤（ゲルや貼付薬）を処方している．

実際の処方薬

> ロキソニン®テープ（ロキソプロフェン貼付薬）
> インテバン®クリーム（インドメタシン外用）
> スミル®スティック（フェルビナク固形軟膏）など.

　なお，内服鎮痛薬処方の際は，薬剤の使用過多による頭痛（MOH）および消化器系副作用（潰瘍，肝障害など）予防の目的で，1 ヵ月間の使用回数を 10 日/月以内に抑えることを必ず説明・約束することにしている．頭痛外来をやっていると，紹介来院の連日性頭痛・肩こりの 13 歳女子に，前医整形外科：ロキソニン®＋メチコバール®＋ミオナール®各々 1 回 1 錠，1 日 3 回，30 日分・・・などの連日処方を見て非常に残念に思うこともしばしばである〔これでは薬剤の使用過多による頭痛（MOH）一直線である〕.

症例1　15 歳（中学 3 年）女子─頻発反復性緊張型頭痛の例

現病歴：中学 1 年からテニス部であったが，高校受験のため中学 3 年の 6 月で引退．週に 6 日塾通い．最近締めつけ感の強い頭痛と肩こり・首の痛みが強くなり来院．平均睡眠時間 5 時間．スマートフォンは持っていて 1 日 5 時間くらい使用している．
診断・治療経過：問診，診察上片頭痛の併存なく，月に 10 日前後の頭痛を認め，頻発反復性緊張型頭痛と診断．睡眠時間は最低 6 時間，朝と夜の頭痛体操・マッサージ・ストレッチ励行，夜 9 時以降のスマホ中止を指示し頭痛は減少．頭痛，肩こり，首痛がひどい時は，イブプロフェン（ブルフェン®）100 mg 2 錠＋エチゾラム（デパス®）0.5 mg 1 錠の内服を 5 回分処方した．また，肩こり・首痛がひどいときはフェルビナク固形軟膏（スミル®スティック）の使用を指示した．
　後日談ではあるが，彼女は希望の高校に合格，テニス部に入部し，運動後の筋肉痛は増えたが緊張型頭痛は激減した．緊張型頭痛増加の原因は，運動の中止，受験のストレス，勉強やスマートフォン操作時の長期間椅子に座った前かがみの姿勢などであったと考えられる．

2) 頻度の高い緊張型頭痛＋片頭痛併存例，特に慢性緊張型頭痛の場合

これらの頭痛は日常生活への支障度が高く，難治性の頭痛となる．

回復には一定の時間がかかること，始めのうちは鎮痛薬も効きにくいこと（効かず）の2点を伝えることから診療を開始するのが筋道である．

慢性緊張型頭痛の関与で慢性連日性頭痛となった思春期片頭痛症例は，昼夜逆転，登校不可，精神的落ち込み（自己評価の低下）などを合併しやすく，どこから手をつけていいのかわからないとの意見も多い．最近の筆者の頭痛外来における紹介患者の約1/3が「片頭痛＋慢性緊張型頭痛＋α」で，頭痛

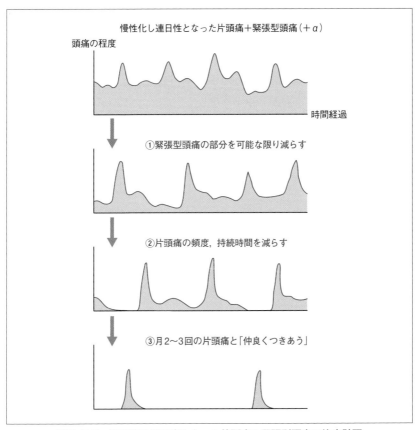

図3-5-2 慢性連日性頭痛となった片頭痛＋緊張型頭痛の治療計画

が慢性連日化した思春期症例である．このような難治性の片頭痛＋慢性緊張型頭痛＋α（αは鼻副鼻腔炎による頭痛や精神疾患による頭痛や薬剤の使用過多による頭痛などの場合もある）の連日性頭痛に対する治療のとりかかりかた・崩しかたの参考を示す（**図 3-5-2**）．慢性化し連日性となった片頭痛＋慢性緊張型頭痛では，連日朝から頭痛があり，自分でも片頭痛・緊張型頭痛の区別ができない．片頭痛の山があっても鎮痛薬の早期内服はできず片頭痛は軽快しない．もちろん慢性緊張型頭痛には鎮痛薬は効かない．

図 3-5-2 の流れは，以下の①→②→③のようになる．

①緊張型頭痛の部分を可能な限り減らす：これには薬物療法として片頭痛・緊張型頭痛双方の予防薬となり得るアミトリプチリンを処方することも多いが，治療の中心は「非薬物療法」である．これには適切な睡眠時間の確保，スマートフォン使用制限，頭痛体操・マッサージ・適度の運動，外来受診時ごとの支持的精神療法などがすべて含まれる．

②緊張型頭痛を中心とした連日性頭痛が減少し，「顔の見える片頭痛」になると自然に鎮痛薬やトリプタン製剤の効果が実感できるようになる．内服タイミングもわかりやすくなる．

③緊張型頭痛はほとんどなくなり，片頭痛も減少し，「月 2〜3 回の片頭痛と仲良く付き合う」：この状態が治療の当面の最終目標である．

症例 2　**15 歳女子—増加した前兆のない片頭痛＋慢性緊張型頭痛＋登校不可の例**

主訴：慢性連日性頭痛，登校不可．
既往歴・家族歴：10 歳から頭痛持ち．母と祖母は片頭痛．
現病歴：13 歳からの片頭痛頻度増加に対して，前医で予防療法としてバルプロ酸，塩酸ロメリジン，片頭痛急性期治療としてイブプロフェン，リザトリプタンが処方，また 1 年前から起立性調節障害（OD，体位性頻脈症候群）として朝の塩酸ミドドリン（メトリジン®）が処方されている．しかし朝は起きられず，頭痛・めまいがひどい．昼過ぎに起床するも登校不可が 3 ヵ月以上におよび来院．片頭痛の内服回数も 20 日/月以上に達していた．
診断・治療経過：頭痛診断は，前兆のない片頭痛＋慢性緊張型頭痛であるが，片頭痛は慢性緊張型頭痛のなかに埋もれ，自分でも 2 種の頭痛の区別がつかない状態．この状態の頭痛には，鎮痛薬はほとんど無効であるが確かに月に数回，顔色不良，嘔気・嘔吐の片頭痛エピソードは頭痛ダイアリー上存在する．

　この状態でまず目指すのは，登校や片頭痛の減少ではなく，非薬物療法を中心に，慢性緊張型頭痛を少しづつ減少させることと，人間らしい正常な概日リズムを取り戻すことである．外来ごとに患児・母親個別に外来面接・支持的精神療法を行い，学校での問題点（クラブ活動の人間関係と担任の先生の頭痛に対する理解不足）が明らかになった．担任の先生，養護の先生に一度小児科外来に来ていただき，「片頭痛という体質」の説明をすると同時に，保健室・相談室登校がハードルなくできる環境を整備していただいた．一時は定時制，通信制高校やフリースクールへの転入も選択肢に入れていたが，学校側の努力もあり，約1年後には完全に復学できた．アミトリプチリンは10 mg/日を8ヵ月内服し中止，体育会系クラブへの復帰はやめたが，休日は母親と30分のウォーキングを始めた．現在は月に3～4日の片頭痛と「仲良くおつきあい」ができていて，片頭痛時の内服は，イブプロフェン，ドンペリドン，エレトリプタンを処方して，本人が選択・使い分けをしている．

● まとめ

　頭痛診療基本の第一歩は「片頭痛がきちんと診断・指導・治療・経過観察できること」である．しかし経験上，小児の片頭痛，特に思春期年齢の片頭痛には，程度の差はあるが緊張型頭痛の併存が認められるケースが多い．さらに緊張型頭痛は，片頭痛ほど診断・治療がクリアカットではない．本項の内容が読者の皆様の日常の頭痛診療に参考になれば幸いである．

参考文献

1) Sakai F, et al：Prevalence of migraine in Japan；A nationwide survey：Cephalalgia, 17：15-22, 1997.

2) 日本頭痛学会・国際頭痛分類委員会 訳：国際頭痛分類 第3版，医学書院，2018.

3) 日本神経学会・日本頭痛学会・日本神経治療学会 監修：頭痛の診療ガイドライン2021，医学書院，2021.

4) Hirata K, et al：Multi-center randomized control trial of etizolam plus NSAID combination for tention-type headache.；Intern Med, 46：467-472, 2007.

〔荒木　清〕

6　慢性連日性頭痛の治療

　慢性連日性頭痛（chronic daily headache：CDH）[1] は，1 日に 4 時間以上，1 ヵ月に 15 日以上，3 ヵ月以上持続する頭痛とされる．

　これまでのところ，小児・思春期における慢性連日性頭痛の疫学や対処法に関する研究は少ないが[2]，発症と管理については重要な研究が報告されている[3]．小児・思春期の慢性連日性頭痛の基準は，人口統計を基盤とした調査では月 15 日以上の頭痛，世界各国の頭痛センターの調査では月 15 日以上に加えて頭痛が 3 ヵ月以上続くことを条件としているが，いずれも頭痛の持続時間が 1 日 4 時間以上の場合については基準に入れていない．人口統計を基盤とした慢性連日性頭痛の有病率は 5〜12 歳で 1.68％，12〜14 歳で 1.5％，12〜17 歳で 3.5％で，いずれの年齢も女子に多いと報告されている[2,3]．全報告で共通しているのは，慢性連日性頭痛は，小児・思春期において生活支障度が高く配慮が必要であること，精神疾患（不安障害，気分障害，適応障害，身体表現性障害，睡眠障害：DSM-IV-TR[4]），ストレッサーの関与，学校欠席の共存と関連することである[2,3]．

　一方，思春期女子の月経に関連した頭痛は，片頭痛が主であっても難治で，慢性連日性頭痛を呈することがあり，注意を要する．

　このように小児・思春期においても，慢性連日性頭痛は生活支障度が高く，通常の片頭痛や緊張型頭痛よりも注意深い配慮が必要な病態を示す．

1　診　断

　慢性連日性頭痛は，初診時の問診では診断がつかないことが多く，学校生活などを含めて頭痛ダイアリーの記載を勧め，経過を追うことが重要である．一方，思春期の女子では前兆のない月経関連片頭痛が慢性連日性頭痛を呈していることがあるので，月経 3 周期を含む頭痛ダイアリーの記載が治療方針を立てるために役に立つ．

表 3-6-1　付録（Appendix）の A1.1「前兆のない片頭痛」の診断基準

A1.1.1　前兆のない純粋月経時片頭痛
 A. 月経のある女性（注 1）にみられる発作で，1.1「前兆のない片頭痛」の診断基準と B を満たす
 B. 発作は月経 3 周期中 2 周期以上で月経（注 1）開始日（Day 1）±2 日（すなわち月経開始 2 日前から 3 日目まで）（注 2）にのみに生じその他の時期には発作を認めないことが確認されている（注 3）

注 1：ICHD-3 の目的上，正常な月経周期，あるいは混合ホルモン経口避妊薬または周期的ホルモン補充療法における外因性プロゲストゲン使用中止により生じる子宮内膜出血を月経とする．
注 2：月経初日を Day 1 とし，その前日を Day-1 とする．Day 0 はない．
注 3：A1.1.1「前兆のない純粋月経時片頭痛」の臨床診断に必須ではないが，研究目的として，前向きの頭痛日誌の使用が勧められる．

A1.1.2　前兆のない月経関連片頭痛
 A. 月経のある女性（注 1）にみられる発作で，1.1「前兆のない片頭痛」の診断基準と B を満たす
 B. 発作は月経 3 周期中 2 周期以上で月経（注 1）開始日（Day 1）±2 日（すなわち月経開始 2 日前から 3 日目まで）（注 2）に生じ，その他の時期にも発作を認めることが確認されている（注 3）

注 1．ICHD-3 の目的上，正常な月経周期，あるいは混合ホルモン経口避妊薬または周期的ホルモン補充療法における外因性プロゲストゲン使用中止により生じる子宮内膜出血を月経とする．
注 2：月経初日を Day 1 とし，その前日を Day-1 とする．Day 0 はない．
注 3：A1.1.2「前兆のない月経関連片頭痛」の臨床診断に必須ではないが，研究目的として，前向きの頭痛日誌の使用が勧められる．

A1.1.3　前兆のない非月経時片頭痛
 A. 月経のある女性（注 1）にみられる発作で，1.1「前兆のない片頭痛」の診断基準と B を満たす
 B. 発作は A1.1.1「前兆のない純粋月経時片頭痛」または A1.1.2「前兆のない月経関連片頭痛」の診断基準 B を満たさない

注 1：ICHD-3 の目的上，正常な月経周期，あるいは混合ホルモン経口避妊薬または周期的ホルモン補充療法における外因性プロゲストゲン使用中止により生じる子宮内膜出血を月経とする．

（日本頭痛学会・国際頭痛分類委員会 訳：国際頭痛分類 第 3 版，p.191，医学書院，2018）

■ 思春期女子にみられる「前兆のない月経関連片頭痛」

　国際頭痛分類 第 3 版[5]）の Appendix（付録）の A1.1「前兆のない片頭痛」に，A1.1.1「前兆のない純粋月経時片頭痛」，A1.1.2「前兆のない月経関連片頭痛」，A1.1.3「前兆のない非月経時片頭痛」が掲載されている（**表 3-6-1**）.

このうち思春期女子にみられるのが，月経時以外にも片頭痛がある A1.1.2「前兆のない月経関連片頭痛」である．国際頭痛分類 第3版[5] の付録（Appendix）の前兆のある片頭痛には，前兆のある純粋月経時片頭痛，前兆のある月経関連片頭痛，前兆のある非月経時片頭痛が加わったが，月経時片頭痛発作は大半が前兆のない片頭痛である．

　したがって思春期女子の慢性連日性頭痛の場合は，月経との関連にも配慮する．月経時片頭痛は，持続時間が長い，痛みが強い，治療抵抗性で再発しやすいという特徴をもち，月経時の強い頭痛で学校欠席が数日続くため，心理社会的要因関与の慢性連日性頭痛と混同されることもあり，頭痛診療上，注意深い対応が必要となる[6]．

■ 小児・思春期の慢性連日性頭痛は「慢性緊張型頭痛」が主である

　慢性連日性頭痛は，国際頭痛分類 第3版[5] における 1.3「慢性片頭痛」や 2.3「慢性緊張型頭痛」が多く，ときに 4.10「新規発症持続性連日性頭痛」と診断されることもある．

　片頭痛は，患児の訴えと同時に，患児の行動の様子や頭痛の持続時間など，保護者の観察からの情報も診断には重要である．たとえば片頭痛は，嘔吐の他に光過敏や音過敏があり，静かな暗い部屋で寝ることを好むなどの行動がみられれば，客観的に診断できる．また発症時刻が朝に限らず，1日のうちでまちまちである．したがって，患児本人の訴えが強い頭痛であっても，平日の朝に強い頭痛が連日続いたり，テレビやゲームの画面が見られる頭痛の場合は片頭痛とはいえない．子どもの慢性連日性頭痛は，3ヵ月を超えて月8日以上の片頭痛発作があるという「慢性片頭痛」の診断基準（**表3-6-2**）[5] に当てはまらないことが多い．

　また，小児・思春期の慢性連日性頭痛は，片頭痛の急性期治療薬や予防薬の効果がないことからも，「慢性片頭痛」ではなく「慢性緊張型頭痛」（**表3-6-3**）[5] が主であると考えられる．言い換えるならば，軽度から中等度の頭痛であるはずの緊張型頭痛が，心理社会的要因が関与し，患児が重度と感じる頭痛になったため，生活の支障度が高まったと考えられる．

　片頭痛と緊張型頭痛の鑑別のポイントは，"片頭痛は発作性頭痛であり，毎日は続かない"ということである．片頭痛と緊張型頭痛が共存している場合は，治療の過程で緊張型頭痛が軽減し，急性期治療薬の効く片頭痛が明ら

表 3-6-2　1.3「慢性片頭痛」の診断基準

A.　片頭痛様または緊張型頭痛様（注1）の頭痛が月に15日以上の頻度で3ヵ月を超えて起こり，BとCを満たす

B.　1.1「前兆のない片頭痛」の診断基準B〜Dを満たすか，1.2「前兆のある片頭痛」の診断基準BおよびCを満たす発作が，併せて5回以上あった患者に起こる

C.　3ヵ月を超えて月に8日以上で，以下のいずれかを満たす（注2）
　　1.　1.1「前兆のない片頭痛」の診断基準CとDを満たす
　　2.　1.2「前兆のある片頭痛」の診断基準BとCを満たす
　　3.　発作時には片頭痛であったと患者が考えており，トリプタンあるいは麦角誘導体で改善する

D.　ほかに最適なICHD-3の診断がない（注3〜5）

注1：頭痛が頻発する，あるいは持続する患者においては個々の頭痛発作を鑑別することが困難であるため，反復性片頭痛から1.3「慢性片頭痛」を独立させた．実際，頭痛の性状は日によって変わるだけでなく，同じ日の中でさえも変化することがありうる．そのような患者では，頭痛の自然経過を観察するために休薬を続けることは非常に困難である．このような状況においては，前兆のある発作も前兆のない発作も，緊張型頭痛様の頭痛も同様に数える（ただし，二次性頭痛は含まない）．

注2：頻回再発性頭痛の特徴を明らかにするためには，少なくとも1ヵ月間，痛みおよび関連症状について記録した頭痛ダイアリーを毎日つけることが通常求められる．

注3：1.3「慢性片頭痛」の診断基準には緊張型頭痛様の頭痛が含まれているため，その診断において2.「緊張型頭痛」およびそのサブタイプは除外される．

注4：4.10「新規発症持続性連日性頭痛（NDPH）」は1.3「慢性片頭痛」を示唆する特徴をもつこともありうる．慢性片頭痛は1.1「前兆のない片頭痛」または1.2「前兆のある片頭痛」（あるいはその両方）から時間経過とともに進展する．したがって，これらの診断基準A〜Cを満たす頭痛発作が，明らかに連日性であり初発から24時間未満で非寛解性となる場合には4.10「新規発症持続性連日性頭痛（NDPH）」にコード化する．患者が発症の仕方を覚えていない，あるいは不明確である場合には，1.3「慢性片頭痛」にコードする．

注5：慢性片頭痛を示唆する症状の最も一般的な原因は，8.2「薬剤の使用過多による頭痛（MOH）」において定義されている，治療薬の使用過多である．1.3「慢性片頭痛」とみなされる患者の約半数は，薬物離脱後に反復性片頭痛に戻る．これらの患者は，ある意味では，1.3「慢性片頭痛」と誤診されていることになる．同様に，治療薬過剰使用とみなされる患者の多くは薬物離脱後にも症状が改善しない．（薬剤の過剰使用によって引き起こされる慢性化は常に可逆性であると仮定すると）この場合，8.2「薬剤の使用過多による頭痛（MOH）」の診断はある意味で不適切であるかもしれない．これらの理由から，またすべてに関連した診断名をつけるという規則に則って，1.3「慢性片頭痛」と8.2「薬剤の使用過多による頭痛（MOH）」の診断基準を満たす患者は，両方の診断名を与えられるべきである．薬物離脱後，片頭痛は反復性のサブタイプに戻る，もしくは慢性のまま持続し，それぞれに従って再診断される．後者の場合は，8.2「薬剤の使用過多による頭痛（MOH）」の診断は取り消される可能性がある．

（日本頭痛学会・国際頭痛分類委員会 訳：国際頭痛分類 第3版，p.10-11，医学書院，2018）

かになることもよく経験する（**図 3-6-1**）[7]．

　成人の慢性連日性頭痛で多い8.2「薬剤の使用過多による頭痛（薬物乱用頭痛）」[5]は，わが国の小児の慢性連日性頭痛には少ない．平日の朝に頭痛を訴えて登校をしぶる子どもに，鎮痛薬やトリプタン製剤を飲ませる保護者もいるが，子どもの場合は，「薬剤の使用過多による頭痛（薬物乱用頭痛）」の診断基準に当てはまるような，3ヵ月を超えて定期的に薬を過剰使用するようになることはほとんどないと考えられる．

表3-6-3　2.3「慢性緊張型頭痛」の診断基準

A. 3ヵ月を超えて，平均して1ヵ月に15日以上（年間180日以上）の頻度で発現する頭痛で，B〜Dを満たす

B. 数時間〜数日間，または絶え間なく持続する

C. 以下の4つの特徴のうち少なくとも2項目を満たす
　　1. 両側性
　　2. 性状は圧迫感または締め付け感（非拍動性）
　　3. 強さは軽度〜中等度
　　4. 歩行や階段の昇降のような日常的な動作により増悪しない

D. 以下の両方を満たす
　　1. 光過敏，音過敏，軽度の悪心はあってもいずれか1つのみ
　　2. 中程度・重度の悪心や嘔吐はどちらもない

E. ほかに最適なICHD-3の診断がない（注1〜3）

注1：2.3「慢性緊張型頭痛」と1.3「慢性片頭痛」のいずれも，1ヵ月に15日以上頭痛がみられる必要がある．2.3「慢性緊張型頭痛」は2.2「頻発反復性緊張型頭痛」の診断基準B〜Dを満たす頭痛が15日以上ある．1.3の「慢性片頭痛」は1.1「前兆のない片頭痛」の診断基準B〜Dを満たす頭痛が8日以上ある．したがって，1人の患者が両方の診断基準を満たすことが可能となる．例えば1ヵ月に片頭痛の基準を満たす頭痛が8日，緊張型頭痛の基準を満たす頭痛が17日の合わせて25日頭痛のあるような症例である．このような症例では，1.3「慢性片頭痛」の診断だけを与えるべきである．

注2：2.3「慢性緊張型頭痛」は2.2「頻発反復性緊張型頭痛」から時間経過に伴い進展する．それに対し，最初の頭痛発現から24時間未満で，連日かつ絶え間なく継続的な頭痛となり，A〜Eを満たすことが明らかになる場合には，4.10「新規発症持続性連日性頭痛（NDPH）」としてコード化する．頭痛がどのように起こったか思い出せない，あるいは不明確な場合は，2.3「慢性緊張型頭痛」としてコード化する．

注3：診断がつけにくい多くの例で，治療薬の乱用がみられる．8.2「薬剤の使用過多による頭痛（MOH）」のサブタイプのいずれかの基準Bを満たす場合，かつ2.3「慢性緊張型頭痛」も基準を満たす場合は，2.3「慢性緊張型頭痛」に加えて8.2「薬剤の使用過多による頭痛（MOH）」にコード化する．使用過多の薬剤を中止後に，その診断は再評価されるべきである．緊張型頭痛か他の反復性の頭痛のサブタイプに戻り，もはや2.3「慢性緊張型頭痛」の基準を満たさないことがまれでない．薬剤離脱後にもかかわらず症状が慢性的なままである場合は8.2「薬剤の使用過多による頭痛（MOH）」の診断は取り消される．

（日本頭痛学会・国際頭痛分類委員会 訳：国際頭痛分類 第3版, p.24-25, 医学書院, 2018）

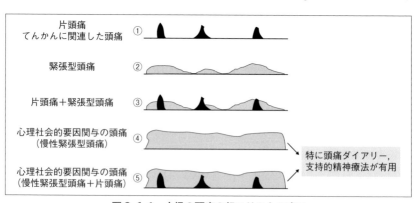

図3-6-1　小児の頭痛の起こりかたの違い

対処法：慢性緊張型頭痛（図の灰色■の部分）を軽減させる．⑤→③→①を目指す．
　1. 頭痛ダイアリー記入により，子どもがストレスに気付く．
　2. 支持的精神療法により，ストレスを言語化し，乗り越える手助けをする．
　3. 不安症群などの基礎疾患に対する薬物治療を行う．

図の黒色■の部分は片頭痛．

（文献7を一部改変）

■ 問診で確認すべきポイント

Check ☑

● 月経関連片頭痛

☐ 初経はいつ頃来たかをたずね，月経の有無を確認する．

☐ 前兆のない片頭痛があるか（月経時片頭痛発作は大半が前兆のない片頭痛である：国際頭痛分類 第3版）．

☐ 頭痛は月経と関連があるか：できれば頭痛ダイアリーに，月経について最低3周期は継続して記録してもらって確認する．排卵時に片頭痛発作がある女児もいるので，頭痛ダイアリーでは月経間の頭痛も確認する．

● 慢性片頭痛

☐ 問診と頭痛ダイアリーで，頭痛が月に15日以上の頻度で3ヵ月を超えて起こり，少なくとも月に8日の頭痛は片頭痛であるという特徴をもつことを確認する．

☐ 片頭痛であったと患児が考える頭痛は，鎮痛薬あるいはトリプタン製剤で改善するかをたずねる（改善する場合，その頭痛は片頭痛であり，それ以外の頭痛には緊張型頭痛様の頭痛も含まれる．これら全体を見て，慢性片頭痛と診断する）．

☐ 片頭痛であったと患児が考える頭痛は，曜日や発症時間帯がまちまちで，朝とは限らないことを確認する．

☐ 片頭痛は，改善すると遅刻してでも登校できるので，学校の欠席が長引かないことを確認する．

☐ 子どもでは少ないが，薬剤の使用過多による頭痛（p.128）の有無も問診し，頭痛ダイアリーで確認する．

● 慢性緊張型頭痛

☐ 問診で，頭痛が月に15日以上の頻度で3ヵ月を超えて起こっていることを把握する．

☐ 頭痛ダイアリーで，頭痛発症の曜日や時間帯をみて，欠席など学校生活の状況を知る．

☐ これまで使用した片頭痛の治療薬の有効性についてたずね，無効であった場合は，慢性緊張型頭痛の可能性が高いと考える．

2 治　療

　小児・思春期の慢性連日性頭痛は「慢性緊張型頭痛」が主であることから，頭痛に対する薬物療法が効きにくい．そのため，非薬物療法が中心となる．

1) まず最初に患児と保護者に理解していただきたいこと

　他の医療機関ですでに治療されても治らずに続いている慢性連日性頭痛の子どもと保護者に対して，筆者が初診時に伝えることは，"この頭痛は，頭痛の治療薬が効かない頭痛であり，付き合いながら生活していく必要がある"ということである．このことを丁寧に説明している．その上で，通院（再診）する希望があるかを子どもと保護者に決めてもらうようにしている．

　外来で説明する際には，図 3-6-1（p.168）を見せながら，薬の効く片頭痛の特徴を理解してもらい，今の頭痛は緊張型頭痛が主になっているため，治療薬が効かないのだということを話している．また，慢性連日性頭痛は簡単に治る頭痛ではないが，子どもが生活環境やこころの葛藤を整理して成長することにより必ず軽減する，あるいは治療薬の効く片頭痛のみとなることも説明している[8]．

　すなわち，何とかこの頭痛を治したいと受診して来る子どもと保護者に，初診時にまず伝えることは，「慢性連日性頭痛は，治療薬が効かない頭痛である」ということであり，それを理解した上で，通院を希望するかどうかである．もし初診で理解できなくても，"あちこち受診しても治らないので，ここに賭けてみよう"と子どもと保護者が思うほうが通院につながり，治っていくようである．

2) 非薬物療法

　慢性連日性頭痛の非薬物療法の内容は，当然のことながら，主な頭痛が片頭痛なのか緊張型頭痛なのか，また学校の欠席の有無などの生活状況によって異なる．片頭痛が主となっている場合は，食物，光，空腹，睡眠不足などの誘発因子を避けることが非薬物療法となる（詳細は p.110，145 を参照）．

　慢性連日性頭痛の生活支障度は，子どもでは学校の出席状況で判断できる．筆者の場合は，診察前にあらかじめ頭痛の問診票（p.53）を患児と保護者で相談して記入してもらうが，「不登校・不規則な登校」については本人

が申告しにくい場合もあるので，記入してもらった問診票を診察時に確認する際に，自分の手元で「不登校・不規則な登校」の項目を必ず再確認するようにしている．出席状況についても，完全な不登校状態なのか，それとも保健室や別室登校，放課後登校，市町村の適応指導教室への通室ができているのかなど，子どもの反応を見ながら具体的に聞いている．「遅刻して登校する」ことは真面目な子どもほどハードルが高いようで，これができるようになるかをみていくことは，治療過程において，頭痛や生活支障度の改善が進んでステップアップしているかどうかを確認するための1つの指標となる．中高生では定期試験を当日受けているかも，生活支障度の程度を示す大切な指標である[8]．

■ 行動療法

問診によって，月15日以上の頭痛があれば，頭痛と生活支障度を把握するために頭痛ダイアリーの記載を勧め，経過を追うことが重要となる．頭痛ダイアリーは，頭痛という症状と日々の生活を記録することで患児が自分を知ることができる行動療法の1つである．小学校高学年以上では，小児・思春期頭痛ダイアリー（p.73）が頭痛の強さ，睡眠状況，生活について記入でき有用である．子どもが望まなければ無理に勧めないが，子ども自身が頭痛のみならず，睡眠や学校生活を記入し，かつ受診時に記入内容を治療者と確認することで，気付きを促し，できることを探ることに効果がある．

一方，保護者（特に母親）が子どもに頭痛について聞きながら記入することは，子どもの頭痛の訴えが強くなり，母親の心配も増すという，頭痛を仲立ちとした共依存状態を作ってしまうことにつながりやすい．このため心理社会的要因が関与していることの多い慢性連日性頭痛では，どの年齢の子どもであっても，保護者が頭痛ダイアリーを記入することは好ましくない．

■ 支持的精神療法

心理社会的要因が関与する慢性連日性頭痛の場合は，保護者が同席しない患児への支持的精神療法（後述のColumn参照）を行うことが有効である．支持的精神療法の基本は，治療者が子どもの悩みや不安を傾聴し，その気持ちを理解しながら，子どもの存在や努力を支持することである．子どもの訴えに対して善し悪しなどの価値判断は行わず，安易に「頑張れ」とも言わな

い．子どもの気持ちを受け止め，実行可能な提案を行いながら，病気も含めて子どもの存在を認めていくことである[9]．

　頭痛ダイアリーも参考にしながら，患児がストレスに気付き，自分を語ることができるようになると，不思議と難治な慢性連日性頭痛は改善し，生活の質が向上する．反抗期のない，いわゆるよい子は，ある出来事をきっかけに自己評価が下り，頭痛が慢性化することが多い．そのような患児には，反抗することなども含めて，まず家庭で気持ちを表に出す訓練を勧める．例えば，「学校にどうして行かないの？」「勉強が遅れるでしょ」と保護者に言われたら，「うるさい！」「黙ってて！」「わかってる！」と返事を返す．口答えできなければ，ドアをバタンと閉めて部屋にこもる，などである．

　外来では，患児ができたことを評価し，自尊感情を上げるように治療者が工夫することも有効である．例えば通院中に，小さなことでも子どもができたことを「すごいね！」「えらいね！」「やったね！」など，自己評価を高める言葉を主治医が探して言うようにするとよい（後述の Column 参照）．

　慢性連日性頭痛は，朝，頭痛で起きられず，昼まで寝ていて学校の欠席が増える場合が多い．頭痛ダイアリーの項で提示した症例3（p.85〜86）のように，遅刻して登校できる場合は，年間30日以上欠席が基準となる「不登校」

Column

小児に対する「支持的精神療法」の具体例

　支持的精神療法は，主治医が患児の悩みや不安をよく聴き，それを理解して支持することが基本となる．

　家庭や学校の様子をたずねる場合，根掘り葉掘り聞くようなことは避ける．例えば「家族は何人？」とたずねる場合も，付き添いの大人と患児の2人で受診した場合，「その他には誰？」とたずね，父子家庭，母子家庭，障害のある同胞などへの配慮が必要である．

　主治医は常に「そうなんだ」という肯定の言葉をかけ，よいとか悪いとか間違っているなどの価値判断は言わないようにする．

　学校についてたずねる場合も「担任の先生は好き，嫌い，普通のどれ？」「苦手な子がいる？苦手な子にいやって言える？」など，子どもにとって答えやすい質問を考える．

　通院中，小さなことであっても子どもができたことを「すごいね！」「えらいね！」「やったね！」など，自己評価を高める言葉を主治医が探して言うようにする．安易に励ますようなことはせず，あくまでも支持することで，患児の気持ちを楽にさせ，精神的に自立できるように回復させていくことが大切である．

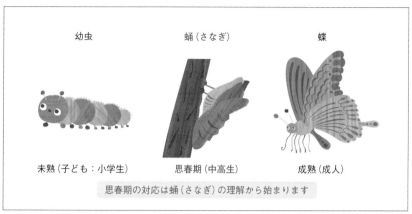

幼虫　　　　　　　蛹（さなぎ）　　　　　　蝶

未熟（子ども：小学生）　　思春期（中高生）　　成熟（成人）

思春期の対応は蛹（さなぎ）の理解から始まります

図 3-6-2　思春期は蛹化（ようか）の時期

には当てはまらない．問題があるのは，遅刻して登校することができない完璧主義な子どもで，欠席が続くことで学業も遅れ，ますます登校できない事態に落ち込む．慢性連日性頭痛の小児・思春期の子どものうち，片頭痛の予防薬や環境調整が有効で，登校できている子どもはわずかである（p.175，症例 1 を参照）．このように，多くの慢性連日性頭痛は，不登校・不規則登校を伴う頭痛の項の症例 2（p.189）のように不登校となるため，長期の支持的精神療法が必要となる．

■ 保護者への対応

　一方，子どもの慢性連日性頭痛では保護者も大きな不安を抱えており，サポートが必要である．子どもと別の面接をすることで，保護者も十分思いを語ることができるようになると，子どもに対しても良い影響を与える．筆者は，慢性連日性頭痛の軽減には時間がかかると説明する際に，「思春期の子どもは蛹で，保護して待つことで必ず蝶になる日が来る」と話しており，保護者の焦りの軽減に役立っている（**図 3-6-2**）．

3) 薬物療法

　慢性頭痛の診療ガイドライン 2021 においても，小児・思春期の慢性連日性頭痛のランダム化比較試験（RCT）で効果が認められた薬物治療はまだないと記されている[3]．実際の診療では，他院にて処方された治療薬の種類と

効果を具体的に聴き取ることは，頭痛のタイプの診断やその後の治療に必要である．

■ 慢性片頭痛

「慢性片頭痛」は，小児の慢性連日性頭痛では少ないが，筆者は他院で使用していなかった場合は，最初に片頭痛の予防薬としてアミトリプチリンや塩酸ロメリジンを 1～2 ヵ月試すこともある．ただし，頭痛が理由で学校の欠席が続けば，片頭痛の予防薬は無効と判断する．

患児と保護者には，片頭痛の発作であると思う場合の判断のしかたとして，「発症時刻がまちまちであり，テレビ・パソコン・スマホ・ゲームなどの画面を見ていることもできないようなつらい頭痛」と説明し，その場合は発作時の薬を使用してもらって，その際の効果を確認している．片頭痛の発作時の薬の使い方の詳細は p.146～147 を参照いただきたい．

■ 慢性緊張型頭痛

「慢性緊張型頭痛」は，頭痛の治療薬は効かないため，鎮痛薬の処方はせずに，前述した非薬物療法を主体として，頭痛と付き合いながら生活することを勧める．たとえば患児には「頭痛が治るまで待っていたら，あっという間におばあちゃん（男の子はおじいちゃん）になってしまうから，頭痛があってもできること（例えば散歩，習い事など）を探しそう！」と話している．

● まとめ

小児・思春期の慢性連日性頭痛は特に思春期に多く，心理社会的要因関与の「慢性緊張型頭痛」が主であり，頭痛の治療薬が効かず，難治である．このような頭痛への対処法は，頭痛ダイアリーの記入により，患児が自分の頭痛の原因となっているストレス（こころの葛藤や生活環境など）に気付くことが治療の第一歩であり，保護者が同席しない患児への支持的精神療法が解決の手助けのために有効である．これらのアプローチによって，患児が自分の気持ちを表に出して語ることができるようになると，難治な慢性連日性頭痛は改善し，あるいは頭痛の治療薬が効く片頭痛のみとなり，生活の質が向上する．頭痛のみを診るのではなく，患児の性格特性や学校・家庭環境に配慮することが，慢性連日性頭痛の対処法として重要である．

■ 症　例

症例1

14歳（中学2年）女子―月経関連片頭痛の共存が明らかになった慢性連日性頭痛の例

主訴：頭痛（月15日以上），不定愁訴（立ちくらみ，めまい，耳鳴り，手足のしびれ）.

現病歴：小学6年頃から，たまに頭痛があったが，中学2年の夏休みの終りから頭痛が頻回となった．前医で起立性調節障害と診断され，塩酸ミドドリンが処方されたが，頭痛，不定愁訴は続き，紹介にて筆者の施設を受診した．学校は欠席なく登校している.

家族歴：母に前兆のない片頭痛がある．家族は父母，姉2人，上の姉の女児（1歳），父方祖父母の8人家族.

既往歴：右耳難聴，アレルギー性鼻炎で治療中，初経小学5年.

検査所見：前医での頭部MRI，血圧，血液・尿検査に異常は認められなかった.

初診時現症：小学時代からたまに頭痛があったので，片頭痛が基礎にあると考えられた．現在（14歳時）の頭痛は月15日以上と回数は多いが，悪心・嘔吐，光過敏・音過敏などの片頭痛の特徴や寝込むことはなく，患児自身鎮痛薬が無効と認識している．応答は年齢相当で，抑うつ，不安感などは認められなかった.

経過：片頭痛の予防薬としてアミトリプチリン5mg/日（夕食後）を開始し，頭痛の急性期治療薬としてイブプロフェン200mg/回を処方した．起立性調節障害に対しては塩酸ミドドリン4mg/日（起床時）を継続した．また，心理社会的要因関与の緊張型頭痛に対し，保護者とは別に支持的精神療法を開始した．患児は，性格は周りに配慮して自分を出せないタイプなので，気持ちをストレートに出すよう話し，頭痛ダイアリーを書くよう勧めた．経過中，学校では部活動内の人間関係，家庭では上の姉が離婚後1歳の女児と同居し，可愛いが末っ子だった自分の立場がなくなったことがストレスと考えられた．患児の性格は完璧主義で，うまくいかない学校・家庭生活で疲れていることを母親に説明し，見守ってほしいと協力を頼んだ．頭痛ダイアリー（**図3-6-3a**：患児の手書きダイアリーを現物に忠実に書き直したもの．日本頭痛協会の小児・思春期頭痛ダイアリーを使用）を見ると月経周期が短く，月経中は中等度の頭痛がある，それ以外にも軽度であるが頻回の頭痛を感じていることがわかった．月経時はロキソプロフェン60mg/回，レバミピド100mg/回，ナラトリプタン1.25mg/回を1日2回朝夕2～3日間内服を勧めた．患児は自分のストレスに気付き，母親にも反抗的になり，次第に自分を出せるようになった．6ヵ月後の頭痛ダイアリーを見ると，月経時以外の頭痛は消失したが，不定愁訴は相変わらず続いていた（**図3-6-3b**）.

最終診断：心理社会的要因関与の緊張型頭痛（消失），起立性調節障害（不変～やや軽減），前兆のない月経関連片頭痛（軽減）.

本症例のポイント：患児は月15日以上の頭痛と立ちくらみなどの不定愁訴で受診したが，学校の欠席はなかった．記載してきたグラフ式頭痛ダイアリーからは，4週で21日の頭痛があるが，10段階スケールでレベル5以上の強い頭痛は少ないこと

がわかった．母子別に月平均1回，支持的精神療法を続けた．6ヵ月後の頭痛ダイアリーを見ると，立ちくらみなどの不定愁訴は続いていたが，強い頭痛は月経時に集中し（月経関連片頭痛），軽い頭痛（緊張型頭痛）は消失していた．月経開始2〜3日の薬物治療（ロキソプロフェン，レバミピド，ナラトリプタン）が有効であった．

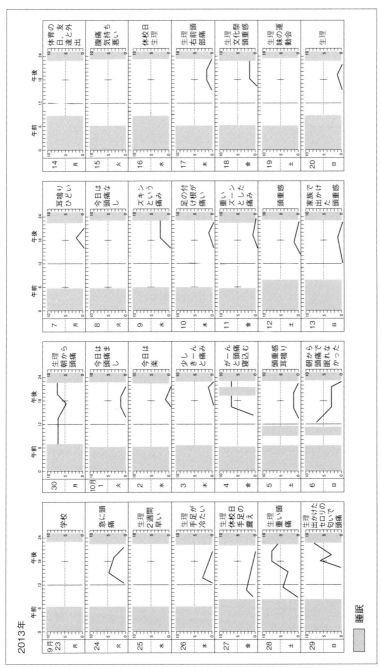

図 3-6-3a 症例 1 14歳（中学2年）女子の頭痛ダイアリー（初診1週間後から）

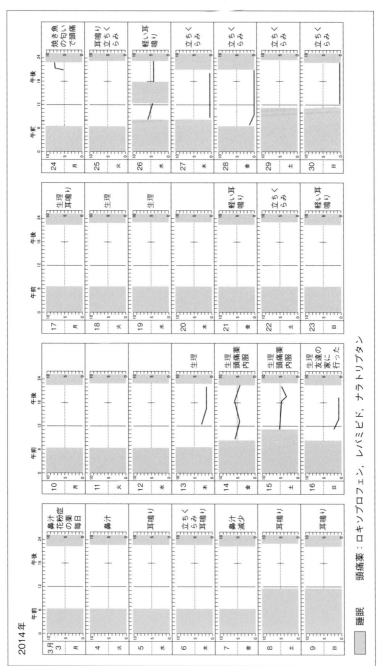

図3-6-3b　症例1　14歳（中学2年）女子の頭痛ダイアリー（初診6ヵ月後）

月経時に片頭痛はあるが，頭痛薬で対応，緊張型頭痛は軽減．

頭痛薬：ロキソプロフェン，レバミピド，ナラトリプタン

睡眠

178

参考文献

1) Silberstein SD, et al：Classification of daily and near-daily headaches：field trial of revised IHS criteria. Neurology，47：871-875, 1996.

2) 日本神経学会・日本頭痛学会 監修：慢性頭痛の診療ガイドライン2013，医学書院，2013.

3) 日本神経学会・日本頭痛学会・日本神経治療学会 監修：頭痛の診療ガイドライン2021，医学書院，2021.

4) 高橋三郎 他訳：DSM-IV-TR 精神疾患の分類と診断の手引き 新訂版，医学書院，2003.

5) 日本頭痛学会・国際頭痛分類委員会 訳：国際頭痛分類 第3版，医学書院，2018.

6) 五十嵐久佳：女性の頭痛．鈴木則宏編，頭痛診療ハンドブック，p.237-247，中外医学社，2009.

7) 藤田光江：小児・思春期の頭痛．日本小児科医会会報，46：124-127，2013.

8) 藤田光江：慢性連日性頭痛．小児科診療，84：1315-1321，2021.

9) 永井章 他：くり返す子どもの痛みの理解と対応ガイドライン C.頭痛編．日本小児心身医学会編，小児心身医学会ガイドライン集 改訂第2版，p.264-285，南江堂，2015.

〔藤田光江〕

7 不登校・不規則登校を伴う頭痛の治療

1 どのような頭痛か？

　不登校がそのまま当てはまる英語はなく，登校拒否（school refusal）が最も近いと思われる．すなわち，ずる休み（truancy）とは異なり，登校に関する何らかの心理的要因のために，登校しない，あるいは登校できない状態をいう．

　文部科学省の調査では，「不登校児童生徒」とは「何らかの心理的，情緒的，身体的あるいは社会的要因・背景により，登校しないあるいはしたくともできない状況にあるために，年間30日以上欠席した者のうち病気や経済的な理由による者を除いたもの」と定義している．2022年の文部科学省の調査では，不登校は小学生の1.7%，中学生の6.0%であり[1]，年々増加傾向にある．不規則登校とは，本項では保健室登校，別室登校，放課後登校，区市町村の適応指導教室など何らかの形で学校に繋がっている児童生徒を指す．

　登校をしぶり始める頃，身体症状を訴えることがあり，最も多い症状は頭痛である．小学校から時折みられる頭痛があり，中学のある時期から連日性頭痛になったなど，発症は思春期に多い．たまの発作性頭痛は薬が効いていたのに，連日性の頭痛は薬が効かず，しかも休日は頭痛が軽いと子ども自身が認識していることも多い[2]．

　頭痛の診療ガイドライン2021の小児・思春期の項には，新しくCQⅦ-7「不登校・不規則登校を伴う頭痛はどのような頭痛か，どう対処すればよいか」が加わった[2]．学童・生徒の一次性頭痛には，頭痛の薬物治療に抵抗する難治な頭痛があり，頭痛が理由で不登校・不規則登校を来すことがある．多くは慢性連日性頭痛を呈し，主な頭痛は慢性緊張型頭痛である．子どもの頭痛診療においては，学校の出席状態を確認する必要がある．また，学校でのいじめなど子どものおかれた環境に配慮すること，精神疾患の共存も考慮すべきである．不登校児に対しては，心身医学的対処と，適応指導教室などの教育機関につながることを勧め，頭痛と付き合いながら生活の改善を促す

ことを推奨する.

　乳幼児期から高校生まで，子どもは成長・発達の途上であり，頭痛診療においても成人とは異なる対応が必須である[2].

2 問診のポイント

　頭痛を主訴に外来を受診する場合，生活支障度の高さは，子どもでは学校欠席の日数によって測られるといっても言い過ぎではない．初診時には，欠席の多いことを申告しにくい子どももいるので，筆者は診察前に事前に記入してもらった頭痛の問診票（p.53）を診察時に確認する際に，自分の手元で「不登校・不規則な登校」の項目を必ずチェックしている．

　学校欠席に関連する頭痛は，学校のある平日朝の強い頭痛で，頭痛の治療薬はうまく効かない．片頭痛の場合は治療薬が有効であるので，頭痛が軽快すると遅刻して登校できる子どももいる．しかし，朝の連日性頭痛は，鎮痛薬などが効いたと患児が言っても，登校できなければ，効いていないと判断する．中には毎朝患児が鎮痛薬を飲みたがる，あるいは保護者が登校させようとの思いから薬を飲ませている場合もあるので，問診の際，使用薬と服薬頻度を必ず確認しておく．患児が強い頭痛を訴えるため，慢性片頭痛[3]（p.167）の診断で予防薬が処方されていることもあるので，受診までの薬歴のチェックもしておく必要がある．

　慢性片頭痛には，片頭痛様と緊張型頭痛様の頭痛が混じっていて，やはり片頭痛にしか治療薬は有効ではない．しかし実際は，患児は自分の頭痛のどれが片頭痛なのか区別できていないことが多い．

3 学校欠席が絡む頭痛の対処法

　頭痛を訴えて欠席が多い子どものほとんどは，鎮痛薬が効きにくい慢性連日性頭痛となっているため，有効な対処法は行動療法や支持的精神療法である．また，共存症として精神疾患が診断されるときには向精神薬が必要の場合もある．

1) 不登校の状態評価

　第一に，子どもがどのような生活を送っているかを把握することが大切で，不登校の状態評価（**表 2-2 (2)-3**，p.65）[4] を十分に行うことが有用である．

　大切なことは，登校刺激などによって子どもの不登校の状態が今よりさらに悪くなることを極力避けることであり，そのためには保護者や学校スタッフの協力も必要である．保護者には，子どもを朝起こすこと，希望すれば学校に送迎することはよいが，登校する・しないの判断は子ども自身に任せるようにしてもらう．また学校スタッフに対して，登校は患児の意志を尊重してほしいことを保護者から伝えてもらうようにする．

2) 行動療法

■ 頭痛ダイアリー

　頭痛と睡眠が記入できる小児・思春期頭痛ダイアリー（p.73）は，学校欠席の多い子どもには行動療法として特に有用である[5]．

　小学校高学年以上の子どもには記載を勧めるが，無理強いはしない．多くの子どもは，前日に登校しようと思っても，翌朝には頭痛で起きられない，その上昼まで寝ていて夜寝つけず，昼夜逆転になる場合もある．ダイアリーには頭痛と同時に必ず睡眠状況を記入し，患児と治療者が状況を共有することで，頭痛は治らないが規則正しい生活を取り戻すためにどうしたらよいかを考える手段となる．また頭痛は続いているが，何かできたこと（家事の手伝い，散歩など）があれば記載してもらうことで，それらを評価することにも役立つ．

■ 登校カレンダー

　ただし小学校低学年，あるいは頭痛ダイアリーの記入を勧めても乗ってこない小学生には，登校カレンダーがモチベーションを上げるのに有効である[5,6]（p.188，症例1の**図 3-7-1**）．これも行動療法の1つで，登校したらカレンダーにお気に入りのシールを貼るという簡単なものである．別室登校や保健室登校，放課後登校でもできたら1枚，朝から教室に入れたら2枚など，子ども自身が工夫して貼ってくる．頭痛があっても登校できた自分へのご褒

美の意味があり，治療者が来院時にそのカレンダーを見て褒めると，さらに出席が増える場合が多い．出席が増えるにしたがい，外来での頭痛の訴えは不思議と少なくなっていく．

3) 支持的精神療法

　支持的精神療法の際には，保護者は同席せずに，必ず子どもだけに話を聴くが，特に低年齢で保護者と離れたがらない子どもは無理せず，保護者には少し離れて座り，口を出さないようにしてもらう．学校欠席が多い子どもは，初診時に言葉数は少なく元気がなさそうで，学校に行けない自分を責めている，あるいは親に申し訳ないと思っているようにみえる．このため，外来では治療者が信頼できる大人であるということを患児にわかってもらうことが必要である．すなわち，治療者はあくまでも患児の味方で，保護者や学校スタッフの側にいるのではないと患児に認めてもらうことが重要になる．信頼できる大人ができると，子どもたちは少しずつ元気になる．

　支持的精神療法は，慢性連日性頭痛の項（p.171）で記載したとおり，治療者が子どもの悩みや不安を傾聴し，その気持ちを理解しながら，子どもの存在や努力を支持することが基本である．子どもの訴えに対して善し悪しなどの価値判断は行わず，安易に「頑張れ」とも言わない．子どもの気持ちを受け止め，実行可能な提案を行いながら，病気も含めて子どもの存在を認めていくことである[4]．

【対応の具体例】

　筆者は，「朝頭痛で起きられず登校できない」と訴える子どもに対して，「そうなんだ」と肯定しながら，「ところで，起きている間は何をしているの？」「何か楽しいことはなかった？」などのようにして生活の様子について話を聴いている．

　また，子どもが頭痛があっても何か新しいことにチャレンジしたときには，「すごい」「やったね」など，患児の自己評価を上げる言葉を探して褒めるようにしている．

　電子メディアでのゲーム遊びは，当然，授業のある時間帯は避けること，夕食後は時間を制限するなど，具体的に指導する．

　登校していない子どもは運動不足になるので，散歩をしたり，家の中でもできる筋力トレーニングなど（腹筋，背筋，腕立て伏せなど）で適度に体を

動かすことを勧めている.

　習い事の再開も，子どもが外に出ていける活気を取り戻すのに役立つことがある.

　1日中頭痛で動けなかった子どもが，少しずつ活気を取り戻してきたら，別室登校や放課後登校，区市町村の適応指導教室などを勧めるが，話に乗ってこなければしばらくは話題に出さない.

　登校できない子どもは外に出たがらず，外来受診が唯一の外出先となっている場合もあるので，受診してくることの意義は大きい.このため，治療者からの「来てくれてありがとう！また来てね」の言葉かけが重要と考える.通院を続けているうちに，患児自身が自分作りをし，自分の道を見つけるなど成長することで，いつの間にか連日性の頭痛の訴えはなくなる.

4) 保護者・家族へのサポート

　子どもが毎朝頭痛を訴え登校しなくなった場合，保護者は頭痛が治れば登校すると信じ，すがるような気持ちで受診してくる.すでに他の医療機関に通院しても治らず，慢性連日性頭痛に陥っている場合も多い.初診時に，治療薬が効かない頭痛であると説明すると，子どもは納得することが多いが，ほとんどの保護者は再診時に「まだ強い頭痛が続いていて何とか治してあげたい」と訴える.こんな時，筆者は「でも頭痛があってよかったのですよ.何故かというと子どもの辛い状況がわかる.医療機関とつながることで，子どものサポーターが増える.頭痛を通してお家の方が子育てを見直せるからです.そして時間はかかりますが，子どものこころの成長と共に必ず通り抜けます」と話している.思春期の子どもの場合は，「今（思春期）は蛹状態のようなもので，つぶしてしまわないように保護していけば必ず蝶になる日がきます」という話をすると理解が得られることが多い（p.173，図3-6-2）.

　子どもの長期欠席は保護者にとっても辛いことで，抑うつなどの精神的不安定を来たすことがあり，保護者自身に心療内科や精神科の受診を勧めることもある.子どもの回復には長ければ年単位の時間がかかるので，保護者がこころの安定を保ちながら待てることが重要となる.

5) 薬物療法

　繰り返しになるが，不登校児のほとんどは慢性連日性頭痛になっているの

で，頭痛の鎮痛薬の処方の考えかたについては，慢性連日性頭痛の項の薬物療法（p.173）を参照いただきたい．

■ 共存症への対応

不登校児は，一過性の場合も多いが，何らかの精神疾患[7]，あるいはその疑いと診断されることが多く，抗うつ薬（フルボキサミンなど），抗精神病薬（アリピプラゾール，リスペリドン）など，向精神薬の少量使用が頭痛の軽減や生活の質の向上に有効な場合がある[8,9]．家庭では普通に生活しているが学校への不安が強く登校できない不安症群や，家庭でも食欲低下や流涙などがあり元気がないうつ病には，これらの薬が有効の場合が多い．しかし，自己顕示欲が強いが皆に認めてもらえないため，頭痛などの身体症状が強くなる身体症状症には効きにくい印象がある．ただし，これらは小児では適応外使用の薬剤であり，患児と保護者への十分な説明と同意が必要である．筆者は，同意が得られない場合は支持的精神療法を続け，昼夜逆転などで状態が悪化したときに再度内服を勧めることもある[9]．向精神薬も含め，毎日服用する薬を処方する前には，最近実施していなければ甲状腺機能を含む血液・尿検査を行っておく．特にアリピプラゾールやリスペリドンは，糖尿病家系では避ける，あるいは処方した場合も，開始後の多飲などの症状に注意し，必要に応じて尿糖をチェックしている．来院時ごとに患児に内服しているかを聞き，飲み忘れが多ければ一時中止とし，患児が必要と思った時に再度開始を勧めることもある．

ただし，頭痛を主訴に受診した小児でも，自傷行為や小児科では対応できない精神疾患が共存している場合は，児童精神科や子どものこころの専門外来（高校生以上は精神科）への紹介が必要になることを常に留意しておく[10]．

精神疾患以外に，不登校に絡む頭痛によくある共存症として過敏性腸症候群がある[4]．朝，登校しようと思うと腹痛も起こり，便意を催しトイレにこもる，下痢をすることもある．このような場合，頭痛に対しては鎮痛薬などは無効であるが，腹痛に対しては治療薬が有効なこともある[4]．頭痛と共通することは，学校のある平日の朝に症状が強く，休日は症状が軽減することである[4]．子どもにとって過敏性腸症候群は辛い状態であることを受け止めて対処する必要がある．

● まとめ

　一般小児科外来にも，頭痛を訴え，学校欠席が多い小児・思春期の子ども
が受診する．子どもにとって小児科医は，家族と学校スタッフ以外の頼れる
存在の１つであり，特に困っている頭痛を何とか治してほしいと期待して受
診している．頭痛の治療薬がうまく効かず，学校欠席につながる頭痛の場合
は，患児の性格や環境に配慮して話を聴き，もし欠席が長期化するときに
は，適応指導教室や，子どものこころの外来などの専門医へ紹介することが
重要である．

Column

「不登校」の絡む頭痛の自験例

・不登校の絡む頭痛はどの年齢に多いか

　３ヵ月以上通院している４～18 歳の小児 210 人中不登校・不規則登校（不登校群）
は 105 人であり，不登校群の頭痛のタイプは慢性緊張型頭痛 55 人，片頭痛と慢性緊
張型頭痛の共存 50 人であり，片頭痛のみには不登校は認められなかった[9]．学年別
にみると，中学１年～高校１年で不登校群の占める割合が高かった（**図**）[9]．

・不登校群の精神疾患の共存

　不登校群 105 例では全例に DSM-5[7] で診断あるいは疑いとされる精神疾患が認め
られ，不安症群 72 人（女 40 人，男 32 人），身体症状症 20 人（女 9 人，男 11 人），う
つ病 5 人（女 4 人，男 1 人），適応障害 7 人（女 5 人，男 2 人），自閉スペクトラム症
1 人（女）であった．

・不登校群の小児への対処法

　不登校群の 105 人に対して，全
例保護者とは別に支持的精神療法
を行った．共存している精神疾患
に対しては，抗うつ薬，抗精神病
薬を本人と保護者への説明と同意
の上，少量かつ１～２週間の短期投
与で開始した．１年間に一時期で
も抗うつ薬や抗精神病薬を使用し
たのは 95 人（90％）であり，いず
れも不安やいらいら感の軽減，昼
夜逆転から規則的な生活に改善，
学校を含む社会につながることに有効であった．

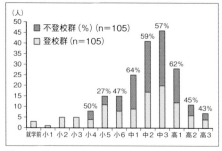

図　３ヵ月以上通院している小児の登校群と不登
　　校群の割合[9]（2016 年 3 月時点）

■ 症　例

症例 1　**10 歳 (小学 4 年) 男児 ― 連日性頭痛となり登校しなくなった例**

主訴：連日性頭痛，学校欠席．

現病歴：3 歳頃から月 1 日くらい頭痛があったが寝ると治っていた．小学 4 年の 6 月から中学受験のための塾に通い出し，火曜，木曜は 19：30 帰宅，その他土曜も塾が入ることもあった．土曜は小学 2 年からクラブチームで野球をやっている．就寝時刻は塾のある日は 22：00 を過ぎると言う．小学 4 年の 2 月はじめから毎朝頭痛を訴え登校しなくなったと 2 月 17 日に筆者の外来を受診した．

家族歴：父母に頭痛はないが母の弟が頭痛持ちである．父母，姉 (中学 2 年，反抗期) の 4 人家族．

検査歴：頭部画像検査，血液・尿検査は未実施．

初診時現症：受診時に聞くと「頭痛がある」と言いながら，座っている椅子を回しているので強い頭痛でないと判断した．外来での血圧，理学的・神経学的所見は異常なく，応答は小学 4 年相当で，表情も暗くなかった．母親とは別に面接し，好きな曜日を聞くと「1 番は土曜 (野球クラブチーム)，2 番は金曜 (塾なし)，3 番は水曜 (塾なし)」と塾のある火曜，木曜以外を答えたので，塾が負担であることが推測された．患児の好きな曜日を母親にも伝えたところ，中学受験のための塾が患児に負担だったと気づいたようで，退塾も考えると話していた．患児には「学校へ行くのは子どものお仕事だよ，放課後お母さんと登校するのも出席になるから，できた時はお気に入りのシールを貼ってみよう」と登校カレンダーを提案した．

経過：受診ごと母親とは別に支持的精神療法を続けた．登校カレンダーは患児には合った治療法だったようで，放課後登校，保健室登校など出席は少しずつ増え，小学 5 年からの新学期は問題なく登校している (**図 3-7-1**)．母親からも朝起こすのは大変だが，遅刻しないで登校できている．最近，元々通っていた個別のゆるい塾に行きたいと言い出したと聞いた．連日性頭痛の訴えは登校が増えるとともに少なくなり，最近は発作性頭痛の片頭痛もない．

最終診断：前兆のない片頭痛，心理社会的要因関与の緊張型頭痛．

本症例のポイント：3 歳頃からたまに頭痛を訴えていたのは片頭痛と考えられる．小学 4 年から中学受験のための塾通いが始まり，睡眠不足も関連し，頑張りすぎてバッテリー切れ状態になったため連日性頭痛となり，登校できなくなったと思われる．学校欠席中も野球のクラブチームに行けたこと，ストレスと思われた塾を止めるなどの早期対応をしたことで，再度登校できるようになった．前に行っていた個別の塾に復帰したいと言う患児の気持ちは，バッテリーが充電してきたことを示している．頭痛があっても登校した自分を褒め自己評価を高めることに，登校カレンダーが役立ったと考えられた．

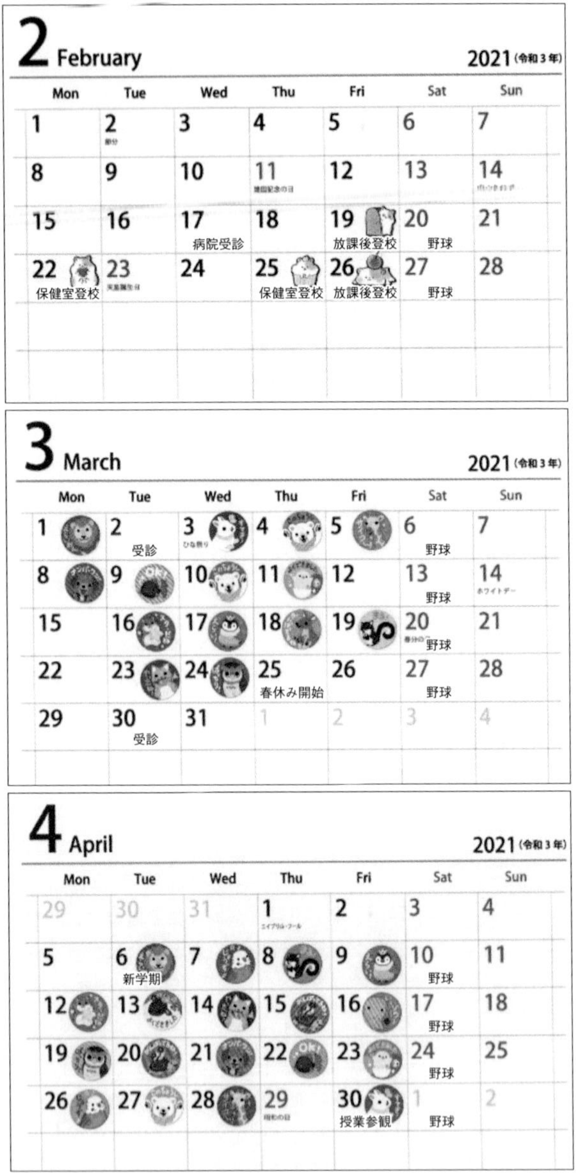

2 February 2021（令和３年）

Mon	Tue	Wed	Thu	Fri	Sat	Sun
1	2	3	4	5	6	7
8	9	10	11	12	13	14
15	16	17 病院受診	18	19 放課後登校	20 野球	21
22 保健室登校	23	24	25 保健室登校	26 放課後登校	27 野球	28

3 March 2021（令和３年）

Mon	Tue	Wed	Thu	Fri	Sat	Sun
1	2 受診	3	4	5	6 野球	7
8	9	10	11	12	13 野球	14
15	16	17	18	19	20 野球	21
22	23	24	25 春休み開始	26	27 野球	28
29	30 受診	31	1	2	3	4

4 April 2021（令和３年）

Mon	Tue	Wed	Thu	Fri	Sat	Sun
29	30	31	1	2	3	4
5	6 新学期	7	8	9	10 野球	11
12	13	14	15	16	17 野球	18
19	20	21	22	23	24 野球	25
26	27	28	29	30 授業参観	1 野球	2

図 3-7-1　症例１　10 歳男児（小学４年）の登校カレンダー

上記は男児による実物のカレンダーを忠実に作り替えたもの．
２月から毎朝頭痛を訴え登校しなくなったので，２月 17 日に受診した．
シールなしは欠席，３月 25 日〜４月５日は春休み（４月から小学５年）．
シールを貼り，何も書いていない日は普通に教室に入れている．

症例2

15歳（中学3年）女子──身体症状症，適応障害が考えられた慢性連日性頭痛の例

主訴：連日性頭痛，不登校.

現病歴：小学校では頭痛はなかったが，中学1年の6月から頭痛が始まり，近くの大学病院で画像検査が行われたが異常なく，起立試験で起立性調節障害（OD）と診断された．頭痛は消失しなかったが登校していたため，塩酸ミドドリン，漢方薬（順次，半夏厚朴湯，抑肝散，五苓散）を内服しながら通院していた．中学2年の6月，頭痛が悪化し連日性となり欠席が続いたため，頭痛を専門とする総合病院脳神経外科に紹介された．慢性片頭痛の疑いで予防薬としてバルプロ酸400 mg/日，クロナゼパム1 mg/日，頭痛の急性期治療薬としてリザトリプタン10 mg/回が処方され，頭痛は軽減した．しかし，中学2年の3学期，風邪をきっかけに頭痛が悪化し，再度連日性の頭痛となり，完全不登校状態となったため，中学3年の5月に筆者の施設①（東京のクリニック）に紹介された．

家族歴：母に月2～4日，前兆のない片頭痛がある．父母，2学年上の兄の4人家族．

既往歴：特記すべきことなし．初経小学4年．

検査所見：大学病院小児科で，頭部CT，頭部MRI・MRA，脳波，血液・尿検査が施行されたが異常は認められなかった．

初診時現症：悪心・嘔吐，光過敏・音過敏は明らかでなく，頭全体の締め付けられるような頭痛が連日続いていた（図 3-7-2a，前医通院中の頭痛ダイアリー．日本頭痛学会の頭痛ダイアリーを使用）．頭痛時匂いに敏感になることがある，月経時に頭痛が強くなることから前兆のない月経関連片頭痛も共存していると考えられた．連日性の強い頭痛で学校欠席が続いていたが，応答は年齢相当で，抑うつ的ではなく，不眠，食欲不振も見られなかった．

経過：通院したいとの強い希望があり，北陸から車で茨城県に来るほうがよいとのことで，筆者の施設②（つくば市の病院）を予約した．筆者の施設①（東京のクリニック）受診後の頭痛ダイアリー（図 3-7-2b，日本頭痛協会の小児・思春期頭痛ダイアリーを使用）を見ると，本児の学校欠席に関連している頭痛は，片頭痛に慢性緊張型頭痛が共存していると判断した．また，リザトリプタンの頻回内服による薬剤の使用過多による頭痛の共存も考えられた．片頭痛の予防薬としてのバルプロ酸，クロナゼパムは漸減中止とし，アミトリプチリン5 mg/日（夕食後）を開始した．ODの共存に対して塩酸ミドドリン2 mg/日（起床時）を再開始した．同時に，保護者とは別に支持的精神療法を開始した．患児は自己顕示欲が強く真面目で完璧主義な性格で，中学1年の5月，友だちとトラブルがあり，その後仲間はずれにされことで教室に入るのが辛くなった．また人目が気になるなど不安症群の共存も考えられたので，アミトリプチリンを中止し，フルボキサミン25 mg/日（夕食後）に変更した．月経時はロキソプロフェン60 mg/回，レバミピド100 mg/回，ナラトリプタン1.25 mg/回を1日2回朝夕2～3日間内服を勧めた．登校できない日が続いていたので塩酸ミドドリンを4 mg/日，フルボキサミンを50 mg/日に増量した．部活動も成績も上位になりたいのに，現実は友だちとうまくいかず，浮いてしまったことで，学校に適応できなくなったこと，心の葛藤が連日性の強い頭痛になった

　ことなどを保護者が理解できるようになった．患児は，頭痛ダイアリーからは頭痛
が続いていることを強調していたが，家で少しずつ勉強するようになり，テストは
別室で受けることができた．また，教科科目によっては教室に入れるようになっ
た．高校はレベルを落として公立高校に受かった．職場の途中であったため，母の
高校の送迎もあり，中学に比し欠席ははるかに減り，無事 2 年に進級できた．友だ
ちは無理してまで作らなくてよいと考えるようになり，人目を気にすることが減っ
た．この頃母の前で号泣し，「今まで高いところで綱渡りをしていたが，最近は綱
が少し下がって下にマットが敷いてある感じになった」と欠席したくないのに欠席
が続いていた状況を語ったという．母と同じように，月経時片頭痛のほか，排卵時
の頭痛がわかるようになったのもこの頃であった．高校 2 年では部活動の部長を引
き受け，顧問に対する不満も言葉にできるようになったが，流涙も増え，フルボキ
サミン 75 mg/日（分 2，朝 25 mg，夕 50 mg）に増量し，片頭痛の予防薬として塩
酸ロメリジン 10 mg/日（分 2，朝夕食後各 5 mg）を追加した．高校 3 年も同様の
処方を続け，2 月に無事県内の短大に入学できた．中学 3 年時の紹介先に今後の加
療をお願いし，通院を終了とした．

最終診断：前兆のない月経関連片頭痛，慢性緊張型頭痛，身体症状症，適応障害（不
　安を伴う）．

本症例のポイント：初診時に持参した頭痛ダイアリー（**図 3-7-2a**）は，頭痛が連日
　続き，片頭痛特効薬のリザトリプタンを頻回に内服していることが詳細に記載され
　ていた．後で考えると，このダイアリーは自分の頭痛を強くアピールしている身体
　症状症独特の表現とも考えられた．真面目で完璧主義，自己顕示欲が強く，教師，
　級友に認めてほしかったのに，中学 1 年の 6 月に友だちとのトラブルから連日の頭
　痛が発症した．患児の頭痛はグラフ式頭痛ダイアリーにも連日続いて学校欠席など
　生活の支障度が高いことが記されていた（**図 3-7-2b**）．フルボキサミンを処方し
　ながら，保護者が同席せずに面接し，気持ちの言語化をサポートした．患児は他人
　を意識するより自分を第一に考えられるようになった．高校 2 年からは慢性緊張型
　頭痛はほぼ消失し，月経関連片頭痛を含め，片頭痛が分かるようになった．

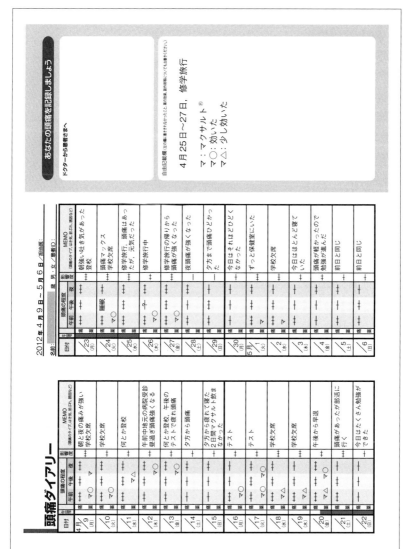

図 3-7-2a　症例 2　15歳（中学 3 年）女子の頭痛ダイアリー（前医通院中）

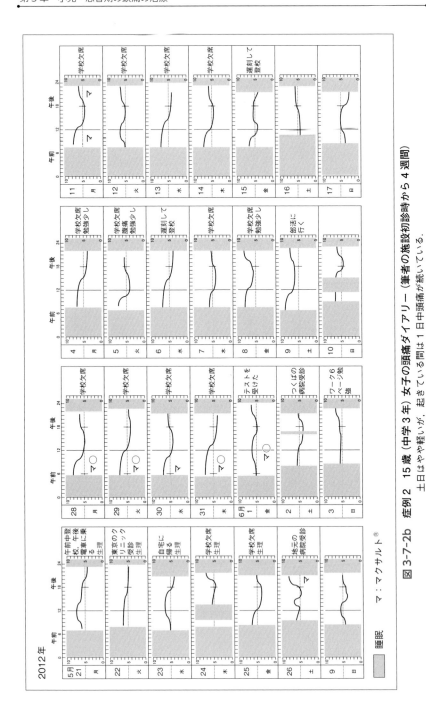

図 3-7-2b　症例 2　15 歳（中学 3 年）女子の頭痛ダイアリー（筆者の施設初診時から 4 週間）
土日はやや軽いが、起きている間は 1 日中頭痛が続いている。

参考文献

1) 文部科学省初等中等教育局児童生徒課：令和4年度 児童生徒の問題行動・不登校等生徒指導上の諸課題に関する調査結果について（2023年10月）
（https://www.mext.go.jp/content/20231004-mxt_jidou01-100002753_1.pdf）.

2) 日本神経学会・日本頭痛学会・日本神経治療学会 監修：頭痛の診療ガイドライン2021. 医学書院，2021.

3) 日本頭痛学会・国際頭痛分類委員会 訳：国際頭痛分類 第3版. 医学書院，2018.

4) 永井章 他：くり返す子どもの痛みの理解と対応ガイドライン C.頭痛編. 日本小児心身医学会編，小児心身医学会ガイドライン集 改訂第2版，p.264-285，南江堂，2015.

5) 藤田光江：小児・思春期の慢性頭痛―不登校・不規則登校につながることもある―. 心身医，63：430-435，2023.

6) 藤田光江：わかってほしい！子ども・思春期の頭痛. 南山堂，2019.

7) 日本精神神経学会 日本語版用語監修，高橋三郎 他監訳：DSM-5 精神疾患の分類と診断の手引. 医学書院，2014.

8) Fujita M, et al：Pediatric chronic daily headache associated with school phobia. Pediatr Int，51：621-625，2009.

9) 藤田光江 他：不登校の絡む頭痛の対処法と予後. 小児科臨床，70：1667-1672，2017.

10) 藤田光江：不登校の実情と対応. 心身医，64：113-117，2024.

〔藤田光江〕

周期性嘔吐症候群，腹部片頭痛の治療

1 周期性嘔吐症候群，腹部片頭痛の特徴

　周期性嘔吐症候群は，数日間の嘔吐発作を周期的にくり返すが間欠期は正常であること，数年の経過により自然治癒することを特徴とする[1,2]．周期性嘔吐症候群の発症年齢は生後6日〜最高齢は73歳で，頻度は2%との報告がある[3]．

　腹部片頭痛は，主として小児に認められ，中等度〜重度の腹部正中の痛みをくり返す原因不明の疾患である[1]．発症年齢は3〜15歳で，有病率は1〜4%との報告がある[4]．

　これら両疾患の病態は明らかではないが，片頭痛に関連した疾患であると考えられている．その根拠としては，両疾患の患者では①片頭痛の家族歴が濃厚である，②成人後に片頭痛に移行する例が多い，③片頭痛の治療薬が有効である例が多い，などがある[5〜10]．

2 国際頭痛分類 第3版での位置付け

　国際頭痛分類 第2版では，周期性嘔吐症と腹部片頭痛は小児周期性症候群（片頭痛に移行することが多いもの）に分類されていたが，両疾患は近年，成人にも発症するとの報告が増えたため，国際頭痛分類 第3版では文言が変更された[1,2]．

　国際頭痛分類 第3版での位置付けとしては，1「片頭痛」の下位項目に1.6「片頭痛に関連する周期性症候群」があり，このなかに1.6.1「再発性消化管障害」があり，この下位項目に1.6.1.1「周期性嘔吐症候群」および1.6.1.2「腹部片頭痛」が記載されている．この疾患群は片頭痛を併せ持つ患者，あるいはこれらの片頭痛を発症する可能性の高い患者に起こるとされている．

③ 診　断

■診断基準と鑑別のポイント

両疾患とも診断の決め手となる検査はなく, 臨床経過と嘔吐発作・腹痛発作の特徴, および器質的疾患の否定後に診断される.

周期性嘔吐症候群と腹部片頭痛の診断基準をそれぞれ**表 3-8-1**, **表 3-8-2** に示す.

周期性嘔吐症候群も腹部片頭痛も, 嘔吐と腹痛の症状を有することが多い.

周期性嘔吐症候群と腹部片頭痛との違いは, 腹部片頭痛では腹痛が主症状で, 嘔吐回数は少ない点である. 筆者は, 周期性嘔吐症候群の診断基準を満たしていれば, 腹痛を繰り返していても周期性嘔吐症候群と診断している. 一方で, 周期性嘔吐症候群として紹介された患者のなかに, 1 時間の嘔吐回数が 4 回未満と少なく, 腹部片頭痛の診断基準を満たす腹痛を訴えていたため, 腹部片頭痛と診断した例もある.

国際頭痛分類 第 3 版では, 両疾患を同時に診断することを禁じてはいないが, 筆者は両疾患を同時に診断したことはない. しかし, 周期性嘔吐症候群と診断していた患児が経過とともに嘔吐回数が減り, 腹部片頭痛に移行した症例は経験している[5].

表 3-8-1　1.6.1.1「周期性嘔吐症候群」の診断基準

A. 強い悪心と嘔吐を示す発作が 5 回以上あり, B および C を満たす
B. 個々の患者では症状が定性化しており, 予測可能な周期で繰り返す
C. 以下のすべてを満たす
　　1. 悪心, 嘔吐が 1 時間に 4 回以上起こる
　　2. 発作は 1 時間〜10 日間続く
　　3. 各々の発作は 1 週間以上の間隔をおいて起こる
D. 発作間欠期には完全に無症状
E. その他の疾患によらない (注 1)

注 1 : 特に, 病歴および身体所見は胃腸疾患の徴候を示さない.
　　　　　　（日本頭痛協会・国際頭痛分類委員会 訳：国際頭痛分類 第 3 版, p.14, 医学書院, 2018）

【筆者による補足説明】国際頭痛分類 第 3 版には, 胃腸疾患の特徴に関する具体的な記載はないが, 筆者は粘膜障害 (潰瘍, 食道炎, クローン病), 奇形 (腸回転異常症), 慢性虫垂炎, 膵炎, 肝疾患, 胆疾患などは病歴および身体所見から疑って除外診断すべきと考えている.

表 3-8-2　1.6.1.2「腹部片頭痛」の診断基準

A.　腹痛発作が 5 回以上あり，B～D を満たす
B.　痛みは以下の 3 つの特徴の少なくとも 2 項目を満たす
1.　正中部，臍周囲もしくは局在性に乏しい
2.　鈍痛もしくは漠然とした腹痛 (just sore)
3.　中等度～重度の痛み
C.　発作中，以下の 4 つの随伴症状・徴候のうち少なくとも 2 項目を満たす
1.　食欲不振
2.　悪心
3.　嘔吐
4.　顔面蒼白
D.　発作は，未治療もしくは治療が無効の場合，2～72 時間持続する
E.　発作間欠期には完全に無症状
F.　その他の疾患によらない（注 1）

注 1：特に，病歴および身体所見が胃腸疾患または腎疾患の徴候を示さない，または，それらの疾患を適切な検査により否定できる．

（日本頭痛協会・国際頭痛分類委員会 訳：国際頭痛分類 第 3 版，p.14，医学書院，2018）

【筆者による補足説明】国際頭痛分類 第 3 版には，腎疾患の特徴に関する具体的な記載はないが，筆者は腎盂腎炎，水腎症，尿路結石，膀胱頸部狭窄など腹背部痛を訴える疾患は，病歴および身体所見から疑って除外診断すべきと考えている．

■ 問診のしかたと確認すべきポイント

Check ☑

- **患児に対して**：乳児，幼児に関しては保護者からの聴取が中心になる．幼児期以降，特に学童以降であれば本人に問診しても回答が得られることがある．

　□腹部片頭痛では，腹痛部位が重要になるが，触診しながら「ここが痛いの？」と聞くと回答を得やすい．

　□片頭痛の特徴を有しているかどうか問診する．片頭痛の特徴として前兆があるかどうか，光過敏や音過敏があるかどうか，頭痛があるかどうか，頭痛があれば頭痛の持続時間，頭痛の部位（片側性であるかどうか），頭痛の性状（拍動性であるかどうか），頭痛の強度などを確認する．

● **保護者に対して**：乳児，幼児に関しては保護者からの聴取で診断する必要がある．

□ 周期性嘔吐症候群も腹部片頭痛も，診断基準を満たすかどうか確認する．

□ 器質的疾患がないか慎重に問診する．疑わしければ検査を行う．筆者の個人的な失敗例として，周期性嘔吐症候群と考えた症例で頭部 MRI を施行したところ，脳腫瘍が発見された経験がある．頭蓋内圧亢進を疑う症状がないか確認する．

□ 家族歴については，「子どもの頃，同じようなことがありましたか？」と聞いても「ありません」と言われることが多いので，「祖父母にお父様かお母様の子どもの頃に嘔吐や腹痛が多かったかどうか聞いてきてください」とお願いする．親の片頭痛に関しては，「頭痛がありますか？」と聞くと，「ありません」との回答が多いが，「過去 5 年間にまったく頭痛はありませんでしたか？」とたずねると「まったく頭痛がないわけではない」と話し始めて，詳しく問診をすると片頭痛を有していることが多い．

4 治 療

1) 周期性嘔吐症候群の治療

周期性嘔吐症候群の治療は，嘔吐発作時の治療と予防治療に分けられる．

軽症例では無治療，ないしはドンペリドン坐剤などで改善する症例もあるが，中等症例では輸液で脱水の改善を行う必要が生じる．

入院が必要となり嘔吐の強い重症例では，発作時治療薬投与の適応となる．輸液は通常の初期輸液と維持輸液でよいと考えている．重症例の発作時治療薬としては，スマトリプタン，オンダンセトロン，グラニセトロンなどの有効性が示唆されている．片頭痛の家族歴がある症例ではスマトリプタン，家族歴がない症例ではオンダンセトロン，ないしはグラニセトロンが第一選択薬と考えられるが，家族歴のない症例でもスマトリプタンが有効な症例がある．もし，スマトリプタンの点鼻薬が無効な例でも，皮下注射薬が有効である可能性があり，試されてよいと考えている．また，アプレピタントが有効であるとの報告もある[11]．ただし，小児適応のない薬剤の処方の際には患児・保護者への説明が必要である．

予防内服療法は，副作用や患者負担の観点から，1ヵ月に1回以上発作を起こす，ないしは発作が重症で入院が必要であるなどの重症な周期性嘔吐症候群にのみ適応があると考えている．薬剤としてはシプロヘプタジン，アミトリプチリン，プロプラノロール，バルプロ酸，フェノバルビタールなどが用いられている．症例によって有効な薬剤は異なるので，使用しやすい薬剤から試みて効果を評価しながら薬剤を変更するとよい．予防薬としては，第一選択薬としてシプロヘプタジンやアミトリプチリン，第二選択薬としてプロプラノロールの使用を推奨する報告がある．予防薬は効果が出るのに時間がかかるため，2ヵ月以上継続して効果判定する．

周期性嘔吐症候群の処方例

● **発作時治療薬**

イミグラン® キット皮下注3mg　ないしは　イミグラン® 点鼻液20 (スマトリプタン)[*1]

　(年齢×4＋20)/100×3mg 皮下注 ないしは 5〜20mg/回　点鼻

オンダンセトロン注射液 (オンダンセトロン)[*2]　2.5mg/m^2 静注 (4〜6時間毎)

カイトリル® 注 (グラニセトロン)[*2]　10μg/kg 静注 (4〜6時間毎)

● **発作予防薬**：下記のいずれか1剤を処方する．

ペリアクチン® 散1% (シプロヘプタジン)[*2]　0.033〜0.1mg/kg 1日3回 内服

トリプタノール® 錠10 (アミトリプチリン)[*2]　0.1〜1.7mg/kg 1日2回 内服

インデラル® 錠10mg (プロプラノロール)

　10mg ないしは20mg 1日2〜3回 内服

デパケン®R (バルプロ酸)　10〜20mg/kg 1日2回 内服

フェノバール® (フェノバルビタール)[*2]　1〜2.5mg/kg 1日2回 内服

＊1：小児適応なし．　＊2：本疾患に対する保険適用なし．
上記＊1および＊2の薬剤を処方する際には患児・保護者への説明が必要である．

2) 腹部片頭痛の治療

腹部片頭痛も，発作時治療と予防治療に分けられる．

発作時には，スマトリプタンが有効との報告がある[12]．

予防内服療法としては，プロプラノロール，シプロヘプタジン，pizotifen

が有効であったと報告されている[4]．この他の薬剤としてはジヒドロエルゴタミン[13]やバルプロ酸[14]の静注療法が有効との報告もある．しかし，両薬剤とも日本国内では静注製剤は承認されていない．また pizotifen も日本国内では承認されていない．

腹部片頭痛の処方例

● **発作時治療薬**

イミグラン® 点鼻液 20（スマトリプタン）[*1]　5〜20 mg/回　点鼻

● **発作予防薬：下記のいずれかを処方する．**

インデラル® 錠 10 mg（プロプラノロール）　10 ないしは 20 mg 1 日 2〜3 回　内服

ペリアクチン® 散 1 %（シプロヘプタジン）[*2]　0.033〜0.1 mg/kg 1 日 3 回　内服

＊1：小児適応なし．　＊2：本疾患に対する保険適用なし．
上記＊1 および＊2 の薬剤を処方する際には患児・保護者への説明が必要である．

3) 患児・保護者への指導

患児本人への説明と指導

ほとんどの症例は加齢とともに改善する良性の疾患であることを説明する．親が片頭痛であれば，親に似ているだけでお母さん（あるいはお父さん）も元気なので心配ないよ，と安心させる．

保護者への助言や指導

患児への説明と同様に，ほとんどの症例は加齢とともに改善する良性の疾患であると説明する．一部の症例が，将来的に片頭痛となることを説明する．また多くの軽症の患児は特別な治療を必要としないこと，重症例では予防薬が有効であることを説明する．

学校の先生や養護教諭との連絡

発作が始まったら保健室に移動して，必要であれば治療薬を使用することを伝える．学校での投薬に関して学校の許可が必要であれば「嘔吐ないしは腹痛発作が起きたら○○○（←薬剤名を記載）を使用してください」などの指示書を書く．

症　例

症例1　**15歳7ヵ月女子──周期性嘔吐症候群の例**

主訴：4歳から自家中毒で嘔吐発作を繰り返している．

現病歴：4歳より自家中毒と診断されて，嘔吐発作時は点滴をしていた．嘔吐は3〜4日続き，多いときには2週間に1回程度の周期であった．1時間に8回程度嘔吐し，吐瀉物は黄色，赤色，緑色のことがあり，発作時には眠くなり，顔面蒼白，流涎，食欲不振，光過敏，音過敏，頭痛，腹痛を伴うことがあるが，腹痛だけ，もしくは頭痛だけが起こることはない．頭部画像診断，脳波検査に異常なし．過去にバルプロ酸による予防内服を試したが無効であった．

家族歴：母親は前兆のない片頭痛．

既往歴：特記すべきことなし．

検査所見：発作5日目の血中ADHが16 pg/mLと高めでACTHは正常．

鑑別診断，治療の経過：前医で画像検査など検索されており異常はなく，症状から周期性嘔吐症候群と診断し，アミトリプチリンによる予防内服と発作時のスマトリプタン皮下注射を開始した．アミトリプチリンの内服開始により発作回数が減少し，発作時にスマトリプタンを使用したところ頭痛に有効で，嘔吐に関しては有効な場合と無効な場合があった．

本症例のポイント：周期性嘔吐症候群の診断基準を満たしており，前医でもバルプロ酸による予防内服を試していたが，無効であった．その後は長期間にわたり積極的な治療は行われておらず，発作により学校を休む日数が多くなっていた．筆者の施設を受診してバルプロ酸以外の予防内服，および片頭痛治療薬を投与したところ有効で，学校を休む日数が減った．どのような治療薬も無効な周期性嘔吐症候群の患者もいるが，1種類の治療薬が無効でも他の薬剤を試してみたほうがよいと考える．

症例2 **3 歳 5 ヵ月女児―腹部片頭痛の例**

主訴：腹痛.

現病歴：半年前から腹痛があり，2週間前から腹痛の頻度が増えて1週間に3回ほど腹痛を訴える．腹痛は臍周囲部であり，腹痛により動けなくなり1~2時間くらい横になっている．食欲不振あり，悪心あり，嘔吐なし，顔面蒼白なし，頭痛が同時に起こることもあり，音過敏，光過敏あり．腹痛のないときは元気であった.

家族歴：母親は典型的前兆を伴う片頭痛.

既往歴：アトピー性皮膚炎.

検査所見：なし.

鑑別診断，治療の経過：3歳の繰り返す腹痛の鑑別診断として便秘も考えたが，本患児ではなかった．母親に片頭痛があり，患児は腹部片頭痛の診断基準を満たしていたため，腹部片頭痛と診断した．母親には「母親の頭痛と同じように痛みが腹部に生じており，自然に改善していく」と説明した．また「症状に変化がなければ，特別な検査・治療などせずに経過観察しましょう」と話した．腹痛の頻度は徐々に減ったが5歳以降は発作時に顔面蒼白を伴うようになった．6歳9ヵ月まで同様の腹痛があったが，7歳3ヵ月からは前兆のない片頭痛となり，腹痛を訴えることはなくなった.

本症例のポイント：腹痛の強度は強いものの，腹痛のないときは無症状で，腹部片頭痛の診断基準を満たし，片頭痛に特徴的な悪心，音過敏，光過敏があり，ときに頭痛が腹痛と同時に起きることがあった．さらに母親が片頭痛であったことから，腹部X線検査，エコー検査，血液検査などを回避しつつ，腹部片頭痛と診断することができた．もちろん，器質的疾患が疑われれば，見落としのないように必要な検査は行われるべきであると考える.

参考文献

1) Headache Classification Committee of the International Headache Society (IHS) : The International Classification of Headache Disorders, 3rd Edition. Cephalalgia, 38 (1) : 1-211, 2018.

2) 日本頭痛学会・国際頭痛分類委員会 訳：国際頭痛分類 第3版，医学書院，2018.

3) Li BU and Misiewicz L : Cyclic vomiting syndrome : a brain-gut disorder. Gastroenterology clinics of North America, 32 : 997-1019, 2003.

4) Worawattanakul M, et al : Abdominal migraine : prophylactic treatment and follow-up. Journal of pediatric gastroenterology and nutrition, 28 : 37-40, 1999.

5) Hikita T, et al : Cyclic Vomiting Syndrome in Infants and Children : A Clinical Follow-Up Study. Pediatric neurology, 57 : 29-33, 2016.

6) Stickler GB : Relationship between cyclic vomiting syndrome and migraine. Clinical pediatrics, 44 : 505-508, 2005.

7) Li BU : Cyclic vomiting syndrome : age-old syndrome and new insights. Seminars in pediatric neurology, 8 : 13-21, 2001.

8) Hikita T, et al : Sumatriptan as a treatment for cyclic vomiting syndrome : a clinical trial. Cephalalgia, 31 : 504-507, 2011.

9) Hikita T, et al : Effective prophylactic therapy for cyclic vomiting syndrome in children using valproate. Brain & development, 31 : 411-413, 2009.

10) Hikita T : Prevalence of abdominal migraine and recurrent abdominal pain in a Japanese clinic. Pediatr Int, 58 : 669-671, 2016.

11) Cristofori F, et al : Efficacy of the neurokinin-1 receptor antagonist aprepitant in children with cyclical vomiting syndrome. Aliment Pharmacol Ther, 40 : 309-317, 2014.

12) Kakisaka Y, et al : Efficacy of sumatriptan in two pediatric cases with abdominal pain-related functional gastrointestinal disorders : does the mechanism overlap that of migraine? J Child Neurol, 25 : 234-237, 2010.

13) Raina M, et al : Intravenous dihydroergotamine therapy for pediatric abdominal migraines. Clinical pediatrics, 52 : 918-921, 2013.

14) Tan V, et al : Abdominal migraine and treatment with intravenous valproic Acid. Psychosomatics, 47 : 353-355, 2006.

〔疋田敏之〕

9 起立性調節障害（OD）に伴う頭痛の治療

　本項では，起立性調節障害（orthostatic dysregulation：OD）に伴う頭痛の考えかたと治療方法について述べる．

　OD の有病率は，日本学校保健協会の調査では一般中学生の 15～25％ 前後，一般高校生の 15～30％ 前後とされている[1,2]．また，これまでの報告によると OD と頭痛の合併率は約 50％ 前後である[3]．

　OD は小児・思春期の頭痛の共存症として，鼻副鼻腔疾患，不登校・不規則登校などとともに重要であり，頭痛の慢性化，難治化の要因の 1 つとなっている．

1 OD の歴史

　OD という概念は，1862 年にフランスでの「起立位で意識消失をおこす患者が臥位に戻すと意識が回復し，短時間で起立性失調症状が回復した」という症例報告に始まる[4]．その後，海外では起立性低血圧（orthostatic hypotension：OH），起立不耐症（orthostatic intolerance：OI），神経循環無力症（neurocirculatory asthenia：NCA）という概念が提唱された．

　日本の起立性低血圧と OD の基本的な考え方は，1938 年の Schellong による "Regulationsprüfung des Kreislaufes" という書籍がもとになっている．1958 年に大国は，日本では小児に OD が起きやすく，20～40％ が成人期まで持続することを報告した[4]．その後，1959 年に OD 研究班が**表 3-9-1** のような判定項目を作成し，これが日本最初の OD 診断基準として使用された．

■ OD の概念の変遷

　OD は最初，循環器系疾患として広く認知されたが，1970 年代には「登校拒否児の心身症状」，1990 年代には「起立に伴う循環動態の変化に対する自律神経系を中心とした代償的調節機構が何らかの原因で破綻した身体疾患で，さらに睡眠，体温調節，食欲など自律神経中枢全体を巻き込んだ状態」

表 3-9-1　起立性調節障害の旧診断基準（大国基準）

● 大症状
　A. 立ちくらみ，あるいはめまいを起こしやすい
　B. 立っていると気持ち悪くなる
　C. 入浴時あるいはいやなことを見聞すると気持ちが悪くなる
　D. 少し動くと動悸あるいは息切れがする
　E. 朝なかなか起きられず午前中調子が悪い
● 小症状
　a. 顔色が悪い
　b. 食欲不振
　c. 臍疝痛をときどき訴える
　d. 倦怠あるいは疲れやすい
　e. 頭痛をしばしば訴える
　f. 乗り物に酔いやすい
　g. 起立試験で脈拍狭小化 16 mmHg 以上
　h. 同収縮期血圧低下 21 mmHg 以上
　i. 同脈拍数増加 1 分間 21 以上
　j. 同立位心電図 TⅡの 0.2 mV 以上の減高

大 3 以上，大 2 小 1 以上，大 1 小 3 以上あり，器質的疾患を除外.

　と考えられた．また，OD の遺伝的傾向や心理的ストレスが自律神経を介して症状を増悪させることが指摘され，OD は「生物学的機能異常（からだ）と心理社会的因子（心）がさまざまな程度に混じった幅広いスペクトラムからなる病態」（図 3-9-1）とされた．

　現在，OD は「身体的基盤として遺伝的体質傾向がありそれにさまざまな心理社会的ストレスが加わって悪化する疾患（心身相関），すなわち心身症で，その代表的な疾患」という認識が定着してきている[4]．

2　OD の診断

　現在の日本小児心身医学会の小児起立性障害診断・治療ガイドライン 改訂第 2 版[5] では，旧診断基準の起立試験項目を削除し，大症状と小症状の組み合わせによる判定の科学的根拠が不明確なことから，身体症状 11 項目のうち 3 項目以上あれば OD を疑うとして，身体的な基礎疾患を除外後，新起立試験を施行する診断アルゴリズムを提唱した（図 3-9-2）．

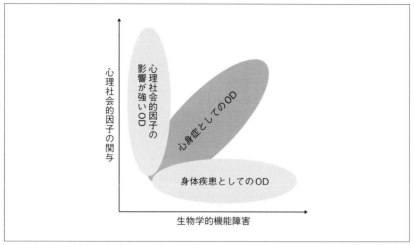

図 3-9-1　心身医学的視点からみた OD の理解

（「日本小児心身症学会 編：小児起立性調節障害診断・治療ガイドライン，小児心身医学会ガイドライン集—日常診療に活かす5つのガイドライン，改訂第2版，p.61，2015，南江堂」より許諾を得て転載）

表 3-9-2　「心身症としての OD」診断チェックリスト

1. 学校を休むと症状が軽減する
2. 身体症状が再発・再燃をくり返す
3. 気にかかっていることを言われたりすると症状が増悪する
4. 1日のうちでも身体症状の程度が変化する
5. 身体的訴えが2つ以上にわたる
6. 日によって身体症状が次から次へと変化する

以上のうち4項目がときどき（週1〜2回）以上みられる場合，心理社会的因子の関与ありと判定し「心身症としての OD」と診断する

判定：心理社会的因子の関与　□あり　□なし

（「日本小児心身症学会 編：小児起立性調節障害診断・治療ガイドライン，小児心身医学会ガイドライン集—日常診療に活かす5つのガイドライン，改訂第2版，p.37，2015，南江堂」より許諾を得て転載）

　このアルゴリズム（**図 3-9-2**）では，サブタイプを判断し重症度を診断した上で，心身症としての OD 診断チェックリスト（**表 3-9-2**）を施行する．またガイドラインでは，まず最初に子どもと家族に「OD は身体疾患である」と十分に説明するように推奨しており，OD の身体的側面を優先している．

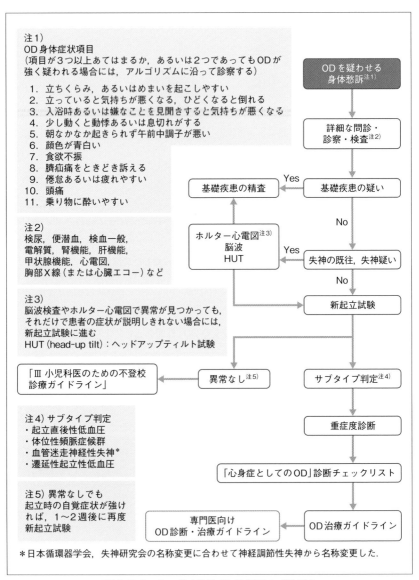

注1)
OD身体症状項目
（項目が３つ以上あてはまるか，あるいは２つであってもODが
強く疑われる場合には，アルゴリズムに沿って診察する）

1. 立ちくらみ，あるいはめまいを起こしやすい
2. 立っていると気持ちが悪くなる，ひどくなると倒れる
3. 入浴時あるいは嫌なことを見聞きすると気持ちが悪くなる
4. 少し動くと動悸あるいは息切れがする
5. 朝なかなか起きられず午前中調子が悪い
6. 顔色が青白い
7. 食欲不振
8. 臍疝痛をときどき訴える
9. 倦怠あるいは疲れやすい
10. 頭痛
11. 乗り物に酔いやすい

注2)
検尿，便潜血，検血一般，
電解質，腎機能，肝機能，
甲状腺機能，心電図，
胸部X線（または心臓エコー）など

注3)
脳波検査やホルター心電図で異常が見つかっても，
それだけで患者の症状が説明しきれない場合には，
新起立試験に進む
HUT（head-up tilt）：ヘッドアップティルト試験

注4) サブタイプ判定
・起立直後性低血圧
・体位性頻脈症候群
・血管迷走神経性失神*
・遷延性起立性低血圧

注5) 異常なしでも
起立時の自覚症状が強け
れば，１～２週後に再度
新起立試験

OD を疑わせる
身体愁訴注1)

詳細な問診・
診察・検査注2)

基礎疾患の疑い → Yes → 基礎疾患の精査

No

失神の既往，失神疑い → Yes → ホルター心電図注3)　脳波　HUT

No

新起立試験

サブタイプ判定注4) ← 異常なし注5) → 「Ⅲ 小児科医のための不登校診療ガイドライン」

重症度診断

「心身症としてのOD」診断チェックリスト

OD治療ガイドライン → 専門医向け OD診断・治療ガイドライン

＊日本循環器学会，失神研究会の名称変更に合わせて神経調節性失神から名称変更した．

図 3-9-2　OD ガイドライン診断アルゴリズム

③ ODの「身体型」と「心身症型」という考えかた

　森下は，ODには身体疾患として扱ってよい軽症の「身体型」と，心身症として扱うべき中等症以上の「心身症型」があり，「軽症例」のODの基本的病態は「原因としてのOD」であり，成長に伴う自律神経症の脆弱性が，めまいや立ちくらみ，朝起き不良などの症状を引き起こすとした[6]．これに対し，「中等症以上の症例」では，何らかの心理・社会的ストレスの結果で自律神経の脆弱性が起こる，「結果としてのOD」が病態であるとした．つまり，自律神経の機能不全が循環動態の代償的調節機構を破綻させ，破綻した循環動態の調節機構は身体的なストレス要因となり，心理的負荷を増して悪循環を形成する[6]．また森下は，ODは身体的側面，心理的側面，習慣性の問題という3つの要素から成立しており，医師はそれぞれの要素について細かく対応していかねばならないとしている[6]．

　ODに伴う頭痛に関しても，まずODを「軽症の身体型」，「中等症以上の心身症型」のどちらなのか診断した上で，身体的側面，心理的側面，習慣性の問題の3つの要素から考えると，対応しやすくなる．

④ ODに伴う頭痛の診断・治療

　ODに伴う頭痛の診断・治療の難しさの一因は，前述のOD診断旧基準（**表3-9-1**）において小症状の1つ（eの項目）に「頭痛」があり，頭痛の性状や特徴の検討が十分でないままに議論されてきたことにある．現在のガイドラインのODの診断アルゴリズム[5]でも，ODを疑う身体症状11項目の1つとして頭痛があり，この問題は解決していない．

　ODに伴う頭痛には，ODが原因で起きる頭痛（二次性頭痛）と，ODに共存する頭痛（一次性頭痛と二次性頭痛）がある（**図3-9-3**）．これらが混在することもよくあり，ODに伴う頭痛は複雑である．

　ODが原因の頭痛であれば二次性頭痛であり，この場合は原因疾患であるODの治療が，ODが原因で起きる頭痛の治療となる．

　一方，ODに共存する頭痛としては，国際頭痛分類 第3版[7]のすべての頭痛が共存しうる．頭痛一般と同様に，ODが原因として疑われる頭痛に関しても，まず他の二次性頭痛の否定に心がける．また一次性頭痛のなかでも

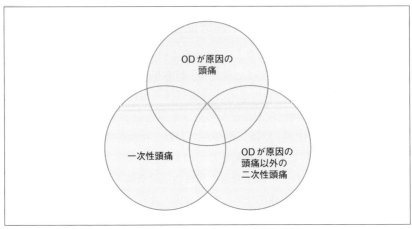

図 3-9-3　OD に伴う頭痛

特に，診断・治療およびその効果が，小児・思春期においても明確な「片頭痛」の診断を積極的に行うことは重要である[3].

■ OD を伴う頭痛を鑑別する問診のポイント

Check ☑

　　☐ OD を発症する思春期であるか？

　　☐ 頭痛以外の OD の身体症状（朝起き不良，立ちくらみ，動悸など）があるか？

　　☐ 頭痛は朝の起床時や起立時に多いか？

　上記の問診のポイントを確認した上で，さらに次頁以降の **1)～4)** で述べる所見の有無（診断基準を満たすか）を確認して最終診断する．

1）OD が原因の頭痛

　下村らは，OD に一次性頭痛が伴う例について OD への治療効果から検討した結果，69.4％は OD による二次性頭痛であったと報告している[8]．OD が原因の頭痛（二次性頭痛）は，片頭痛や緊張型頭痛（一次性頭痛）とよく似た点がある．

　安島は，OD が原因の頭痛を見分けるポイントについて，OD による支障度が低い場合や遅刻しても登校できている場合と，保健室登校や完全不登校である場合に分けて示し（**表 3-9-3**），後者では心理社会的要因や精神疾患の共存もみられ，慢性連日性頭痛や精神疾患による頭痛の像になるとしている[4]．

　OD が原因の頭痛には，鎮痛剤が効かないことがあり，ガイドライン[5]に従って OD 自体に対する治療，特に心身症としての OD に対する治療を行う．

　新起立試験により，OD は 4 つのサブタイプ（前出の**図 3-9-2** のサブタイプ判定参照，起立直後性低血圧，遷延性起立性低血圧，体位性頻脈症候群，血管迷走神経性失神）に細分類される．これらの OD のサブタイプと頭痛との関係についてはまだ不明な点が多いが，体位性頻脈症候群（POTS）では頭痛の頻度が高く，難治性の頭痛となる印象がある．

表 3-9-3　OD の頭痛を見分けるポイント

OD による支障度が低い場合や，遅刻しても登校できている場合
● 頭痛ダイアリーでは，2＋（＋＋）〜3＋（＋＋＋）と記載される頭痛がとくに午前中に出現して午後から夕方には改善し，毎日繰り返す
● 持続時間は数分〜30 分と短いが，短時間に繰り返す
● 体を起こすと出現し，体を横にすると落ち着く
● 拍動性の場合も非拍動性の場合もある
保健室登校や完全不登校の場合
● 睡眠リズムが乱れ朝起きられないため，頭痛は一日中続き，日内変動，日々の変動がある
● 頭痛ダイアリーでは慢性連日性頭痛，精神疾患による頭痛の形になる
● 片頭痛に似る拍動性頭痛
● 後頭部にも拍動性頭痛がみられる（片頭痛では後頭部の拍動性頭痛はまれ）
● 小児片頭痛の持続時間 1〜72 時間の基準から外れる
● 緊張型頭痛に似る非拍動性頭痛（鈍痛，締め付け感）
● 授業中など脳の活動が活発になるに従ってひどくなり，保健室で休むと楽になる
● 慢性連日性頭痛，精神疾患による頭痛の像では非拍動性頭痛の要素が増加する
● 鎮痛薬やトリプタン製剤の効果が悪く，ときに難治性である

（安島英裕：小児科臨床ピクシス 13 起立性調節障害，p.88，中山書店，2010）

代表的な処方例：起立直後性低血圧，体位性頻脈症候群の場合

メトリジン®錠 2 mg（塩酸ミドドリン）　1 錠 1 日 2 回内服（起床時，夕食後）

■ 患児・保護者への生活指導のポイント（OD に対して）

- 起立時には急に立ち上がらない．
- 立っている時に，足踏みや足をクロスに交差すると血圧低下が防げる．
- 日中は体を横にしないように心がける．
- できるだけ規則正しい生活をする．
- 汗をかくくらい気温が高い場所を避ける．
- 塩分（1 日 10～12 g），水分を多めに摂取する．
- 運動は軽いもの（ウォーキングなど）から始める．

2) OD と共存する片頭痛

国際頭痛分類 第 3 版[7] の片頭痛の診断基準を満たす場合は，片頭痛と診断した上で，共存症として OD を記載する．

トリプタン製剤は片頭痛単独の場合と同様に効果があるが，頭痛の診療ガイドライン 2021[9] に従って，小児・思春期の片頭痛ではアセトアミノフェンも有効であるが，イブプロフェンが第一選択薬となる．ただし，OD が原因の頭痛ではこれらの鎮痛薬が効きにくいため，もしトリプタン製剤を使用して効いた場合は，OD と片頭痛が共存していた可能性がある．

小児では，自律神経障害のスペクトラムとして片頭痛と OD が連続した病態である可能性があり[8]，片頭痛治療と並行して OD 治療を行うとより効果的と考えられる．

代表的な処方例

● **片頭痛時**

ブルフェン®（イブプロフェン） 5 mg/kg 内服

　または

カロナール®（アセトアミノフェン） 10 mg/kg 内服

● **OD に対して**

メトリジン®錠 2 mg（塩酸ミドドリン） 1 錠 1 日 2 回内服（起床時，夕食後）

● **予防薬**：片頭痛の頻度や程度によっては片頭痛に対する予防薬を検討する．

ミグシス®錠 5 mg（塩酸ロメリジン）* 1 錠 1 日 2 回（朝，夕）

＊：小児適応なし．処方時に患児・保護者への説明が必要である．

■ 患児・保護者への生活指導のポイント

OD に対して：前述の OD に対しての生活指導のポイント（p.210）を参照．

片頭痛に対して：

片頭痛を誘発する食品があれば避ける．

空腹や低血糖が片頭痛の誘因の場合は食事をきちんととる．

睡眠不足，睡眠過多を避ける．

休日でも平日と同じ時間に起床して規則正しい生活をする．

3) OD と共存する緊張型頭痛

　国際頭痛分類 第3版[7] の緊張型頭痛の診断基準を満たす場合は，緊張型頭痛と診断した上で，共存症として OD を記載する．緊張型頭痛の治療と並行して，OD の治療も行う．

 代表的な処方例

● **緊張型頭痛時**

　カロナール®（アセトアミノフェン）　10 mg/kg 内服

　　または

　ブルフェン®（イブプロフェン）　5 mg/kg 内服

　※ただし，薬剤の使用過多による頭痛への移行を防ぐための対応として，可能な限り薬物
　　に頼らず，非薬物療法中心に対応し，薬を使用してみて効かない場合は，そのまま頭痛
　　が続いたとしても服用しないこととする（緊張型頭痛の治療 p.158〜163 を参照）．

● **OD に対して**

　メトリジン®錠 2 mg（塩酸ミドドリン）　1 錠 1 日 2 回内服（起床時，夕食後）

● **予防薬**：緊張型頭痛の頻度や程度によっては，緊張型頭痛に対する予防薬を検討する．

　トリプタノール®錠 10（アミトリプチリン）＊　10 mg 1 錠 1 日 1 回（眠前）

＊：本疾患に対する保険適用なし．処方時に患児・保護者への説明が必要である．

■ 患児・保護者への生活指導のポイント

> *OD に対して*：前述の OD に対しての生活指導のポイント（p.210）を参照．
> *緊張型頭痛に対して*：
> 薬剤使用過多による頭痛にならないように鎮痛薬の飲みすぎに気をつける．
> 頭痛体操やマッサージを行う（p.118 参照）．
> 患児のストレスを傾聴し，共感する．

4) OD と共存する二次性頭痛

　二次性頭痛の中では鼻副鼻腔疾患に伴う頭痛，精神疾患に伴う頭痛の合併が多い．これらの頭痛は睡眠障害も合併しやすいので，原疾患の治療に加え睡眠についての生活指導も行うと OD もより効果的に改善する．

代表的な処方例

● **頭痛時**

　カロナール®（アセトアミノフェン）　10 mg/kg 内服

　　または

　ブルフェン®（イブプロフェン）　5 mg/kg 内服

● **OD に対して**

　メトリジン®錠2 mg（塩酸ミドドリン）　1錠 1日2回内服（起床時，夕食後）

● **二次性頭痛の治療として**：例えば，鼻副鼻腔疾患に伴う頭痛の場合は下記を処方．

　ムコダイン®DS50%（カルボシステイン）　30 mg/kg/日 分3（毎食後）

　オノン®ドライシロップ10%（プランルカスト）　7 mg/kg/日 分2（朝，夕）

■ 患児・保護者への生活指導のポイント

> ✐**OD に対して**：前述の OD に対しての生活指導のポイント（p.210）を参照．
>
> ✐**例えば鼻副鼻腔疾患に伴う頭痛の場合**：
> 花粉症の場合は花粉の季節に花粉を避ける．
> 感冒などの感染で悪化するため，感冒にかかった際は早めに受診するなど，
> 対処する．

5　OD に伴う頭痛の最近の話題

　これまでの国際頭痛分類には，OD に伴う頭痛のなかで，OD が原因である二次性頭痛の分類が明確でなく，「その他のホメオスターシス障害による頭痛」と記載するしかないと考えられてきた．しかし，国際頭痛分類　第3版[7] では新しい試みとして，その付録に A10.7「起立性（体位性）低血圧による頭頸部痛の診断基準」を掲載している（**表3-9-4**）．OD 時に片頭痛に似た頭痛があるとの報告は以前からある[10] が，本頭痛は主に後頸部に生じ，時に後頭部にまで広がる（コートハンガー分布）ことを特徴とし，基本的に前頭側頭部に起きる片頭痛とは部位が異なる．本診断基準のコメントには，「特別に聴取すると，起立性（体位性）低血圧の 75％の患者が頸部痛を報告した」と記載されており，実施臨床での実感と一致する．

　また近年，OD のサブタイプである体位性頻脈症候群（POTS）と脳脊髄液減少症に注目が集まっている．髄液漏出を認めない起立性頭痛において，体

表 3-9-4　A10.7「起立性（体位性）低血圧による頭頸部痛」の診断基準

A. C を満たす頭痛
B. 起立性（体位性）低血圧が証明されている
C. 原因となる証拠として，以下のうち少なくとも2項目が示されている
　1. 立位の間のみ頭痛が発現する
　2. 頭痛は水平な姿勢で自然に改善する
　3. 頭痛はおもに後頸部に起こるが時に後頭部にまで（コートハンガー分布），広がる
D. ほかに最適な ICHD-3 の診断がない

（日本頭痛学会・国際頭痛分類委員会　訳：国際頭痛分類　第3版，p.207，医学書院，2018）

表 3-9-5　脳脊髄液減少症と体位性頻脈症候群の鑑別

	脳脊髄液減少症 （発症 2 週間以内）	体位性頻脈症候群
頭痛発症までの時間	頭をあげて 15 分程度経って出現	頭をあげた直後から出現
光過敏	あり	なし
耳鳴り・耳閉塞感	あり	なし
鎮痛薬	無効	無効
症状の日内変動	午後から夜にかけて増悪	午後から夜にかけて軽快

（光藤尚　他：脳脊髄液減少症と起立性調節障害による頭痛．頭痛のプライマリ・ケア，治療，93（7）：1599，2011）

位性頻脈症候群（POTS）が多いとの Mokri らによる報告[11]があるが，前述のように OD を原因とする頭痛の国際分類がなく，また脳脊髄減少症の診断基準もあいまいであったため，鑑別困難な症例があった．これに対し光藤は，両者の鑑別において，発症から 2 週間以内の頭痛の性状（**表 3-9-5**）が両者の鑑別に有用であったと報告している[12].

　小林は，Lumbar-uplift test（LUP テスト）による OD を含む起立性頭痛のスクリーニングの有用性を検討し，LUP テストによる起立性頭痛の検出感度，特異度，陽性・陰性的中率，診断正確度はいずれも 90％を超えたと報告している．LUP テストにおいて，起立性頭痛は phase I（腰高位）で軽減または消失し，phase II（起坐位）では増悪するのに対し，片頭痛は phase I（腰高位）で悪化または不変で，phase II（起坐位）で軽減または不変である．このことから，起立性頭痛の存在下でも片頭痛発作を鑑別できる[13].LUP テストを OD と片頭痛の共存する患者に指導することで，片頭痛発作時の適切な鎮痛薬の内服が可能となる．

● **まとめ**

　ここまで OD に伴う頭痛の考え方や治療について述べた．呉は，病態を把握することなく不定愁訴・不登校と見るや否や「とりあえず」OD と診断し，「とりあえず」昇圧薬を処方する風潮を戒めている[14]．OD に伴う頭痛も同様で，OD のある患児の頭痛は何なのか（OD が原因の二次性頭痛なのか，OD に共存する頭痛なのか）を考えながら 1 つ 1 つ丁寧に治療していく必要がある．

■ 症　例

症例 1

16 歳女子─生活指導と支持的面接が有効であった OD に伴う頭痛の例

主訴：頭痛，嘔気，立ちくらみ，動悸，朝起き不良．
現病歴：高校 1 年生の夏休み明けから倦怠感が強くなり，午前中は学校に行けなくなった．嘔気はほぼ毎日あるが 30 分横になっていると軽快する．急に立つとふわっと自分が浮いている感じがあり目の前が一瞬真っ暗になるが，意識を失い倒れ

ることはない．安静にしていても，突然動悸が出現し5分間くらい持続する．夜の寝つきが悪い．午前9時頃に目が覚めるが，頭痛や嘔気のため起きあがれない．ODの診断で加療したが，高校2年生になっても症状が持続するため紹介され受診した．

家族歴：頭痛の家族歴はなし．姉もOD（現在軽快）．

既往歴：小中学校での行き渋りなどのエピソードなし．

身体所見：体重44kg．血圧84/54mmHg，脈拍68/分．心肺聴診所見に異常なし．神経学的異常所見はない．頭痛は朝が多く，頭全体の持続性の痛みで嘔気を伴う．

検査所見：採血検査では貧血や甲状腺機能異常なし．ODの身体症状11項目のうち頭痛を含め9項目あり．新起立試験でODサブタイプは体位性頻脈症候群・中等症であった．

　簡易質問紙法による心理社会的背景チェックではPSC（Pediatric Symptom Checklist）34＞17と高値で心身症的で，DSRSC（Depression Self-Rating Scale for Children，バールソンの自己記入式抑うつ評価尺度）25＞16と高値で抑うつ的であり，心身症型ODと診断した．

治療経過：あらためて患児と保護者にODの診断を行い，次のような説明・生活指導を行った．「現在の症状はもともと身体的な自律神経のバランスの乱れから起きていますが，すでに経過が長く，崩れた自律神経のバランスを戻すのを邪魔している心理社会的な因子もあるようです．心身の両面から症状をよくするには，規則正しい生活が必要です．朝起床時に脳が目覚め，血圧を下がりにくくさせるため，電解質と糖分を含んだ水分（イオン飲料か梅昆布茶）を少量ずつ摂取してください．朝の内服はこのタイミングで行います．入浴は，寝る前に深部体温を上昇させて副交感神経を刺激するために，ゆっくり半身浴で行いましょう．入浴中は血圧が下がりやすくなるので注意し，風呂から出る前に，洗い場で膝から下に冷たい水をかけてください．就寝前の携帯電話やパソコンの液晶画面を見ることは，睡眠を障害し，自律神経障害を悪化させます．少なくとも就寝2時間前からは，テレビやゲーム，パソコンを見ないようにしてください．」

　メトリジン®錠（塩酸ミドドリン）2mgを1回1錠1日2回（朝昼食前）処方し，内服開始．生活指導をよく守り内服も忘れずに行った．通院中に通信制高校に転校．高校3年4月からは自分のペースで登校できるようになった．通院開始1年半後の現在，内服も中止したが，頭痛もOD症状もなく過ごしている．

本症例のポイント：筆者の施設受診時にはすでに出席日数が不足し，元の高校での進級は難しい状況であった．薬物治療は紹介医と同じであったが，筆者の施設の受診をきっかけに生活指導を行い，生活習慣を改善．外来受診のたびに，患児がこれまでODのために辛かったのによくがんばってきたことをねぎらい，症状が少しずつではあるが軽快していることを患児に気づかせる支持的面接を施行した．心身症型ODの場合，身体面のみならず心理面からのアプローチが重要である．

症例 2 　**13 歳男子─前兆のない片頭痛に OD が共存していた例**

主訴：片頭痛の疑い.

現病歴：中学 1 年生の夏から嘔気を伴う頭痛が出現. 近医脳神経外科では頭部 CT 検査を施行するが異常なし. 症状持続して登校できないため, 片頭痛の疑いで紹介され受診.

家族歴：母と姉は頭痛あり（月経関連片頭痛）.

身体所見：体重 50 kg, 血圧 101/58 mmHg. 脈拍 77/分, 心肺聴診所見に異常なし. 神経学的異常所見はない. 毎朝の患児の頭痛は後頭部後面で拍動性. アセトアミノフェン内服は効果がないが, ロキソプロフェン内服は効果あり. 嘔気はあるが嘔吐なし. 頭痛時にカーテンを閉めるなど光過敏はあるが, 音過敏, におい過敏なし. 頭痛は一日中あるが, 朝起きてすぐが一番痛い. 目覚めは悪く朝自分では起きない. 両側前頭側頭部が拍動性に痛い頭痛もある.

検査所見：採血検査では貧血や甲状腺機能異常なし. OD の身体症状 11 項目のうち頭痛を含め 6 項目あり. 新起立試験で OD サブタイプは体位性頻脈症候群・軽症であった. 簡易質問紙法による心理社会的背景チェックでは PSC 5＜17, DSRSC 5＜16 と低値で心理社会的背景因子の少ない身体型 OD と診断した. 患児の頭痛は, 前頭側頭部に痛みのある前兆のない片頭痛もあり, 片頭痛に OD が共存していると診断した.

治療経過：毎朝起きている頭痛は片頭痛ではなく OD に伴う頭痛と考え, 症例 1 と同様に OD の診断と説明を患児と保護者にしたうえで, 生活指導を行い以下の処方を行った.

　　・補中益気湯エキス顆粒（2.5 g/包）　2 包 1 日 2 回 朝・夕食前
　　・メトリジン®錠（塩酸ミドドリン）　2 mg 2 錠 1 日 2 回 朝・昼食前
　　・イブプロフェン（100 mg）　2 錠 頭痛時

　通院開始 1 ヵ月後から頭痛の回数は減少し始め, 患児本人は頭痛症状はよくならないというが, 頭痛ダイアリーで確認すると登校できる日数が増えてきた. 頭痛の減少に伴い嘔気や腹痛が前面にでてきて, 学校に行けない理由が頭痛よりも腹痛のほうが多くなった.

本症例のポイント：OD に伴う頭痛では, OD に一次性頭痛の片頭痛が共存していることがある. この場合, 両方の頭痛の治療が必要になるが, 片頭痛のみでは毎朝の頭痛や不登校・不規則登校の説明は難しい. 本症例では OD の診断を行い治療を行うことで, 片頭痛以外の頭痛が減少し, 登校できる日数が増えた. OD の場合, 当初の主訴である頭痛が腹痛に変化していくこともよく経験する. その後の経過により, 過敏性腸症候群としての加療が必要になる可能性もある.

参考文献

1) 日本学校保健協会：児童生徒の健康状態サーベランス事業報告書，平成6〜18年度.

2) 田中英高：起立性調節障害の子どもの正しい理解と対応，中央法規出版，2009.

3) 椎原弘章 編：小児科臨床ピクシス12 小児の頭痛 診かた治しかた，中山書店，2009.

4) 安島英裕：小児科臨床ピクシス13 起立性調節障害，田中英高 編，p.88，中山書店，2010.

5) 日本小児心身症学会 編：II小児起立性調節障害診断・治療ガイドライン．小児心身医学会ガイドライン集 改訂第2版，南江堂，2015.

6) 森下克也：起立性調節障害の診かた「朝，起きられない」はこうして治せ，中外医学社，2014.

7) 日本頭痛学会・国際頭痛分類委員会 訳：国際頭痛分類 第3版，医学書院，2018.

8) 下村秀毅 他：治療効果から検討した起立性調節障害に伴う頭痛の分類．日本頭痛学会誌，44(1)：122-126，2017.

9) 日本神経学会・日本頭痛学会・日本神経治療学会 監修：頭痛の診療ガイドライン2021，医学書院，2021.

10) 下村秀毅 他：小児の慢性頭痛の診断と起立性調節障害に伴う頭痛の特徴についての検討．日本小児科学会誌，116(1)：66-72，2012.

11) Mokri B, et al：Orthostatic headaches without CSF leak in postural tachycardia syndrome. Neurology, 61：980-982, 2003.

12) 光藤尚 他：脳脊髄液減少症と起立性調節障害による頭痛．頭痛のプライマリ・ケア，治療，93(7)：1595-1600，2011.

13) 小林修一：Lumbar-uplift test(LUPテスト)による起立性頭痛のスクリーニング 問診との比較．日本頭痛学会誌，40(1)：91-96，2013.

14) 呉宗憲：「とりあえず昇圧薬」からの卒業〜起立性調節障害の診方〜．子どもの心とからだ，日本小児心身医学会雑誌，25(4)：394-396，2017.

〔桑原健太郎〕

10 神経発達症（発達障害）に伴う頭痛の治療

1 小児・思春期の頭痛の共存症として見逃せない神経発達症（NDD）

　小児・思春期の頭痛の共存症として，てんかんや喘息などと並んで注意欠如・多動症（ADHD），自閉スペクトラム症（ASD），限局性学習症（SLD）などの神経発達症（neurodevelopmental disorders：NDD）がある[1]．

　わが国の NDD の有病率は，ASD が 1〜2％，ADHD が 3〜7％，SLD が 2〜10％である[2]．小児・思春期においては，頭痛も NDD も有病率の高い疾患であり，診断の有無にかかわらず，NDD 特性をもつ患児が頭痛を主訴に受診することが増えている．

　2018 年のスウェーデンの研究では，ASD，ADHD などの NDD と診断された小児は，NDD のない小児と比較し，片頭痛が多かったとされている（表3-10-1）[3]．この研究の他にも，ASD や ADHD 患者では片頭痛や緊張型頭痛が多いなど，NDD と頭痛の関係を示す報告がある[4,5]．

　なお本項では，発達障害者支援法[6]で定められている「発達障害」と，DSM-5[7]で定義されている「NDD」を同意義として使用する．

2 頭痛の患児における NDD の診断 ─どんなときに疑うのか？

　NDD の診断は，DSM-5 または ICD-10 の診断基準に従い行われる．専門でない外来では，DSM-5 診断面接ポケットマニュアル[8]の「神経発達症（発達障害）を疑ったときの本人（または養育者）へのスクリーニングのための質問」（表3-10-2）が参考になる．

　外来での精神的緊張や知的障害，年齢などを十分考慮しても，頭痛の表現ができず生活指導を守れない場合，内服忘れが頻回な場合，薬の味に敏感な場合には，NDD や NDD 特性の可能性を考える．

表 3-10-1　小児における NDD と片頭痛の有病率の関係（スウェーデン）

● NDD と診断された小児 1,021 人の片頭痛の有病率

NDD 児	6.5%
ASD 児	4.4%
ADHD 児	6.1%
SLD 児	5.8%
ASD＋ADHD 児	10.2%
ASD＋SLD 児	4.0%
ADHD＋SLD 児	14.3%
ASD＋ASD＋SLD 児	3.8%

● NDD がない小児と母集団の片頭痛の有病率

NDD がない児	3.3%
母集団全体	3.5%

2018 年のスウェーデンの双子の研究で，1992～2006 年に出生の 28,058 人の 9 歳と 12 歳の双子の両親（男児 14,288 人，女児 13,770 人，9 歳 21,538 人，12 歳 6,520 人．一卵性 7,990 人，性別が同じ二卵性 9,744 人，性別が異なる二卵性 9,722 人，不明 602 人）への完全構造化電話インタビューによるもの．NDD と診断されたのは児は 1,021 人（男児 672 人：66%，女児 349 人：34%）であった．
（文献 3 より作成）

表 3-10-2　神経発達症（発達障害）の本人（または養育者）へのスクリーニングのための質問

本人（または養育者）へのスクリーニングのための質問

● 小児期早期に何か行動や学習の問題をかかえていましたか？
● 就学したとき，行動や学習の問題のために，級友との交流や勉強で級友についていくのに支障がありましたか？

「はい」の場合，以下を尋ねよ

● 集中することに問題があったり，衝動的または過活動であることに悩んでいますか？
● 他の人達とのコミュニケーションや，対人関係のやりとりで問題がありますか？
● あなたが頻繁に行う何か特別な，抑えるのが難しい厄介な行動がありますか？
● 級友よりも，学習に苦労していますか？

● 知的機能または特定の学習能力の欠陥が優勢である場合は，知的能力障害（知的発達障害）の基準に進め．
● 対人的相互反応の欠陥または運動行動の障害が優勢である場合は，自閉スペクトラム症の基準に進め．
● 不注意，多動，または衝動性が優勢である場合は，注意欠如・多動症の基準に進め．

（高橋三郎 監訳，染矢俊幸・北村秀明 訳：DSM-5 診断面接ポケットマニュアル，p.68，医学書院，2015 より）

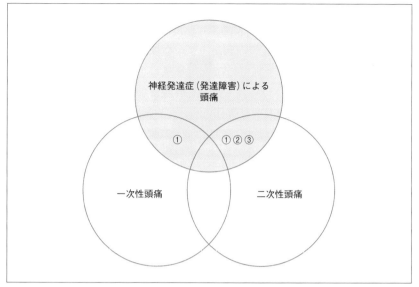

図 3-10-1　神経発達症（発達障害）に伴う頭痛
①神経発達症（発達障害）と頭痛疾患（一次性，二次性）の共通の機序による頭痛.
②神経発達症（発達障害）の共存症（てんかん，睡眠問題，心身症など）による頭痛.
③神経発達症（発達障害）の治療による頭痛（ADHD 治療薬などによる頭痛）.

■ NDD の診断が先行しないように注意！

　ただし，患児や保護者は頭痛の相談が目的で，NDD の診断を求めていない場合もある．NDD の診断は支援を行うためで，不用意に NDD の診断だけが先行しないようにする.

3　NDD に伴う頭痛とは？

　NDD に伴う頭痛には，NDD による頭痛と，NDD と共存する一次性頭痛と二次性頭痛がある．NDD による頭痛は，下記のように3種類に分類できると考えられる（図 3-10-1）.

1）NDD と頭痛疾患（一次性，二次性）の共通の機序による頭痛

　ASD と同様に片頭痛には痛覚過敏性や，その他の感覚刺激の感受性の亢進があり，これらは片頭痛発作時だけでなく発作間欠期にも認められる[4, 9].

片頭痛とASDの不安の関連も示唆されており[10]，片頭痛治療薬のトリプタンは，セロトニン作動性活動を増加させ，ASDの反復行動も改善させる[11]．ASDと片頭痛はともに消化管症状があり，今後の研究で脳腸相関（Brain-Gut axis）を説明できる可能性がある[12]．

　ADHDと同様に小児片頭痛は，注意持続時間の障害と関係している[13]．小児では片頭痛は多動-衝動的行動（hyperactive impulsive behavior）と関連するが[14]，成人ADHDでは片頭痛のリスクが70%増加する[15]．またADHDと片頭痛は，臨床的，疫学的に不安症群（不安障害）と共存関係にあり[16]，ADHD，片頭痛，不安症群（不安障害）の3者には，同じドパミン作動性システムが関与している[17]．頭痛とADHDの関連では，脳の鉄代謝の機能不全，遺伝的連鎖の可能性，共通する睡眠障害が注目されている[18]．

2) NDDの共存症（てんかん，睡眠問題，心身症など）による頭痛

● てんかん

　てんかんはASDの5～38%，ADHDの12～17%に共存する．知的障害を伴うASDでは共存率が高く，発作は幼児期や思春期に発症する．てんかん児の20%でASD，30%でADHDが共存し，その2/3はてんかん発症後に新たにNDDと診断されている[19]．NDDの共存症として，頭痛を伴うてんかん症候群〔後頭葉てんかん，中心側頭部棘波を示す良性てんかん（benign childhood epilepsy with centrotemporal spikes：BECTS）〕がよく知られている．

● 睡眠問題

　ASDの53～78%，ADHDの25～50%（定型発達26～32%）に睡眠の問題を認める．片頭痛では，睡眠時間が短くても長くても頭痛が増悪し，睡眠の問題の共存は頭痛への影響が大きい．ASD患児では顕著な生体リズムの調節障害を呈することがあり，概日リズム同調作用のあるメラトニンの投与（0.75～6 mg）で，不眠症状が改善する[19]．

　最近は，ロゼレム®（ラメルテオン）やメラトベル®（メラトニン）の処方を行う．ロゼレム®は，添付文書上，小児での安全性が確立されておらず，8 mg錠しかないため，処方時は患児・保護者に十分説明し，同意取得の上，粉砕して少量から使用する（1～8 mg就寝前）．メラトベル®は，6歳未満または16歳以上の患者における有効性および安全性は確立していないが，「小

児期の神経発達症に伴う入眠困難の改善」に適応があり，睡眠状況を観察しながら，少量から1週間以上の間隔を空けて増量していく（1〜4 mg就寝前）．

● 心身症

ASDには社交不安症（社交不安障害）が共存する．実行機能や注意・集中力の問題で学校や職場での不適応を繰り返し，不登校や出勤拒否，ひきこもりになる人もいる．児童・思春期の不登校では頭痛や腹痛などの身体症状を訴える子どもが多く，青年期・成人期でもなんらかの不安や葛藤が身体化したと推測される場合がある[19]．

NDD患者の頭痛の診察では，共存する不安・恐怖，抑うつに注目し，頭痛などの身体化症状にも対応する必要があるが，身体症状に対する通常の治療を行っても効果がない場合は，子どもの心相談医や子どものこころ専門医などの専門医へ紹介することが重要である．

3) NDD の治療による頭痛 (ADHD 治療薬による頭痛)

NDDの治療薬には，頭痛の副作用が発現するものがある．ADHD治療薬による頭痛は，治療開始時や増量時に多く，2〜3週間の経過で軽減することも多い．頭痛の生活支障度を判断し，リスク・ベネフィットを考え，ADHD治療薬を減量中止・変更するか，維持しながら頭痛に対して鎮痛薬を使用するかを決める．

4 NDD に伴う頭痛への対応

岡田によれば，広汎性発達障害（PDD）では，感覚過敏や認知の偏りのため，頭痛の訴えが修飾されることがあり，頭痛の一般的な生活指導・薬物療法に加えて，PDDの特性に配慮した治療（わかりやすい説明，具体的な治療計画）が必要である．また心理社会的ストレスへの脆弱性から心身症を発生しやすいので，頭痛が遷延化する場合には，心身相関に配慮した治療（心理社会的ストレスの評価，家族との協力と環境調整）を行う[20]．

また岡田は，発達障害の①感覚認知の偏り，②病気に対する認知の偏り，③症状の表現の偏り，を紹介している．①は感覚過敏あるいは鈍感さで，頭重感，違和感もすべて頭痛と認識したり，ひどい肩こりもまったく自覚がな

い場合がある．②は症状を気にすればするほど症状にとらわれる悪循環や，死ぬほど怖い体験と認知されると条件付けが発生することを言う．③はいつ聞いても「痛い」と答えるが無表情であったり，「すごく痛い」の「すごく」がわからず，「痛くない」と答えることもある．これらの発達特性に配慮した対応では，①どのような状態を「頭痛」として表現しているのか，②どの程度の「頭痛」は日常生活を障害しているのか，③通常の治療に反応しない場合，彼らなりのこだわりや考え方が影響していないか，に気をつける[20]．

　したがって，NDD に伴う頭痛は，診断が通常より困難で，より慎重な経過観察が必要であること，また NDD に共存する片頭痛や緊張型頭痛は，慢性連日化し，難治になる傾向があることは，考慮しておくべきと考える．

■ 具体的な処方例

NDD による頭痛

● 頭痛に対して

- ・原疾患の NDD に対する非薬物療法と薬物療法を優先させる．
- ・残存する頭痛に対しては，以下を処方することもあるが，薬剤の使用過多による頭痛（MOH）に注意する．

　カロナール®（アセトアミノフェン）　10 mg/kg/日　内服

　　　または

　ブルフェン®（イブプロフェン）　5 mg/kg/日　内服

● 予防薬：頭痛の頻度や程度によっては NDD の治療薬と併用可能な薬剤を選択する．

　ツムラ抑肝散エキス顆粒（医療用）＊　1 包 1 日 2 回（朝，夕）など．

　＊：漢方薬の用量は年齢，体重で調節する〔漢方薬による治療（p.248）も参照〕．

NDD と共存する片頭痛

● **片頭痛時**

ブルフェン®（イブプロフェン）　5 mg/kg/日　内服

　または

カロナール®（アセトアミノフェン）　10 mg/kg/日　内服

● **予防薬**：片頭痛の頻度や程度によっては片頭痛に対する予防薬を検討する〔片頭痛の予防治療 (p.148) を参照〕.

ミグシス®錠 5 mg（塩酸ロメリジン）*　1 錠 1 日 2 回（朝，夕）

　または

トリプタノール®錠 10 mg（アミトリプチリン）*　1 錠 1 日 1 回（眠前）など

＊：小児適応なし. 処方時に患児・保護者に説明が必要である.

NDD と共存する緊張型頭痛

● **緊張型頭痛時**

・NDD に対する非薬物療法および薬物療法を行った上で，かつ片頭痛の共存が否定された症例において残存した緊張型頭痛に対して，治療の介入を行う.

・緊張型頭痛に対しては「非薬物療法」が優先されるが〔緊張型頭痛の治療 (p.158) 参照〕，頻度が少ない緊張型頭痛に対しては，以下の処方で対応する場合がある. その際には，緊張型頭痛に対しては片頭痛ほど効果が明らかでないこと，また使用頻度に注意して薬剤の使用過多による頭痛 (MOH) を回避することに留意する.

カロナール®（アセトアミノフェン）　10 mg/kg/日　内服

　または

ブルフェン®（イブプロフェン）　5 mg/kg/日　内服

● **予防薬**：緊張型頭痛の頻度や程度によっては予防薬を検討する〔表 3-5-3 (p.159) の薬物療法参照〕.

トリプタノール®錠 10 mg（アミトリプチリン）*　1 錠 1 日 1 回（眠前）

＊：本疾患に対する保険適用なし. 処方時に患児・保護者に説明が必要である.

NDD と共存する二次性頭痛

- ・二次性頭痛では，てんかんや睡眠障害による頭痛の共存が多い．NDD 自体の非薬物療法および薬物療法，てんかんや睡眠障害の治療が優先される．
- ・残存する頭痛に対しては，以下を処方することもあるが，薬剤の使用過多による頭痛（MOH）に注意する．

● **頭痛時**

カロナール®（アセトアミノフェン）　10 mg/kg/日　内服

　　または

ブルフェン®（イブプロフェン）　5 mg/kg/日　内服

■NDD に伴う頭痛に共通する，患児・保護者への生活指導のポイント

✎ 頭痛疾患（一次性，二次性）がある場合は，その治療が行われるが，環境調整によって増悪因子（ストレスなど）を軽減することや，患児の成長を促す対応（療育的対応や支持的声かけ）が重要であることを説明する．

✎ NDD 患児は痛みに敏感な傾向があるので，薬剤の使用過多による頭痛にならないように，患児の言葉だけでなく，頭が痛いのかどうか実際の行動をみて判断して，鎮痛薬の飲みすぎに注意してもらうように説明する．

■NDD の特性に配慮した治療を行うにあたって，患児・保護者へ対応する際のポイント

- ● 患児の特性を把握するため，本人・保護者の同意を得て，個人情報に配慮し，学校・地域との連携を行い，情報を共有して環境調整に役立てる．
- ● いつ，どの場面で頭痛が起きるかを確認し，可能であれば簡易質問紙法（p.62 参照）を用いて，患児の心理社会的背景やストレスの起きる状況を把握する．
- ● 「調子はどうですか？」というような漠然とした質問を避け，どんな頭痛が何回あって，その時どうしたかを具体的に聞く．
- ● 頭痛の強さは点数や表情スケールで確認し，頭痛の部位は患児に自分で痛

い部位はどこか指さしてもらう（あるいは診察時に医師が頭に手を当てて確認する．p.56 参照）．

- 頭痛の性状（持続性か，拍動性か）は，診察時に医師が患児の頭に手を当て，持続的または間欠的に押してみて，どちらなのか答えてもらう（p.56 参照）．

- NDD 患児は痛みや音に過敏で，採血や MRI 検査を極端に嫌がる場合があるので，保護者と事前に相談し，検査前には患児に具体的に説明して不安を取り除き，必要ならば鎮静して検査を行う．

- 患児が安心できる場での活動を増やし，頭痛があってもできたことを積極的にほめることで患児の自信を回復させる（支持的精神療法，p.171 参照）．

- NDD 患児は診察のたびに「いつもと変わらない」「全然よくならない」と答える場合があるが，頭痛の評価は患児の言葉だけでなく，患児の実際の行動に注目する（少しでもできることが増えていれば，改善傾向ありと判断する）．

- 頭痛の治療薬を処方する際には，薬の内服が苦手かどうか，剤形へのこだわりの有無，共存症の治療薬との相互作用に注意し，実際にどの程度内服できているか必ず確認する．

■ 症 例

症例 1

10 歳 9 ヵ月男児―広汎性発達障害の患児が慢性連日性頭痛となった例

主訴：毎日持続する頭痛．
現病歴：療育センターには半年に 1 回通所しているが，3 ヵ月前からほぼ毎日，1 日中頭痛が続くため近医を受診．登校は毎日できていて生活支障度は高くないが，頭痛の対処に困り，精査加療目的で筆者の施設に紹介された．
家族歴：母は前兆のない片頭痛．
既往歴：3 歳時に療育センターで広汎性発達障害と診断されたが，療育手帳は交付されず．
検査所見：採血検査で異常を認めず．筆者の施設での脳波検査では明らかなてんかん波なし．頭部 MRI 検査では異常なし．

初診時現症：患児の頭痛は前頭部で両側性であるが，持続性かどうかはっきりせず，頭痛時に悪心・嘔吐なし．頭痛時の光過敏はないが，もともと大きなモーター音に対して聴覚過敏性があり，療育センターの指導で必要時はイヤーマフで防音をしている．診察上は神経所見を含め明らかな身体所見なし．

経　過：頭痛時にカロナール®を内服していたが，薬剤の使用過多による頭痛を発症する可能性が高まるため，登校できて生活支障度が高くないときは内服しないように指導した．また抑肝散2.5g，2包分2で処方したところ，頭痛が気になることが減った．放課後デイサービスの利用で療育的な介入支援を開始し，6ヵ月月後には抑肝散は内服中止し，聴覚過敏のためのイヤーマフも必要なくなった．

最終診断：#1 広汎性発達障害，#2 慢性緊張型頭痛．

本症例のポイント：熱性けいれんなど，けいれんの既往はないが，神経発達症（発達障害）に合併しやすいてんかんによる頭痛を否定する目的で脳波検査を施行した．また頭部MRI（鎮静下）を施行することで頭蓋内病変に伴う二次性頭痛を否定することができ，患児と保護者の不安が軽減し，環境調整によって頭痛が軽減した．適切な診断と生活指導で，薬剤の使用過多による頭痛も防ぐことができた．

参考文献

1) Guidetti V, et al：Headache and Comorbidities in Childhood and Adolescence. p.71-84, 153-162, 185-190, 219, Springer, 2017.

2) 厚生労働省ホームページ：知ることから始めよう みんなのメンタルヘルス総合サイト，こころの病気を知る，発達障害（https://www.mhlw.go.jp/kokoro/know/disease_develop.html）.

3) Alabaf S, et al：Physical health in children with neurodevelopmental disorders. J Autism Dev Disord, 49：83-95, 2019.

4) Sullivan JC, et al：The presence of migraines and its association with sensory hyperreactivity and anxiety symotomatology in children with autism spectrum disorder. Autism, 18：743-747, ,2014.

5) Genzi J, et al：Primary headaches, attention deficit disorder and learning disabilities in children and adolescents. J Headache Pain, 14：54-58, 2013.

6) 厚生労働省ホームページ：発達障害者支援法（https://www.mhlw.go.jp/stf/seisakunitsuite/bunya/hukushi_kaigo/shougaishahukushi/hattatsu/index.html）.

7) 日本精神神経学会 精神科病名検討連絡会：DSM-5病名・用語翻訳ガイドライン（初版）．精神神経学雑誌，116（6）：429-457, 2014.

8) 高橋三郎 監訳，北村秀明・染矢俊幸 訳：DSM-5診断面接ポケットマニュアル，p.68. 医学書院，2015.

9) Zohsel K, et al：Quantitative sensory testing in children with migraine：Preliminary evidence for enhanced sensitivity to painful stimuli especially in girls. Pain, 123：10-18, 2006.

10) Hansen JM, et al：Variability of clinical features in attacks of migraine with aura. Cephalalgia, 36：216-224. 2016.

11) Hollander E, et al：The relationship between repetitive behaviors and growth hormone response to sumatriptan challenge in adult autistic disorder. Neuropsychopharmacology, 22：163-167, 2000.

12) Casanova MF：The minicolumnopathy of autism：A link between migraine and gastrointes-

tinal symptoms. Med Hypotheses, 70：73-80, 2007.

13) Virtanen R, et al：Externalizing problem behaviors and headache；a follow-up study of adolescent Finnish twins. Pediatrics, 114：981-987, 2004.

14) Arruda M, et al：Migraine, tension-type headache, and attention-deficit/hyperactivity disorder in childhood：a population-based study. Postgrad Med, 122：18-26, 2010.

15) Fasmer OB, et al：Adult attention deficit hyperactivity disorder is associated with migraine headaches. Eur Arch Psychiatry Clin Neurosci, 261：595-602, 2011.

16) Jette N, et al：Comorbidity of migraine and psychiatric disorders-a national population-based study. Headache, 48：501-516, 2008.

17) Emilien G, et al：Dopamine receptors-physiological understanding to therapeutic intervention potential. Phamacol Ther, 84：133-156, 1999.

18) D'Onofrio F, et al：Migraine and movement disorders. Neurol Sci, 33(Suppl.1)：55-59, 2012.

19) 神尾陽子：発達障害. 診断と治療のABC, 130別冊号：16-21, 53-54, 93-99, 100-107, 130-138, 2018.

20) 岡田あゆみ：III 頭痛に併存し経過に影響する諸病態 広汎性発達障害と頭痛・嘔吐. 小児科診療, 76：1303-1309, 2013.

〔桑原健太郎〕

耳鼻科領域の頭痛の治療

耳鼻科領域の頭痛は，国際頭痛分類 第 3 版においては「二次性頭痛」に分類される[1]．

耳鼻咽喉領域には三叉神経，迷走神経，舌咽神経など頭痛の原因となる多くの知覚神経があり，主に炎症性疾患により頭痛・顔面痛が生じる．

小児・思春期で頭痛をきたす主な耳鼻咽喉科疾患には，以下のようなものがある．

① 鼻・副鼻腔疾患：急性鼻副鼻腔炎，慢性鼻副鼻腔炎（急性増悪），副鼻腔嚢胞

② 耳疾患：外耳炎，急性中耳炎，真珠腫性中耳炎，乳様突起炎

③ 咽喉頭疾患

④ 悪性腫瘍：副鼻腔悪性腫瘍，上咽頭悪性腫瘍

このうち最も多い頭痛の原因は，小児副鼻腔炎（急性鼻副鼻腔炎）である．

また，小児のめまいでは，片頭痛関連のめまいが多く，めまいと関連した頭痛も頭痛診療において重要になる．

そこで本項では，急性鼻副鼻腔炎と片頭痛関連のめまいを中心に解説する．

1 急性鼻副鼻腔炎

以前は急性鼻副鼻腔炎という用語が用いられていたが，副鼻腔の炎症はほとんどが鼻腔の炎症を伴うので，「急性鼻副鼻腔炎」(acute rhinosinusitis) と表記する．"sinus headache" という用語は近年用いない．国際頭痛分類 第 3 版[1] では，11.5.1「急性鼻副鼻腔炎による頭痛」に分類される．

小児は上気道感染に罹患することが多く，それに伴い鼻副鼻腔炎が起きる．鼻副鼻腔炎にはウイルス性と細菌性がある．呼吸器症状のある小児の 6.5 ％に急性鼻副鼻腔炎が認められたとの報告[2] がある．ただし，成人と比べ自然治癒傾向が高く，寛解と増悪を反復するが慢性化は少ない．

■ 症　状

　頭痛が膿性鼻漏・後鼻漏・鼻閉・咳嗽などの鼻症状を伴うときには，急性鼻副鼻腔炎を疑う．頭痛は自覚的なものであり，小児の場合はうまく表現できないことが多く，小児鼻副鼻腔炎での頭痛の頻度は明らかではない．筆者が急性鼻副鼻腔炎 72 例（成人）について調査した結果では，2/3 に痛みの訴えがあり，最も強い痛みは患側の頬部痛 29%，頭痛 20%，前頭部痛 11%，鼻痛 6% であった．

■ 急性鼻副鼻腔炎による頭痛を鑑別する問診のポイント

(Check ☑)

□ 鼻症状（鼻漏・鼻閉・咳嗽）の有無

　鼻症状と時期的に一致して頭痛が発現する．ただし，単独の蝶形骨洞炎では鼻症状がみられないので注意する．

□ 痛みの持続・頻度

　一度に数日間続くことが多い（小児の片頭痛では持続は 24 時間を超えないことが多い）．

□ 痛みの部位・性状と影響因子

　患側の前頭部痛が多い．患側と同側の眼周囲痛がある．朝に痛みが強く，午後は軽くなる（日内変動）．下を向いたり頭部を前屈したりすると痛みが強くなる．片頭痛でも日常動作による頭痛の悪化がみられるが，鼻副鼻腔炎は下向き頭位での憎悪が特徴的である．また鼻副鼻腔炎の場合は運動後に痛みがやや改善するのに対し，片頭痛では休息が有効な（動きたくなくなる）点が異なっている．

□ 随伴症状

　嘔気，視覚症状，光過敏，音過敏の有無を確認する．これらの症状は片頭痛の症候であり，鼻副鼻腔炎では通常みられない．

■ 診　断

　米国小児科学会（AAP）のガイドライン[3]では，鼻副鼻腔炎の所見があって①鼻漏あるいは咳嗽が 10 日以上持続，②膿性鼻漏が 3 日間持続，のいずれかの場合に細菌性としている．発熱や CRP 上昇も参考になる．

　米国感染症学会（IDSA）は，急性鼻副鼻腔炎の診断は臨床症状と鼻腔所見から行うと定めている[2]．単純 X 線検査の診断能には限界があり，推奨グ

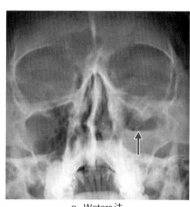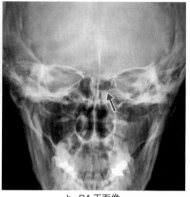

a. Waters 法　　　　　　　　　　　b. PA 正面像

図 3-11-1　左急性鼻副鼻腔炎の単純 X 線（立位）

Waters 法で左上顎洞内に液面形成（a：矢印），PA 正面像で左篩骨洞内に液面形成（b：矢印）が見られる.

レードは C1（行うことを考慮するが十分な根拠がない）となっているが，手技を工夫すれば単純 X 線検査は有用である．日本医学放射線学会の画像診断ガイドライン 2016 年版でも，合併症のない急性鼻副鼻腔炎は，症状と経過および鼻内所見で診断し，通常は画像診断の必要性はないとしているが，実臨床においては，鼻内視鏡所見のみでは副鼻腔病変の有無は判断できず，副鼻腔貯留液を画像診断で確認することは有用である．

　副鼻腔の単純 X 線検査は，通常，腹臥位で行われるが，これを立位または座位で行うことにより，細菌性上顎洞炎では液面形成（niveau）が描出される．**図 3-11-1** に左上顎洞炎の単純 X 線像を示すが，Waters 法で左上顎洞内，PA 正面像で左篩骨洞内に液面形成が認められる．通常の Waters 法撮影では，これがびまん性陰影となるので〔後述する症例 1 の**図 3-11-7**（p.244）〕，粘膜肥厚との鑑別が難しい．立位または座位での撮影は液面形成がとらえられるので，高い感度をもって急性鼻副鼻腔炎が診断可能である．

　前頭洞炎についても立位 Waters 法撮影で液面形成がみられる（**図 3-11-2**）．**図 3-11-2** の症例では，CT 検査で前頭洞炎が確認された．小児ではほとんどが上顎洞炎であるため，単純 X 線検査は Waters 法のみでよい．ただし，上顎洞が含気化するのは 3 歳であり，3 歳未満では単純 X 線検査で含

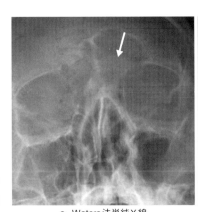

a. Waters法単純X線　　　　　　　b. 冠状断CT

図3-11-2　左前頭洞炎の単純X線（Waters法立位）とCTとの比較
Waters法で左前頭洞内に液面形成（a：白矢印）が見られ，CTでも同様に左前頭洞に病変（b：矢印）が見られた（CT撮影は臥位）．単純X線でも前頭洞炎が検出可能なことがわかる．

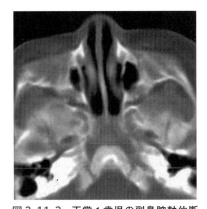

図3-11-3　正常1歳児の副鼻腔軸位断CT
1歳では上顎洞はまだ一部しか含気が見られない．

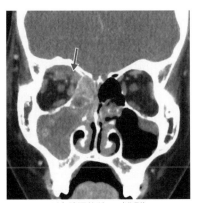

副鼻腔冠状断CT（造影）
図3-11-4　15歳男子
　　　　　右急性副鼻腔炎＋眼窩骨膜下膿瘍
急性篩骨洞炎から眼窩膿瘍（矢印）が生じた．このような場合は顔面痛が強くなる．

気を認めなくても鼻副鼻腔炎とはいえない．

　図3-11-3に正常1歳児の副鼻腔CTを示すが，まだ上顎洞は十分発達

していないことがわかる．鼻副鼻腔炎のスクリーニングは単純 X 線検査でよいが，蝶形骨洞炎あるいは合併症が疑われる場合は CT 検査を行う．

図 3-11-4 に右急性副鼻腔炎から眼窩骨膜下膿瘍を生じた症例の副鼻腔冠状断 CT を示す．本例は 15 歳男子で，右顔面痛にて来院し，鼻漏および右眼窩周囲の発赤腫脹が見られた．このような場合は単純 X 線検査を省略し，造影 CT 検査を行うべきである．篩骨洞炎が紙様板を通じて眼窩蜂窩織炎や眼窩膿瘍を起こすことがある．通常の頭部 CT 検査では，眼窩より上のスライスとなるが，頭痛の診療では上顎洞部まで含めた撮影とすることが望ましい．

画像所見で鼻副鼻腔炎が見られても，片頭痛などの一次性頭痛であることがあり〔**図 3-11-7** (p.244) の症例 1 参照〕，病歴や中鼻道の膿性鼻漏の有無を確認して頭痛の原因診断を行う．

国際頭痛分類 第 3 版[1] では，11.5.1「急性鼻副鼻腔炎による頭痛」の診断基準を**表 3-11-1** のように定めている．

片頭痛でも鼻閉や鼻漏（自律神経症状）がみられるので，鑑別が難しい場合があることを国際頭痛分類 第 3 版は認めている．小児の片頭痛は鼻副鼻腔炎により症状が悪化するので，片頭痛であったとしても急性鼻副鼻腔炎があれば，その治療が症状改善に有効である．ただし，後述するように (p.243 ～244 の症例 1)，正確に頭痛診断を行うことが重要である．

表 3-11-1　11.5.1「急性鼻副鼻腔炎による頭痛」の診断基準

A．C を満たすすべての頭痛
B．臨床所見，鼻腔内視鏡所見または画像所見のいずれか 1 つ以上で急性鼻副鼻腔炎の証拠がある
C．原因となる証拠として，以下のうち少なくとも 2 項目が示されている 　1．頭痛は急性副鼻腔炎の発症と時期的に一致して発現した 　2．以下のうち一方または両方を満たす 　　a) 頭痛は鼻副鼻腔炎の悪化と並行して有意に悪化した 　　b) 頭痛は副鼻腔炎の改善または消失に並行して有意に改善または消失した 　3．頭痛は副鼻腔に加わる圧によって増悪する 　4．片側性の鼻副鼻腔炎の場合，頭痛は病変部に限局し，かつ同側性である
D．ほかに最適な ICHD-3 の診断がない（注 1）

注 1：1.「片頭痛」および 2.「緊張型頭痛」は，頭痛の部位が類似しているため，また片頭痛の場合には，鼻部自律神経症状を伴うことが一般的なため，11.5.1「急性鼻副鼻腔炎による頭痛」に間違えられる可能性がある．膿性鼻漏および・または急性鼻副鼻腔炎の診断根拠となる他の特徴の有無はこれらの疾患の鑑別に役立つ．

（日本頭痛学会・国際頭痛分類委員会 訳：国際頭痛分類 第 3 版, p.154, 医学書院, 2018）

■ 治　療

　症状と画像所見から急性副鼻腔炎と診断された場合，①鼻漏・咳嗽が 10 日以上，②膿性鼻漏が 3 日以上，③ウイルス性上気道炎の症状が一度改善してから鼻漏や頭痛が出現（double sickening，症状改善後の悪化），のいずれかがあれば細菌性とみなして抗菌薬を投与する．

　厚生労働省の抗微生物薬適正使用の手引き 第一版〔薬剤耐性（AMR）対策アクションプラン〕では，小児の急性鼻副鼻腔炎において上記①②③のいずれかの場合は，遷延性・重症としてアモキシシリン（AMPC）を 7〜10 日間内服することを推奨している．米国の急性鼻副鼻腔炎ガイドライン[4] では，クラブラン酸・アモキシシリン配合剤（CVA/AMPC）を第一選択として推奨しているが（小児では 10〜14 日投与），米国では肺炎球菌ワクチンが日本より 10 年ほど早く普及しており，起炎菌としてインフルエンザ菌の割合が増加し，AMPC 耐性菌の割合も増加しているという事情がある．2017 年のサーベイランスでは，わが国でも同じ状況が生じている．

　CVA/AMPC は，小児ではクラバモックス® 小児用配合ドライシロップとして配合比 1：14 のドライシロップ製剤が市販されているが，思春期（体重 40 kg 以上）であれば成人に準じ錠剤を投与する．国内で販売されている錠剤の CVA/AMPC（オーグメンチン® 配合錠 250 RS）は配合比 1：2 であるため，筆者はオーグメンチン® 配合錠 250 RS とサワシリン® 錠 250（AMPC）を組み合わせて CVA/AMPC の配合比 1：4 として，効果を保ちながら下痢の副作用を防いでいる（CVA は投与量が 8 mg/kg/日以上となると下痢が起きやすい）．

急性鼻副鼻腔炎の処方例

● **体重 18 kg*の児**

クラバモックス® 小児用配合ドライシロップ　1.01 g/包

（クラブラン酸・アモキシシリン配合剤）

ビオフェルミンR® 散　1 g

}1日2回 食直前 内服

● **体重 40 kg 以上の思春期児童**

オーグメンチン® 配合錠 250 RS　1 錠

（クラブラン酸・アモキシシリン配合剤）

サワシリン® 錠 250（アモキシシリン）　1 錠

ビオフェルミンR® 錠　1 錠

}1日3回 食後 内服

*：体重 17〜23 kg では，クラバモックス® は 1.01 g/包 1 日 3 回・食直前が標準の投与量であるが，クラバモックス® はクラブラン酸（CVA）を 5 mg/kg/日程度とするようやや少なめに処方したほうが，下痢の副作用を回避でき，それで有効であると筆者は考えている〔体重 18 kg に対し，クラバモックス® 2.02 g/日ではアモキシシリン（AMPC）が 67 mg/kg/日，CVA が 4.8 mg/kg/日〕．

2 慢性鼻副鼻腔炎

　急性鼻副鼻腔炎が遷延化し，3 ヵ月以上症状が続くときは，慢性鼻副鼻腔炎とする．慢性鼻副鼻腔炎では急性憎悪期を除き，頭痛は生じないものとされていたが，国際頭痛分類 第 3 版[1] では，11.5.2「慢性・再発性鼻副鼻腔炎による頭痛」というサブフォームが設けられている．小児の場合，慢性化は少ないが，この場合の治療としてロイコトリエン受容体拮抗薬であるプランルカスト（オノン®）やモンテルカスト（シングレア®）と，マクロライド系抗菌薬の併用が勧められている．

3 耳・咽喉頭疾患

　国際頭痛分類 第 3 版[1] の 11.4「耳疾患による頭痛」として，中耳炎などの炎症性耳疾患があげられる．中耳炎で側頭部〜眼球後部の痛みがあり，外転神経麻痺がみられた場合には Gradenigo 症候群（錐体尖炎に三叉神経痛・外転神経麻痺を伴うもの）を疑う．急性中耳炎が硬膜外膿瘍などの頭蓋内合併

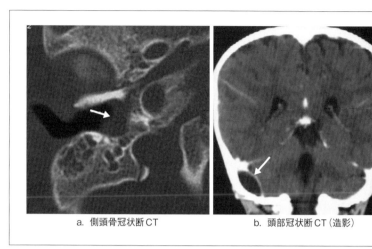

a. 側頭骨冠状断CT | b. 頭部冠状断CT（造影）

図3-11-5　1歳6ヵ月女児　耳性硬膜外膿瘍

側頭骨CTにて中耳炎（a：白矢印），頭部造影CTにて硬膜外膿瘍（b：白矢印）が認められる．急性中耳炎が頭蓋内合併症を起こすと，さらに痛みが強くなる．本例は1歳なので頭痛は表現できない．

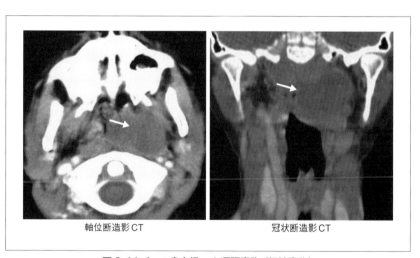

軸位断造影CT | 冠状断造影CT

図3-11-6　4歳女児　上咽頭嚢胞（鰓性嚢胞）

上咽頭嚢胞（白矢印）は通常無症状であるが，咽頭後部痛や頭痛を認めることがある．

症を起こすと，さらに痛みが強くなる．**図 3-11-5** に 1 歳 6 ヵ月女児で急性中耳炎から硬膜外膿瘍を生じた症例の CT 検査所見を示す．本例は 1 歳であるため頭痛は表現できないが，このような症例では頭痛が生じる．この場合の治療は外科的ドレナージと抗菌薬投与になる．

　咽喉頭疾患としては，急性咽喉頭炎や上咽頭炎で舌咽神経や三叉神経を介した頭痛が生じることがある．**図 3-11-6** に 4 歳女児の上咽頭囊胞（鰓性囊胞）例の造影 CT 検査所見を示す．このような囊胞では咽頭後部痛や頭痛を認めることがある．

④ めまいと関連した頭痛

　小児のめまいは少ないが（成人の 1%），病態は成人とは異なり，片頭痛関連のめまい（良性発作性めまい，前庭性片頭痛）が多い．良性発作性めまいは片頭痛の前駆状態であると考えられている．小児の反復性の嘔吐やめまいが片頭痛に関連するので，国際頭痛分類 第 3 版[1] ではこれらを 1.6「片頭痛に関連する周期性症候群」としており，頭痛診療では重要な概念となっている．

1) 良性発作性めまい (benign paroxysmal vertigo：BPV)

　良性発作性めまい（BPV）は，小児において短時間（数分以内）のめまい発作が繰り返し起こる疾患で，2～4 歳で発症し，小児では最も多いめまいの原因となっている[5]．片頭痛でみられるような脳血管攣縮により，前庭神経核とその経路（主に下前庭神経系）に一過性の虚血が起こるものと推測されている．

■ 症　状

　めまいが前触れなしに起こり，自然に消失する．めまい発作は 68% が 5 分以内で，月に 1～2 回程度起こることが多い．約半数に誘発因子（トリガー）がある（回転運動を伴うゲーム，起床，発熱，チョコレート摂食など）．てんかん発作と異なり，意識は保たれている．耳鳴や難聴などの耳症状はない．悪心・嘔吐，顔色不良などの自律神経症状を伴うことがある．音や光への過敏性や，頭部運動による症状の増悪がみられることがある．めまい発作後に傾眠傾向がある（42%）．長期経過をみると，片頭痛を発症する

患者が多い.

■ 問診のしかたと確認すべきポイント

(Check ☑)

□ **めまいの発症様式・性状・持続時間・頻度・誘発因子**

　年長児以降であれば「目が回る」と訴えることができるが，年少児ではめまいを表現できないため，発作的な落ち着きのなさをとらえる．「不安と恐怖のため母親や周囲にしがみつく」，「急に怖がって蒼白になり，立っていられないために何かにつかまろうとしたり，横になったりする」などである．

□ **随伴症状**

　耳鳴，難聴，意識障害はない．前兆もない．悪心・嘔吐，音や光への過敏性がみられることがある．頭痛の有無は診断に関係しない.

□ **既往歴**　乗り物酔いがみられることが多い.

□ **家族歴**　多くの例（53％）で片頭痛の家族歴（特に母親）がある.

表 3-11-2　1.6.2「良性発作性めまい」の診断基準

A. B および C を満たす発作が 5 回以上ある
B. 前触れなく生じ，発現時の症状が最強で，意識消失を伴うことなく数分〜数時間で自然寛解する回転性めまい発作（注 1）
C. 下記の随伴症状・徴候のうち少なくとも 1 項目を満たす
1. 眼振
2. 運動失調
3. 嘔吐
4. 顔面蒼白
5. 恐怖
D. 発作間欠期には神経所見および聴力・平衡機能は正常
E. その他の疾患によらない（注 2）

注 1：回転性めまいをもつ年少児が，ぐるぐる回る症状を説明することは難しいかもしれない．発作的な落ち着きのなさが親によって観察される場合，これが年少児の回転性めまい発作を説明しうることがある.

注 2：特に，後頭蓋窩腫瘍，痙攣発作および前庭障害は除外されていること.

（日本頭痛学会・国際頭痛分類委員会 訳：国際頭痛分類 第 3 版，p.14-15，医学書院，2018）

■ 診　断

　表 3-11-2 に国際頭痛分類 第 3 版[1] の 1.6.2「良性発作性めまい」（BPV）の診断基準を示す.

　5回以上のめまい発作があることが基準となっているので，初回発作では良性発作性めまい（BPV）と診断はできない．後頭蓋窩腫瘍，てんかん，前庭障害は除外される必要があり，神経学的検査や聴覚・平衡機能検査の他に頭部CT検査および脳波検査を行うべきである．

■ 治　療

　小児の良性発作性めまい（BPV）では，薬物療法の前に非薬物療法が推奨される（後述する「保護者への指導」参照）．

　発作を反復する場合には，薬物療法としてシプロヘプタジン（ペリアクチン® など），塩酸ロメリジン（ミグシス®），バルプロ酸（デパケン®）が予防に有効とされる．

良性発作性めまい（BPV）の発作予防の処方例

●体重20kgの児の場合，下記のいずれかを処方

　ペリアクチン® 散1%（シプロヘプタジン）*1　　0.2〜0.4g　1日1回 就寝前 内服

　デパケン® シロップ5%（バルプロ酸）*2　　2mL　1日2回 食後 内服

　ミグシス® 錠5mg（塩酸ロメリジン）*3　　1錠　1日2回 食後 内服

*1：頭痛の診療ガイドライン2021では，小児片頭痛の予防薬として用いられるシプロヘプタジンは使用可能である．本疾患に対する保険適用はないため，投薬にあたっては患児・保護者への説明が必要である．

*2：小児てんかんにおけるバルプロ酸の維持量は15〜50mg/kgであるが，良性発作性めまい（BPV）の予防として用いる場合はより低用量でよい．

*3：塩酸ロメリジンはCa拮抗薬であり副作用は少ないが，小児適応はないので投薬にあたっては患児・保護者への説明が必要である．

　アレルギー性鼻炎などがあれば，片頭痛と同様にその治療を行う．良性発作性めまい（BPV）でのめまいの予後は良好で，発症から1年以内に60%，4年以内に90%でめまいは消失する．通常10〜12歳までには軽快するが，より長期に症状が持続する例も報告されている．高率に片頭痛を発症するので，経過によりその治療（アセトアミノフェン内服など）を行う．

■ 保護者への指導

> ✐ 明らかな誘発因子（強い日差しなど）を回避する．照明やブルーライト（ス
> マートフォンなど）を抑え，学童であれば学校で窓側の席を避ける．
>
> ✐ 誘因となる疾患（鼻副鼻腔炎やアレルギー性鼻炎など）を早めに加療する（処
> 置，投薬）．
>
> ✐ 早寝早起きや規則正しい食事など，生活様式を調整する．朝食と十分な睡眠
> をとる．

2) 前庭性片頭痛 (vestibular migraine：VM)

　前庭性片頭痛（VM）は，国際平衡医学（バラニー）学会から提示された診断名で，国際頭痛分類 第3版では A1.6.6「前庭性片頭痛」として示されている[1]．以前は「片頭痛関連めまい」と呼称されていた．

　片頭痛の既往があり，5分～72時間のめまい発作が，1つの片頭痛の特徴（頭痛，光過敏と音過敏，あるいは視覚性前兆）を伴って5回以上起きた場合に診断される．前庭性片頭痛（VM）は，小児のめまいでは良性発作性めまい（BPV）に次いで多くみられる病態である．

　問診では，良性発作性めまい（BPV）と同様に，めまいの性状・持続時間，随伴症状，前兆，既往歴，家族歴などをチェックする．

　鑑別診断として，良性発作性めまい（BPV），脳幹性前兆を伴う片頭痛，メニエール病があげられる．良性発作性めまい（BPV）との鑑別では，前庭性片頭痛（VM）は年齢を問わず発症があるのに対し，良性発作性めまい（BPV）の発症は7歳以下（主に2～4歳）である．また，良性発作性めまい（BPV）と前庭性片頭痛（VM）はめまいの持続時間が異なり，小児で5分より短いめまいであれば良性発作性めまい（BPV）であり，5分以上のめまいであれば前庭性片頭痛（VM）である（両者が併存することもある）．

　国際頭痛分類 第3版[1]の 1.2.2「脳幹性前兆を伴う片頭痛」でも，60％以上に回転性めまいを認めるので鑑別が問題になる．脳幹性前兆を伴う片頭痛では，視覚性，感覚性または言語性前兆症状があり，脳幹症状（構音障害，回転性めまい，耳鳴，難聴，複視，運動失調，意識レベルの低下）が2つ以上あるので，これらの症状の有無を問診で確認する．メニエール病も片頭痛を

合併することがあり，前庭性片頭痛（VM）との区別が難しいことがあるが，難聴・耳鳴と一致してめまい発作を反復していれば，頭痛があってもメニエール病とする．

　前庭性片頭痛（VM）の治療は，良性発作性めまい（BPV）と同様であるが，頭痛に対してはアセトアミノフェン内服（10〜15 mg/kg/回）を用いる．トリプタン製剤の有効性は示されていない．

■症　例

症例 1 **8歳男児—鼻副鼻腔炎による頭痛と片頭痛との鑑別が問題となった例**

主訴：前頭部痛，嘔気・嘔吐.

現病歴：3ヵ月前より前頭部痛が週2~3回あった．朝の嘔気および時々の嘔吐がある．頭痛は前頭部が締め付けられる感じであり，痛くなる前に目がチカチカすることがある．寝るとよくなる．暗いところがいい．2ヵ月前に鼻漏があり近医耳鼻咽喉科受診し，症状と鼻内所見より副鼻腔炎と診断．低用量マクロライド内服療法を2ヵ月間行ったが，症状の改善がみられないとのことで外科的治療を勧められ，筆者の施設（当時）に来院した．

家族歴：特になし．母親に頭痛はない．

既往歴：自家中毒.

現　症：鼻内所見には異常は認められなかったが，単純X線検査にて両上顎洞にびまん性陰影が認められた（**図3-11-7**）．鼻症状や鼻内の炎症所見は見られなかった．神経学的所見は認められなかったが，嘔気のこともあり1週間後にCT検査を予約した．

経　過：抗菌薬（CVA/AMPC）の内服を1週間行った．CT検査では副鼻腔病変はなく（**図3-11-8**），頭蓋内病変も認められなかった．頭痛および嘔気はやや改善していた．頭痛と鼻症状の発症時期が異なっていることと合併症状（嘔気，視覚症状）から，片頭痛と診断した．塩酸ロメリジン内服（加えてアセトアミノフェン頓用）を行ったところ，2週後には症状は軽快した．塩酸ロメリジンは約1年間内服を継続して中止した．

本症例のポイント：本例は，鼻副鼻腔炎は存在するが「鼻副鼻腔炎による頭痛」の診断基準は満たさず，「片頭痛」と診断し，片頭痛の予防療法・急性期治療を行ったところ軽快した．しかし，片頭痛の悪化に鼻炎・副鼻腔炎が関与したであろうという症例である．

　小児において鼻副鼻腔炎は耳鼻科領域で最も多い頭痛の原因であるが，鼻副鼻腔炎による頭痛・顔面痛と診断されているもののなかに，片頭痛などの一次性頭痛が多く含まれている[6]．国際頭痛分類 第2版の二次性頭痛の診断基準にあった「治療による頭痛の改善・消失」という項目は，国際頭痛分類 第3版[1]では削除されたが，「頭痛が鼻副鼻腔炎の発症と時期的に一致して発現」という点は重要であり，画像で副鼻腔病変が見られても，鼻症状（鼻漏，鼻閉）や咳嗽がないときは，頭痛の原因と安易に判断するべきではない．

問診のポイント：鼻副鼻腔炎による頭痛の場合，朝に痛みが強く午後は軽くなる（日内変動），下を向いたり頭部を前屈したりすると痛みが強くなる，患側と同側の眼周囲痛がある，数日間持続するなどの特徴がある．嘔気，視覚症状，光過敏，音過敏は鼻副鼻腔炎では認められないので，問診でこれらの症状があれば片頭痛を疑

う. 鼻症状（鼻漏, 鼻閉）は鼻副鼻腔炎および片頭痛のいずれでもみられるが, 咳嗽は鼻副鼻腔炎を疑わせる症候である. 本例の頭痛は両側の前頭部痛であったが, 小児の片頭痛は両側性のことがある. 国際頭痛分類 第 3 版[1] では, 二次性頭痛について「原因疾患の悪化/改善に伴い頭痛も悪化/改善する」という診断基準を示しているが, 小児の片頭痛は鼻副鼻腔炎やアレルギー性鼻炎により症状が悪化するので, その治療が頭痛を改善させること[6,7] に注意するべきである. 一次性頭痛についても, 鼻副鼻腔炎やアレルギー性鼻炎は悪化因子になる.

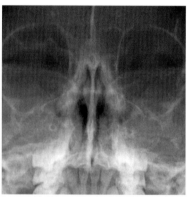

図 3-11-7　8 歳男児
副鼻腔単純 X 線（Waters 法）
両上顎洞にびまん性陰影が見られる.

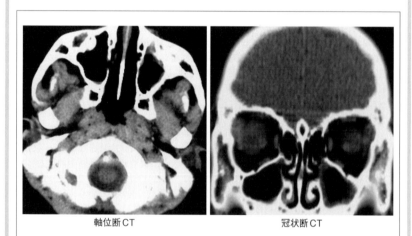

軸位断 CT　　　　　　　　　冠状断 CT

図 3-11-8　上記図 3-11-7 の症例で 1 週後に撮影した CT
抗菌薬（CVA/AMPC）投与後に両上顎洞の陰影は消失し, 症状もやや改善した.

参考文献

1) Headache Classification Committee of the International Headache Society (IHS)：The International Classification of Headache Disorders, 3rd edition. Cephalagia, 38 (1)：1-211, 2018.

2) Orlandi RR, et al：International consensus statement on allergy and rhinology：rhinosinusitis. Int Forum of Allergy and Rhinology, 6：s22-s209, 2016.

3) Wald ER, et al：American Academy of Pediatrics. Clinical practice guideline for the diagnosis and management of acute bacterial sinusitis in children aged 1 to 18 years. Pediatrics, 132：e262-e280, 2013.

4) Chow AW, et al：IDSA Clinical Practice Guideline for Acute Bacterial Rhinosinusitis in Children and Adults. Clin Infect Dis, 54：1041-1045, 2012.

5) 泰地秀信：小児の良性発作性めまい．神経内科，Vol.82，No.5，463-466，2015.

6) Senbil N, et al：Sinusitis in children and adolescents with chronic or recurrent headache：a case-control study. J Headache Pain, 9：33-36, 2008.

7) Özge A, et al：Co-occurrence of migraine and atopy in children and adolescents：myth or a causal relationship? Curr Opin Neurol, 30：287-291, 2017.

〔泰地秀信〕

漢方薬による治療
―片頭痛，緊張型頭痛および共存・合併疾患の治療

1 漢方薬が適応となる頭痛

　漢方薬が適応となる頭痛の特徴は，慢性，反復性の頭痛であり[1]，熱性疾患などの急性疾患に伴う頭痛には効果があまり期待できない．

　適応となる小児期の頭痛を国際頭痛分類 第3版で分類すると，一次性頭痛に片頭痛，緊張型頭痛が，二次性頭痛にホメオスターシスの障害〔起立性調節障害（OD），自律神経失調症〕，精神疾患（心身症，神経症，睡眠障害），頭頸部の障害（アレルギー性鼻炎，慢性鼻副鼻腔炎）がある（図 3-12-1）．

　頭痛の診療ガイドライン 2021 では，成人を対象にしたエビデンスのある慢性頭痛の漢方薬として，呉茱萸湯，桂枝人参湯，釣藤散，葛根湯，五苓散の5処方が紹介されている[2]．

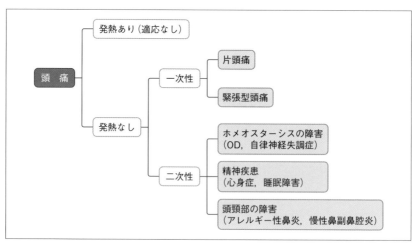

図 3-12-1　漢方薬が適応となる小児の頭痛

　漢方薬の多くは適応が広く，年齢をあまり気にせず処方可能である．ただ
し，一部には小児の体質に適さない処方がある．例えば，前述の釣藤散は，
中高年の高血圧や脳血管障害に伴う頭痛に有効である．

2 漢方治療の考え方

　小児に頻用される漢方薬の特徴として，適応が広くかつ副作用が少ないも
のが多い．そのため，たとえ適応評価が多少違っていても，病態変化に応じ
てきめ細やかに対応することで，診断的治療となり得る．

　漢方治療の特徴は，症状のみならず患者の全体像を考慮して治療すること
である．また，1つの処方でさまざまな病態を治療すること（異病同治）や，
同じ病態に対してさまざまな処方を用いること（同病異治）がある．そのた
め，異なる頭痛を1つの処方で治療したり，ある頭痛には体質によってさま
ざまな処方を使い分けたりする．

　漢方薬の使い分けには，漢方医学の基本的な病理学的概念を知っておくと
有用である．気・血・水という生体の恒常性を維持する3要素があり，気は
エネルギー，血は血液，水は血液以外の体液に相当する．それぞれが不足，
停滞，逆行（気のみ）すると病態が生じ（**表3-12-1**）[3]，複数の病態が合併
すると多様な症状を呈する．

表3-12-1　漢方医学の基本病態

	不足	停滞	逆行
気	気虚	気滞	気逆
血	血虚	瘀血	
水	亡津液	水滞	

3 漢方薬の処方において留意すべきポイント

■ 薬用量

　小児用量について，厚生省薬務局監修による一般用漢方処方の手引き（1975 年）では，成人量を基準に下記の量を標準としている．

> **漢方薬の小児用量**
>
> - 7 歳以上 15 歳未満 ··· 成人用量の 2/3
> - 4 歳以上 7 歳未満 ····· 成人用量の 1/2
> - 2 歳以上 4 歳未満 ···· 成人用量の 1/3
> - 2 歳未満 ············· 成人用量の 1/4 以下

　上記の分量は，西洋薬における小児用量を算出する考え方に準拠したものである．しかし，東洋医学の古典文献においては，小児用量を明確に記載した資料はないとされる．実際に中国では，生薬を煎じるにあたっては，水質の違いから日本の倍量以上の原料を使用している．そこでエキス製剤を処方するにあたっては，年齢別ではなく体重別に，簡便に下記の量で処方するとよい．

> **1 日投与量が成人で 3 包の場合**
>
> - 学童～成人 (体重 30 kg～) ··· 2～3 包
> - 学童 (体重 20～30 kg) ······ 2 包
> - 幼児 (体重 10～20 kg) ······ 1～1.5 包
> - 乳児 (体重 10 kg 未満) ······ 0.5 包

■ 処方上の注意点―併用について

　実地臨床においては，西洋薬と漢方薬との併用や，漢方薬を 2 剤以上併用することがしばしばある．併用にあたり，小児用量での副作用はほとんどないが，構成生薬である麻黄と甘草の量に注意する．麻黄ではエフェドリンによる交感神経刺激作用，甘草ではグリチルリチンによる偽性アルドステロン症が問題になりやすい．

　一般に成人の 1 日量として麻黄 5 g（エフェドリン 75 mg），甘草 5 g（グ

リチルリチン 200 mg）以上では副作用がハイリスクとなるため，長期投与をしてはならない．なお，単剤でこれらを含むものに，麻黄湯（麻黄 5 g），越婢加朮湯（麻黄 6 g），甘麦大棗湯（甘草 5 g），芍薬甘草湯（甘草 6 g）がある．成人では少量でも副作用を認めるケースが稀にあるが，小児では過量投与での副作用報告例はほとんどなく，副作用の出現機序は未解明な点が多い．

　漢方薬と併用注意の西洋薬としては，麻黄ではエフェドリン製剤，MAO 阻害薬，甲状腺ホルモン製剤，カテコラミン製剤，キサンチン系製剤が，甘草ではグリチルリチン製剤，ループ利尿薬がある．いずれも薬理作用の点から容易に理解され得る．

■ 小児に漢方薬を服用させるための工夫

　本来の服用方法は，微温湯に溶解して服用する．乳児では，泥状に練って頬粘膜に塗り，授乳させる．

　服用時の苦味を低減する方法として，舌の味蕾細胞に対するバリア作用のあるココア（カカオバター），乳脂肪に混ぜることで苦味がマスクされやすい．ココアパウダー，チョコシロップ，チョコアイス，ヨーグルト，ホットミルク，野菜ジュースなどに混ぜると好評である．

　オブラートを使用する場合は，薬を包んで常温の水に約 2 分浸し，ゼリー状に溶けたらすぐに服用するとよい．

4　一次性頭痛の漢方治療

1）片頭痛

■ 予防薬

　第一選択薬として，低気圧が誘因となる場合は五苓散，前兆があり嘔気嘔吐を伴いやすい場合は呉茱萸湯[4]を投与する．第二選択薬として，ストレスが誘因となりやすい場合は六君子湯，体力が弱くて冷えやすい場合は桂枝人参湯，月経が誘因の場合は加味逍遙散を投与する．

■ 急性期治療薬

　発作急性期の頓服薬として，第一選択薬は五苓散または呉茱萸湯である．

いずれも予防における1回量の倍量を頓服する．予防薬と重なる場合では，1日上限量を多少超えても，長期連用でなければ許容範囲と考えられる．第二選択薬は，通常量の五苓散または呉茱萸湯に川芎茶調散を併用して頓服する．

　薬剤の使用過多による頭痛において，鎮痛薬の使用を中止する際にこれらを頓服することは可能で，患者の心理的安定にも有用といえる．

■ 薬物使用過多による頭痛

　発作頻度が多いと，西洋薬の頓服薬を長期にわたって頻回使用してしまうケースがいる．3ヵ月を超えて頭痛が月15日以上存在する場合は，慢性片頭痛の可能性がある．慢性片頭痛の小児では，56.7％に慢性連日性頭痛を認め，27.3％に二次性頭痛である薬剤の使用過多による頭痛（薬物乱用頭痛）を認めたという報告がある[5]．その治療薬として抑肝散（虚弱児は抑肝散加陳皮半夏）が有用で，鎮痛剤を頻用する心理的背景に対して，神経伝達物質調整作用[6]（セロトニン，グルタミン酸，ドパミン，オキシトシン，オレキシン）のある抑肝散の抗不安作用，抗ストレス作用，鎮静作用が奏効すると考えられる．

■ 漢方医学的な病態に基づいた各薬剤の適応

　片頭痛の漢方医学的な病態は，水滞が主体である．

　五苓散の適応は，低気圧が誘因となる拍動性頭痛で[7]，水滞があり，冷えはない．

　呉茱萸湯の適応は，虚弱体質で手足が冷えて嘔気・嘔吐を伴う[8]．さらに嘔気・嘔吐が顕著な場合には，水滞に有効な朮を含む半夏白朮天麻湯，六君子湯を投与する．朮には蒼朮と白朮があり，蒼朮は水滞に有効で，白朮は気虚に有効である．同じ処方でも，製薬メーカーによって使用する朮の種類が異なる．

■ 五苓散の薬理作用

　五苓散は利水剤であり，利尿薬とは異なり正反対の水代謝作用を併せ持つ．水負荷状態では尿量を増やし，脱水状態では尿量を制限する．五苓散の薬理作用は，構成生薬の蒼朮（Mn含有成分）と猪苓が，細胞膜に存在する水チャネルであるアクアポリン（AQP3,4,5）に作用し，電解質に影響するこ

となく水透過性のみを抑制する[9]. 脳内ではアストログリアに存在する
AQP4をよく阻害し，脳浮腫の抑制効果が確認されている．副作用はほとん
どないが，シナモン（桂枝・桂皮）アレルギーに注意する．

■ 呉茱萸湯の薬理作用

呉茱萸湯は，冷えがあり視覚前兆を伴う片頭痛に有効であると単変量解析
による報告がある[10]. 主要生薬の呉茱萸に含まれるアルカロイドの薬理作用
に，鎮痛，血流増加，腸蠕動促進があり（**表 3-12-2**）[10]，特に evodiamine
には，カプサイシンと競合して TRPV1（43℃以上の高温感受性チャネル）
に結合し，続いて脱感作することで，下行性疼痛抑制系による鎮痛効果を認
める[12]. 気滞，気逆，気虚，水滞の病態に有効である．副作用はほとんどな
いが，高血圧性頭痛には用いない．

表 3-12-2　呉茱萸の薬理作用

成　分	アルカロイド	薬理作用
香気成分	ocimene（モノテルペン）	
苦味成分	limonin（トリテルペン）	
薬理作用のある成分	evodiamine rutaecarpine	鎮痛作用
	synephrine	アドレナリンα，β作用 抗ロイコトリエン作用
	higenamine	強心作用
	サイクリック GMP	選択的消化管蠕動亢進作用
	tryptamine	精神神経系作用

■ 六君子湯および抑肝散の薬理作用

発作時の大脳に生じる cortical spreading depression（皮質拡延性抑制）に
おいては，脳内のミクログリアが活性化している[13]. 六君子湯は，大脳皮質
の活性化ミクログリアを抑制する[14]. 片頭痛患者ではオレキシン分泌が低下
していると報告されており[15]，六君子湯によるグレリン分泌がオレキシン分
泌を賦活すると考えられる．古くから柴胡剤との相性がよいことが知られて
おり，抑肝散はオレキシン過剰分泌を抑制することから，六君子湯と抑肝散
の併用はオレキシン分泌のアンバランスを是正することで，抗ストレス作用
が向上すると期待される．

■ 効果発現時間

本項の処方はいずれも即効性があり，五苓散（ごれいさん）は時間単位で，その他は日単位で変化が期待される．

2) 緊張型頭痛

■ 処方選択の考え方

主な原因は身体的または精神的ストレスに伴う筋肉の "こり" であり，漢方医学的な病態は気滞（きたい）が主体である．気滞（きたい）によって背中や肩のこり，目の疲れ，頭痛が生じる．原因や体質により，処方を使い分ける（図3-12-2）[3]．

筋肉のこりのうち，項部周辺の頭頸部のこりでは葛根湯（かっこんとう）グループ，肩こりでは柴胡剤（さいこざい）グループを投与する．

■ 項部周辺の頭頸部のこり

頭頸部のこりで，体質が強いと葛根湯（かっこんとう），虚弱では桂枝加葛根湯（けいしかかっこんとう）を投与する．

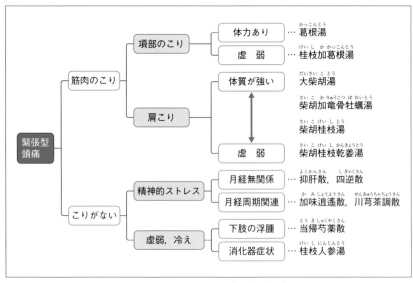

図3-12-2　緊張型頭痛の鑑別処方

■ 肩こり

柴胡剤とは，柴胡，黄芩という生薬を基本骨格としたグループで，体質の強さの順に大柴胡湯，柴胡加竜骨牡蛎湯，柴胡桂枝湯，柴胡桂枝乾姜湯を使い分ける．黄芩の副作用に，まれに肝機能障害がある．気滞がこじれて血行不良となり，瘀血を伴う場合は，血液循環改善作用と温熱作用のある桂枝茯苓丸（細動脈拡張作用[16]），疎経活血湯を投与する．

■ 筋肉のこりがない場合

筋肉のこりがない場合は，原因に応じて処方を選択する．精神的ストレスが優位な場合は，柴胡を含有する抑肝散（虚弱児は抑肝散加陳皮半夏），四逆散を投与し，さらに月経周期に関連する場合は加味逍遙散，川芎茶調散を投与する．虚弱で四肢が冷えやすい場合には，下肢の浮腫があれば当帰芍薬散，消化器症状があれば桂枝人参湯を投与する．

5 二次性頭痛の漢方治療

1）ホメオスターシスの障害

■ 起立性調節障害（orthostatic dysregulation：OD）

起立性調節障害（OD）は，小児の自律神経失調症の1つであり，循環器系の調節力障害を引き起こして多彩な症状を示し（**表 3-12-3**），主に4タイプの亜型（サブタイプ）がある（詳細は p.205〜206 参照）．

ODでは症状に頭痛があり，片頭痛や緊張型頭痛との共存が多く，一次性頭痛との鑑別に苦慮することがある．

ODの病態は，漢方医学的には典型的な気虚または水滞であり[1]，体力がある場合は気虚と水滞，虚弱体質では気虚と血虚である[4]．心身症を合併する場合は，気滞を伴う．

ODの処方選択では，病型よりも病態を優先して考慮する．病態によって多数の処方薬があり，選択方法をフローチャートで**図 3-12-3** に示す．

2）精神疾患

漢方医学的な病態でみると，気の異常が大部分を占め，特に気滞と気逆の

表 3-12-3　起立性調節障害の症状

● 大症状
A. 立ちくらみ，あるいはめまいを起こしやすい
B. 立っていると気持ちが悪くなる，ひどいと倒れる
C. 入浴時，あるいはいやなことを見聞きすると気持ちが悪くなる
D. 少し動くと動悸，あるいは息切れがする
E. 朝起きが悪く，午前中調子が悪い
● 小症状
a. 顔色が青白い
b. 食欲不振
c. 強い腹痛
d. 倦怠あるいは疲れやすい
e. 頭痛
f. 乗り物酔い

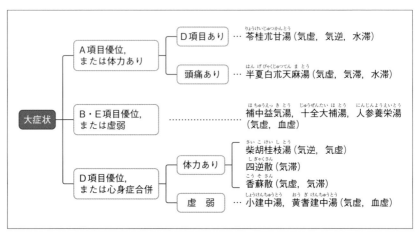

図 3-12-3　起立性調節障害の鑑別処方
図中の A〜E 項目は，上記表 3-12-3 の「大症状」を参照.

混在が主体である．

■ 抑うつなど

抑うつは気滞であり，怒り，神経過敏，焦燥感は気逆である．悪化すると，気虚や血，水の異常を合併する[8]．第一選択薬として抑肝散（虚弱児は抑肝散加陳皮半夏），第二選択薬として加味帰脾湯（心身両面へのオレキシン作用あり．幼児までは帰脾湯），第三選択薬として安神作用の竜骨，牡蠣を含む柴胡加竜骨牡蠣湯（虚弱児は桂枝加竜骨牡蠣湯）を投与する．ヒステリーには甘麦大棗湯がよい．睡眠障害には上記のいずれも有効で，思春期では酸棗仁湯（眠前に2倍量を服用）を投与する[4]．

■ 過敏性腸症候群

過敏性腸症候群の病態は，気滞と気虚の合併である．第一選択薬は桂枝加芍薬湯である[4]．第二選択薬は合併する病態（気逆，血虚，瘀血，水滞）を考慮して選択する．虚弱児では小建中湯，黄耆建中湯を，体力が中等以上では四逆散，半夏厚朴湯，柴胡桂枝湯を投与する．第三選択薬として，腹部不快感では六君子湯を，腹痛では安中散，半夏瀉心湯を，便通異常では大建中湯を投与する．

3) 頭頸部の障害

■ アレルギー性鼻炎

アレルギー性鼻炎の病態は気逆と水滞と考えられ，第一選択薬は小青竜湯である．第二選択薬として，鼻閉が強いと葛根湯加川芎辛夷を，虚弱では苓甘姜味辛夏仁湯を，冷えやすいと麻黄附子細辛湯を投与する[4]．

■ 慢性鼻副鼻腔炎

慢性鼻副鼻腔炎では，学童期までは柴胡清肝湯を，思春期以降では荊芥連翹湯を投与する．急性増悪時で，頭痛時には葛根湯加川芎辛夷，さらに膿形成を伴えば辛夷清肺湯，排膿散及湯を投与する[4]．

■ 症　例

症例1　**12歳男児—五苓散が予防療法に有効であった片頭痛の例**
（ご れいさん）

主訴：嘔吐を伴う頭痛

現病歴：12歳時，視覚的前兆を伴う拍動性の頭痛，嘔吐が出現．その後，1ヵ月間に同様のエピソードを5回繰り返して受診．

家族歴：父親が片頭痛．

既往歴：下痢型過敏性腸症候群．

身体所見：体重60 kg．頭頸部に圧痛なし．四肢冷感なし．口渇感なし．脈候は浮．舌候は淡白色で湿潤，白苔あり，歯圧痕軽度あり．腹候は腹力中等度，振水音軽度あり．胸脇苦満や腹動悸，腹直筋緊張はなし．

検査所見：甲状腺機能低下なし．頭部CT，MRI，MRA画像検査で異常なし．

治療経過：前兆のある片頭痛と診断し，頭痛発作時にトリプタン製剤の頓服が有効であった．発作頻度が多いため，予防薬として五苓散エキス顆粒5 g/日を開始．1ヵ月後から頻度減少し，2ヵ月後には月1回となった．1年後に予防薬を中止した．その6ヵ月後に発作増加のため同処方を再開し，以後，誘因となる低気圧がなければ，発作はコントロールされた．

本症例のポイント：嘔吐症状があり，他の処方として呉茱萸湯がある．呉茱萸湯は体力が比較的弱く，身体が冷えやすい体質の場合に用いる．

症例 2

12 歳女児—苓桂朮甘湯が有効であった体位性頻脈症候群の例

主訴：失神を伴う頭痛．

現病歴：インフルエンザ A 型感染症に罹患して解熱 4 日目，家事中に突然の悪心，ふらつき，眼前暗黒感を自覚した．その直後に倒れ，眼球上転した．痙攣なし．数秒で意識回復し，その後頭痛と悪心が 30 分持続したため救急搬送となった．

家族歴：母親が起立性調節障害（OD）．

既往歴：式典の練習中や，点滴針穿刺時などの精神的緊張時に失神あり．四肢の冷えを感じやすい．

身体所見：体温 36.4℃，血圧 98/57 mmHg，脈拍 67 回/分．体重 41 kg．顔色良好．眼瞼結膜貧血なし．頸部腫脹なし．四肢冷感あり．便性異常なし．脈候緊．舌候は淡紅色で歯圧痕あり．腹候は，腹力軟弱で，振水音・心下痞鞕・胸脇苦満・腹動悸を認めない．

検査所見：貧血なし．甲状腺機能異常なし．起立負荷試験で頻脈と T_{II} 減高を認め，検査中に眼前暗黒感あり．頭部 CT 異常なし．

治療経過：採血実施時に悪心を認め，起立負荷で容易に眼前暗黒感が誘発された．OD の亜型である体位性頻脈症候群と診断し，苓桂朮甘湯エキス顆粒 5 g/日を開始．立ちくらみは減少し，4 日後の小学校卒業式に問題なく出席できた．1 週間後に内服中止．その後，軽度の立ちくらみを認めたが，中学進学後は支障なく経過した．

本症例のポイント：冷え体質で，失神後に頭痛，悪心を一過性に認めた．他の処方として半夏白朮天麻湯があり，これは胃腸症状や頭痛を繰り返す場合に用いられ，片頭痛にも有効である．小児片頭痛に OD は共存しやすく，しばしば発作性頭痛の鑑別に苦慮する．漢方治療は状態に応じた治療のため，診断未確定で鑑別処方を診断的投与したとしても，適応が大きく外れることは少なく，それは漢方治療の長所の 1 つと言える．

257

表3-12-4　本項で記載した漢方製剤一覧

企業名（数字はツムラの製剤番号）	漢方製剤名（五十音順）	企業名（数字はツムラの製剤番号）	漢方製剤名（五十音順）
ツムラ　5	安中散	35	四逆散
98	黄耆建中湯	48	十全大補湯
1	葛根湯	99	小建中湯
2	葛根湯加川芎辛夷	19	小青竜湯
137	加味帰脾湯	104	辛夷清肺湯
24	加味逍遙散	124	川芎茶調散
72	甘麦大棗湯	53	疎経活血湯
65	帰脾湯	100	大建中湯
50	荊芥連翹湯	8	大柴胡湯
東洋薬行, 三和生薬	桂枝加葛根湯	47	釣藤散
		23	当帰芍薬散
60	桂枝加芍薬湯	108	人参養栄湯
26	桂枝加竜骨牡蛎湯	122	排膿散及湯
82	桂枝人参湯	16	半夏厚朴湯
25	桂枝茯苓丸	14	半夏瀉心湯
70	香蘇散	37	半夏白朮天麻湯
31	呉茱萸湯	41	補中益気湯
17	五苓散	127	麻黄附子細辛湯
12	柴胡加竜骨牡蛎湯	54	抑肝散
11	柴胡桂枝乾姜湯	83	抑肝散加陳皮半夏
10	柴胡桂枝湯	43	六君子湯
80	柴胡清肝湯	119	苓甘姜味辛夏仁湯
103	酸棗仁湯	39	苓桂朮甘湯

参考文献

1) 広瀬滋之：小児科疾患漢方治療マニュアル，p.80-83，116-118，現代出版プランニング，2006.

2) 日本神経学会・日本頭痛学会・日本神経治療学会 監修：頭痛診療において漢方薬は有効か．頭痛の診療ガイドライン2021，p.41-44，医学書院，2021.

3) 西村甲：漢方薬．五十嵐隆編，小児の頭痛 診かた治しかた，p.77-81，中山書店，2009.

4) 西村甲：臨床漢方小児科学，p.10-12，17-19，51-53，80-82，86-88，95-97，南山堂，2016.

5) 桑原健太郎：小児の慢性連日性頭痛．日本小児科医会会報，52：174-176，2016.

6) 五十嵐康 他：抑肝散のグルタミン酸トランスポーター賦活作用とセロトニン1A受容体パーシャルアゴニスト作用．脳21，12：409-415，2009.

7) 入江祥史：漢方・中医学講座 治療編，p.246-247，医歯薬出版，2009.

8) 西村甲：疾患・症候別漢方薬最新ガイド，p.26-31，154-159，講談社，2011.

9) 礒濱洋一郎：漢方薬の作用機序—五苓散の作用とアクアポリン．小児科診療，77(8)：995-999，2014.

10) 黒川隆史：呉茱萸湯が有効性を示す片頭痛患者の臨床的特徴．痛みと漢方，26：46-51，日本疼痛漢方研究会，2016.

11) 花輪壽彦：生薬の薬効の多面性．花輪壽彦著，漢方診療のレッスン 増補版，p.284-286，金原出版，2003.

12) Iwaoka E, et al：Evodiamine suppresses capsaicin-induced thermal hyperalgesia through activation and subsequent desensitization of the transient receptor potential V1 channels. J Nat Med, 70：1-7, 2016.

13) 崔翼龍：脳内炎症の分子イメージングと片頭痛病態．PET journal，16：14-16，2011.

14) 屋嘉比康治：グレリンと六君子湯．漢方医学，40：124-135，2016.

15) 西山和利 他：濱田潤一先生の研究の軌跡．日本頭痛学会誌，43：1-4，2016.

16) 平山暁 他：ライブイメージングによる桃核承気湯・桂枝茯苓丸・当帰芍薬散の微小循環動態への特性評価．日本東洋医学会雑誌，71：8-17，2020.

〔尾崎裕彦〕

13 片頭痛とてんかんの関連

1 片頭痛とてんかんの共通点と相違点

　片頭痛とてんかんは，いずれも発作性の神経疾患であり，共存することが古くから知られている．また，両疾患は臨床症状および病態生理学的に共通基盤をもち，片頭痛に抗てんかん薬が有効のものがあるなど，治療においても共通点がある[1,2]．

　小児においても両疾患がよくある発作性神経疾患として認識され，報告数は少ないが研究が続いている[3]．大学病院の小児てんかん外来の患者のうち25％に片頭痛がみられ，これらの患者は10歳以上という年齢であること，およびてんかん発作では中心・側頭部に棘波をもつ良性小児てんかん（BECTS）と若年性ミオクロニーてんかん（JME）に片頭痛共存が多かったことが報告されている[3]．

　一方，片頭痛とてんかんの罹患率と疫学的特徴の相違点も明らかにされている．片頭痛は小児期に少なく，思春期から成人に向けて増加し，男性より女性に有病率が高い．しかし，てんかんはその有病率に明らかな性差はなく，大部分は小児と高齢者に発症し，片頭痛と逆の二頂有病率分布を示す[1]．

　頭痛の診療ガイドライン2021には，はじめて「CQ-Ⅱ-1-11　片頭痛とてんかんの関係はどのように考えられているか」が加わった[4]．片頭痛とてんかんは相互に関連しており，双方向で罹患リスクが上昇する共存症である．二次性頭痛として，「てんかん発作による頭痛」があり，「てんかん発作時頭痛」と「てんかん発作後頭痛」に分類されている．「片頭痛前兆により誘発される痙攣発作」は，片頭痛の合併症として分類されているきわめてまれな病態で，後頭葉てんかんとの鑑別が必要である．頭痛を伴うてんかん症候群や，症候性てんかんと片頭痛様頭痛をきたす疾患が存在する．片頭痛とてんかんには共通する病態の存在が想定されている[4]．

表3-13-1　てんかん性頭痛の特徴と症例数

てんかん性頭痛の特徴	症例数 n＝18 (%)
1) 反復性頭痛発作	18 (100)
2) 突然起こる頭痛	18 (100)
3) 脳波上のてんかん波出現	15 (83)
4) 抗てんかん薬有効	17 (94)
5) 頭痛発症の誘因がない	13 (72)
6) 頭痛の持続が数分から数時間	9 (50)
7) 片頭痛の家族歴がない	10 (56)
8) 発作後の睡眠または嗜眠	8 (44)
9) 悪心および嘔吐を伴う	12 (67)
10) 頭全体または両側前頭部痛	7 (39)

（文献10より）

② てんかん性頭痛とは？

　てんかん性頭痛は，欧米では seizure headache[5]，ictal epileptic headache[6]，pure epileptic headache[7] と呼称され，これらは「頭痛がてんかんの1つの発作症状である」を支持する診断名である．国際頭痛分類 第3版[8]における 7.6「てんかん発作による頭痛」の診断とは一致せず，てんかん性頭痛の存在についての議論はいまだ途上にあり，否定的な意見もある[9]．

　それを承知の上で，長年頭痛と向き合ってきた筆者は，てんかん性頭痛の存在を支持する立場で本項の話を進めたい．頭痛がてんかんの1つの症状であると証明するためには，頭痛時の脳波が必須であるが[8]，筆者が頭痛研究を始めた1987年当時，てんかん性頭痛における頭痛時脳波の報告は見当たらなかった．そこで小児慢性反復性頭痛に頭痛時脳波を施行し，Swaimanら[5] のてんかん性頭痛の特徴を参考とし，てんかん性頭痛の診断基準を作成した（**表3-13-1**）[10]．この診断基準は，それまで自律神経発作と扱われていたてんかん性放電を伴う発作性頭痛を，頭痛を研究する者の立場から診断しようという試みであった．

表 3-13-2　てんかん性頭痛の診断基準

次の大症状 4 項目及び小症状を 1 項目以上満たす

A. 大症状
1. 重度の反復性頭痛発作
2. 突然起る頭痛
3. 頭痛発作時のてんかん性放電の出現＊
4. 抗てんかん薬により頭痛が消失

B. 小症状
1. 頭痛発症に誘因がない
2. 頭痛の持続が数分〜数時間以内
3. 発作後の睡眠または嗜眠
4. 悪心または嘔吐を伴う

＊：頭痛発作間欠期脳波のてんかん性放電は，てんかん性頭痛の疑いとする.

（藤田光江：2013 年改訂，文献 11 より）

3　てんかん性頭痛の診断基準

　国際頭痛分類 第 3 版（2018 年）[8]では，7.6.1「てんかん発作時頭痛」があり，「部分てんかん発作中に引き起こされ，てんかん放電と同側に起こり，痙攣発作の終了と同時または間もなく消失する頭痛」と規定されている．てんかん性頭痛は症状が頭痛のみで，臨床上部分発作などのてんかん発作をもたないものをいうが，確定診断には頭痛時脳波が必要であることは議論の余地はない[8]．筆者はその点を踏まえ，2013 年にてんかん性頭痛の診断基準を改訂した（表 3-13-2）[11]．すなわち，頭痛発作間欠期脳波のてんかん性放電のみで，頭痛発作時のてんかん性放電が確認できない場合は，てんかん性頭痛の疑いとすることを提唱した．

　しかし，頭痛間欠期の脳波異常は，てんかん性機序による頭痛の直接的な証明にはならないので，「疑い」とはいえこの付記の適用には慎重を期す必要があるとの意見がある[9]．頭痛時脳波について，現在はビデオ脳波モニタリングが可能であり，実際の報告もあるが[7]，てんかんセンターなど専門医療機関での実施に限られる．

■ 脳波検査を考慮すべき頭痛

　頭痛を主訴に外来を受診するすべての小児に脳波検査が必要というわけで

はない．脳波検査を考慮する頭痛は，誘因がなく突然起こる頭痛で，生活支障度の高い強い頭痛発作が反復している，頭痛に嘔吐を伴う，頭痛後睡眠がある場合である．片頭痛とてんかん性頭痛が共存することもあり，Swaimanら[5]があげている片頭痛の家族歴なしは重視していないが，てんかんの家族歴がある場合や比較的低年齢での強い頭痛発作には脳波検査を行っている．

4 てんかん性頭痛の治療

てんかん性頭痛と診断されても，頭痛による生活支障度が高くない場合は，片頭痛と同様に予防的治療は必要なく，定期的な脳波検査と，頭痛に対する急性期治療薬で様子をみる．

嘔吐や発作後に睡眠を伴うなどの生活支障度が高いものには，抗てんかん薬の連日服用を勧め，患児・保護者が納得の上で治療を開始する．すなわち，治療開始には初回脳波でてんかん性放電がみられても，反復の脳波検査でのてんかん性放電の再確認，経過中の頭痛発作の強さや頻度を参考にしている．てんかんと同様，患児と保護者に十分説明し，納得した上で治療を開始すると，コンプライアンスがよく治療効果の確認も容易となる．

てんかん性頭痛の治療薬は，思春期女子以外ではバルプロ酸を第一選択薬とするが，血中濃度が有効範囲になっても効果がなければ，他の抗てんかん薬に変更する．片頭痛の予防薬としてエビデンスのあるトピラマートのほか，てんかんの治療と同様，カルバマゼピン，ゾニサミド，レベチラセタムなど小児で使用されているすべての抗てんかん薬が使用可能と考えるが，小児では適応外の薬剤もある．てんかん性頭痛の薬物療法はてんかんと同様に単剤投与を原則とし，投与前に肝機能などの血液検査を行い，投与後も必ず血中濃度と副作用のチェックを行うなど，慎重な対応が望まれる．

■ てんかん性頭痛の頻度と治療（自験例）

筆者の施設の頭痛専門外来に3ヵ月以上通院している216人のうち，てんかん関連頭痛は6人（3％）であり（**図3-13-1**），このうちてんかん発作のないてんかん性頭痛の疑い（頭痛時脳波未施行）は3人（1％）であった（**表3-13-3**）．発症年齢は3〜8歳，3人とも頭痛は国際頭痛分類 第3版（調査当時はbeta版）[8]の前兆のない片頭痛の診断基準を満たし，脳波上焦点性棘

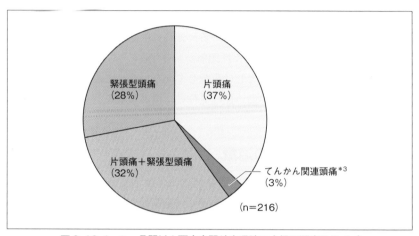

図 3-13-1　3 ヵ月間以上頭痛専門外来通院の小児の頭痛のタイプ

筑波学園病院小児科, 東京クリニック小児・思春期頭痛外来, 2016 年 3 月末の調査結果.

表 3-13-3　てんかん関連頭痛 *3 の症例

症例	年齢 (歳)	頭痛発症 (歳)	てんかん発作 (歳)	片頭痛タイプ (ICHD-3β) *1	てんかん波	主な使用薬剤
1	11	5	なし（てんかん性頭痛？）	1.1	棘徐波	TPM
2	11	3	なし（てんかん性頭痛？）	1.1	棘徐波	VPA
3	10	8	なし（てんかん性頭痛？）	1.1	棘徐波	VPA
4	10	6	意識消失発作（9）	1.1	なし	VPA
5	10	5	強直間代発作（7）	1.2.1	棘徐波	VPA
6	12	8	頭痛後意識消失発作（9）	1.2.1 (migralepsy) *2	棘徐波	VPA アミトリプチリン

TPM：トピラマート, VPA：バルプロ酸
*1：国際頭痛分類 第 3 版 beta 版（ICHD-3β）
　　1.1「前兆のない片頭痛」, 1.2.1「典型的前兆を伴う片頭痛」
*2：migralepsy；1.4.4「片頭痛前兆により誘発される痙攣発作」
*3：てんかん性頭痛とは「頭痛がてんかんの 1 つの症状であるもの」を言う. 上記の図 3-13-1
　　および表 3-13-3 は, そのてんかん性頭痛？（疑い）が 3 例, 意識消失などてんかん発作が
　　あったものが 3 例で, 総合して, てんかん関連頭痛としている.

徐波を認めた. 治療は, 2 人はバルプロ酸が有効であったが, 1 人はバルプ
ロ酸が無効でトピラマートに変更して有効であった（後述の症例 1 を参照）.

●**まとめ** てんかん性頭痛の存在についての議論はいまだ途上にあるが, 脳波上てんかん性放電が認められ, 症状は頭痛のみでてんかん発作がない一群の存在は否定できない. 頭痛の治療薬の選択の意味からも, 誘因なく突然起こる小児の頭痛発作には脳波検査を行い, てんかん性放電の有無を確認することは, 頭痛治療の方向性を決める上で必要と考えられる.

症 例

症例 1

9歳 (小学3年) 女児 —てんかん性放電を伴う前兆のない片頭痛の例

主訴:嘔吐を伴う頭痛発作.

現病歴:5歳頃からときに嘔吐を伴う頭痛発作が平均週1日みられ, 6歳時に筆者の施設を受診した. 前頭部の強い頭痛で, 嘔吐後数時間眠ると治る. 前兆のない片頭痛と診断し, アセトアミノフェン坐剤とドンペリドン坐剤を処方した.

家族歴:父に片頭痛があり, 月数回市販の鎮痛薬を内服している.

既往歴:熱性けいれん, てんかん発作はない.

検査所見:乳酸, ピルビン酸を含む血液・尿検査, 頭部MRI・MRA検査に異常は認められなかった.

経過:初診時は週1日くらいの頭痛が, 週2日以上になったため, 9歳時久しぶりに受診した. 嘔吐と発作後睡眠を伴う強い頭痛発作が頻回になっていたので, てんかん性頭痛を疑い, 脳波検査を施行した. 覚醒時, 睡眠時とも背景脳波は正常範囲であったが, 睡眠時に両側前頭部~頭頂部優位に棘徐波が頻発していた (**図3-13-2**). 脳波上てんかん性放電が認められるので, けいれん発作はないが, てんかんに近い頭痛であることを患児と保護者に説明した. また, 現在の生活の支障度が高い頭痛発作に, 抗てんかん薬が有効である可能性が強いことを説明し, 同意の上でバルプロ酸を開始した. バルプロ酸を600 mg/日に増量し, 血中濃度が94 μg/mLに達しても頭痛の頻度は減らず, トピラマート25 mg/日を追加し, バルプロ酸を100 mg/日まで漸減した. トピラマートを50 mg/日に増量後, 頭痛は激減した. 1年前は映画を見るたびに嘔吐を伴う頭痛発作があったが, 現在では映画を見ていても頭痛はまったく起きなかったと患児はうれしそうに語った. バルプロ酸内服中は食欲増進があり体重増加があったが, トピラマートが主となってから食欲は落ち着いた.

　年2回の脳波検査では, 覚醒時, 睡眠時とも背景脳波は正常範囲であるが, 睡眠中に同様のてんかん性放電が認められている. しかし, けいれん発作はなく, トピラマートの漸減については片頭痛発作の発症状況をみて考える予定である.

最終診断:1.てんかん性放電を伴う前兆のない片頭痛, 2.てんかん性頭痛の疑い (発作時脳波は未施行).

本症例のポイント：6歳の初診時には，頭痛発作回数が少なく，診断基準を満たしたので前兆のない片頭痛と診断し，急性期治療薬として鎮痛薬，制吐薬を処方した．9歳時，久しぶりに再診し，強い頭痛発作が頻回となっていたため，てんかん性頭痛を疑い，脳波検査を施行した．その結果，頭痛間欠時の睡眠時脳波に棘徐波が頻発していたため，保護者に説明して同意のもと抗てんかん薬を開始した．バルプロ酸は無効であったが，トピラマートは有効であり，頭痛が軽快し，生活の質ははるかに向上した．本例が，てんかん性放電を伴う前兆のない片頭痛かてんかん性頭痛の疑いかは議論の余地はあるが，片頭痛とてんかんは病態生理学的発症機序に共通点があるのは周知の通りである．したがって，強い頻回の片頭痛発作に対する脳波検査は，片頭痛の予防薬として抗てんかん薬を選択する意味からも必須と考えられた．なお，てんかん性頭痛の診断には，徐波化などの背景脳波の異常は含めず，てんかん性放電の有無のみで判断する．

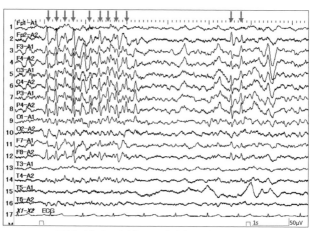

図3-13-2　症例1　9歳女児　睡眠時脳波
両側前頭部〜頭頂部に棘徐波（↓）が認められる．

参考文献

1) 平田幸一：片頭痛とてんかんの相違点と類似点．日本頭痛学会誌，40：107-110，2013.

2) 藤田光江：片頭痛とてんかん；小児科領域における関連性を中心として．臨牀小児医学，38：163-172，1990.

3) Kelley SA, et al：Comorbidity of migraine in children presenting with epilepsy to a tertiary care center. Neurology, 79：468-473, 2012.

4) 日本神経学会・日本頭痛学会・日本神経治療学会 監修：頭痛の診療ガイドライン2021，医学書院，2021.

5) Swaiman KF, et al：Seizure headaches in children. Dev Med Child Neurol, 20：580-585, 1978.

6) Parisi P：Why is migraine rarely, and not usually, the sole ictal epileptic manifestation? Seizure, 18：309-312, 2009.

7) Cianchetti C, et al：Pure epileptic headache and related manifestations：a video-EEG report and discussion of terminology. Epileptic Disord, 15：84-92, 2013.

8) 日本頭痛学会・国際頭痛分類委員会 訳：国際頭痛分類 第3版，医学書院，2018.

9) 榎日出夫：てんかんと頭痛．日本小児科学会雑誌，123：674-685，2019.

10) 藤田光江：てんかん性頭痛の診断における頭痛時脳波の意義について．小児慢性反復性頭痛の研究 第2編，日本小児科学会雑誌，97：83-92，1993.

11) 藤田光江：頭痛がてんかんの一つの症状になりうるか？日本頭痛学会誌，40：129-133，2013.

〔藤田光江〕

索 引

数字・外国語

3-Question Headache Screen ……………… 49
A 型ボツリヌス毒素 …………………………… 141
ADHD 治療薬 ……………………………………… 223
alexithymia ………………………………………… 23
calcitonin gene-related peptide（CGRP）
　　　　　　　　　　　　　　　　27, 30, 141
chronic daily headache（CDH）…………… 11
clinically silent aura …………………………… 31
cortical spreading depression（CSD）…… 30, 251
Depression Self-Rating Scale for Children
　（DSRS-C）……………………………………… 62
Headache Impact Test-6（HIT-6）………… 60
high-mobility groupbox 1（HMGB1）……… 31
ID Migraine ……………………………………… 49
medication-overuse headache（MOH）…… 10
neurodevelopmental disorders（NDD）…… 219
NSAIDs …………………………………………… 126
orthostatic dysregulation（OD）…………… 203
OTC 医薬品 …………………………………… 104, 124
Pediatric Symptom Checklist（PSC）……… 62
PedMIDAS ………………………………………… 59
The International Classification of Headache
　Disorders, 3rd edition（ICHD-3）………… 2
trigeminal autonomic cephalalgias（TACs）… 3

日本語

あ

アクアポリン ……………………………… 134, 250
アセトアミノフェン …………………… 104, 124
アミトリプチリン ………………… 105, 107, 138
アレルギー性鼻炎 ……………………… 25, 255
アロディニア ……………………… 23, 32, 56

い

一次性頭痛 ………………………… 2, 45, 249
一次性穿刺様頭痛 ……………………………… 24
異痛症 ……………………………… 23, 32, 56
一過性脳虚血発作 …………………………… 96
一般用医薬品 …………………………………… 124
イブプロフェン ………………………… 104, 126

インドメタシン ……………………………… 127

う・え

うつ病 ……………………………………………… 25
エフェドリン …………………………………… 248
エルゴタミン …………………………………… 136
エレトリプタン ………………………………… 132
塩酸ロメリジン ………………………………… 139

お

嘔吐発作 ………………………………………… 195
悪心・嘔吐 ………………………… 37, 135, 143
音過敏 ……………………………… 59, 63, 143

か

下降性疼痛抑制系 …………………………… 32
画像検査 ………………………………… 38, 91
家族性片麻痺性片頭痛 ………………………… 6
肩こり ……………………………… 56, 155, 253
学校自己採点法 ………………………………… 61
学校対策 ………………………………………… 121
葛根湯 ……………………………………… 246, 252
ガバペンチン …………………………………… 140
過敏性腸症候群 ………………………… 185, 255
カフェイン ……………………………………… 117
カルシトニン遺伝子関連ペプチド（CGRP）141
簡易質問紙法 …………………………………… 62
眼窩蜂窩織炎 …………………………………… 234
感染症 ……………………………………………… 37
甘草 ……………………………………………… 248
漢方製剤一覧 …………………………………… 258
漢方薬 ……………………………………… 134, 246

き

奇形腫疑い ……………………………………… 92
気象病 …………………………………………… 114
稀発反復性緊張型頭痛の診断基準 …………… 9
急性期治療 ………………………… 104, 122, 249
急性鼻副鼻腔炎による頭痛の診断基準 …… 234
共存症 ……………………………… 25, 116, 185, 222
起立性調節障害（OD）……………… 64, 203, 253
緊張型頭痛 ………………………… 9, 57, 212, 252
　── の診断 …………………………………… 155
　── の治療 …………………………………… 158

―― のメカニズム ······················· 31
筋電図バイオフィードバック ················ 120

く

くも膜下出血 ······························· 94
クリアミン ································· 136
グリチルリチン ····························· 248

け

桂枝人参湯 ························· 134, 246
月経関連片頭痛 ·········· 114, 152, 165, 175
血清 IgE ··································· 97
検査 ····································· 89

こ

高血圧 ····································· 37
後頭神経痛 ································· 57
行動療法 ···························· 171, 182
国際頭痛分類 第3版 ························ 2
呉茱萸湯 ······················ 134, 246, 251
子どもの強さと困難さのアンケート ········· 62
五苓散 ··············· 114, 134, 246, 250, 256

さ

紫胡剤 ···································· 252
再発性消化管障害 ·························· 8
三叉神経血管説 ···························· 27
三叉神経・自律神経性頭痛（TACs）········ 3
三叉神経痛 ································· 57

し

支持的精神療法 ········· 41, 118, 171, 172, 183
持続性片側頭痛 ···························· 127
失感情症 ·································· 23
市販の鎮痛薬 ······························ 104
シプロヘプタジン ····················· 105, 138
自閉スペクトラム症 ·················· 25, 153
視野障害 ·································· 66
周期性嘔吐症候群 ·························· 194
―― の診断基準 ······················ 8, 195
触診 ····································· 56
新規発症持続性連日性頭痛 ·············· 7, 11
神経発達症（発達障害）················ 25, 219
心身症 ······························· 25, 223
心理社会的要因 ····················· 166, 171

す

睡眠 ··················· 25, 64, 117, 222
頭痛ダイアリー ················· 70, 171, 182

頭痛体操 ·································· 118
頭痛の慢性化モデル ························ 41
頭痛の有病率 ······························ 13
スマトリプタン ···························· 132

せ

生活習慣の改善 ···························· 110
精神疾患 ························ 25, 185, 253
制吐薬 ···································· 135
線維筋痛症 ································· 127
閃輝暗点 ·································· 54
前兆 ··································· 22, 30
前兆のある片頭痛の診断基準 ············ 6, 144
前兆のない片頭痛の診断基準 ······· 5, 46, 144
前庭性片頭痛 ······························ 241

そ

側弯 ···································· 158
ゾルミトリプタン ·························· 132

ち

釣藤散 ···································· 134
鎮痛薬 ···································· 124

て

てんかん ····························· 222, 260
てんかん関連頭痛 ······················ 98, 264
てんかん性頭痛の診断基準 ·················· 262

と

トピラマート ························· 105, 140
トラベルミン® ···························· 114
トリプタン製剤 ··················· 29, 105, 129
ドンペリドン ······························ 135

な

ナプロキセン ······························ 126
ナラトリプタン ···························· 133
難治性の頭痛 ························· 149, 161

に

二次性頭痛 ············ 37, 44, 58, 89, 226, 253
認知行動療法 ······························ 120

の

脳幹性前兆を伴う片頭痛 ······· 6, 22, 133, 241
脳腫瘍 ································· 90, 92
脳脊髄液減少症 ···························· 91
脳動静脈奇形 ························· 90, 95

脳波検査 ··· 98, 262
乗り物酔い ·· 114

は・ひ

発熱 ·· 37, 246
バルプロ酸 ·· 139
光過敏 ·· 63, 59, 143
皮質拡延性抑制 ································· 30, 251
非ステロイド性抗炎症薬（NSAIDs）··········· 126
鼻副鼻腔炎 ····························· 25, 91, 230, 255
非薬物療法 ·································· 103, 110, 122
頻発反復性緊張型頭痛の診断基準 ··············· 9

ふ

フェーススケール ·································· 60
腹痛発作 ·· 195
腹部片頭痛 ·· 194
―― の診断基準 ······························· 8, 196
不登校・不規則登校 ·························· 64, 180
不登校の状態評価 ···························· 65, 182
ブルーライト ·· 112
プレガバリン ·· 127
プロプラノロール ·································· 140
憤怒けいれん ·· 96

へ

片頭痛 ·· 5
―― に関連する周期性症候群 ················ 8
―― の診断 ·· 143
―― の非薬物療法 ······························ 145
―― のメカニズム ······························ 27
―― の薬物療法 ·································· 146
―― の予後 ·· 18
―― の予防治療 ·································· 148
片麻痺性片頭痛 ······························· 22, 133
変容性片頭痛 ·· 11

ほ

保護者・家族へのサポート（不登校・不規則登校） ···································· 184
保護者が同席しない問診 ······················· 60
保護者への対応（慢性連日性頭痛）············· 173
保護者への問診 ····································· 59

ま

麻黄 ·· 248
マッサージ ··································· 118, 156

慢性緊張型頭痛 ··· 7, 9, 11, 31, 149, 161, 166, 174
―― の診断基準 ··························· 10, 168
慢性片頭痛 ····························· 7, 11, 149, 174
―― の診断基準 ······························ 7, 167
慢性連日性頭痛 ···························· 10, 40, 161
―― の診断 ·· 164
―― の非薬物療法 ······························ 170

み・め

ミトコンドリア脳筋症 ·························· 90
メトクロプラミド ·································· 135
メニエール病 ·· 241
めまい ·· 238
メラノプシン含有網膜神経節細胞 ··············· 112

も

網膜片頭痛 ··························· 6, 22, 67, 133
もやもや病 ····································· 90, 96
問診 ·· 44
問診票 ··························· 46, 50, 51, 52, 53

や・ゆ

薬剤の使用過多による頭痛（薬物乱用頭痛）
7, 10, 149, 250
薬剤の使用過多による頭痛の診断基準 ······· 128
薬物療法 ·· 104
誘因 ··································· 24, 114, 143

よ

抑うつ ·· 255
抑肝散 ·· 251
予兆 ·· 21
予防的治療 ·· 104
予防薬 ··································· 80, 83, 136, 249

り

リザトリプタン ···································· 133
六君子湯 ·· 251
良性発作性斜頸 ····································· 8
良性発作性めまい ·································· 238
―― の診断基準 ·································· 239

れ・ろ

レベチラセタム ···································· 140
ロイコトリエン受容体拮抗薬 ··················· 91
ロキソプロフェン ·································· 127

監修者・編者略歴

藤田光江 (ふじた みつえ)

1970 年 北海道大学医学部卒. 北海道社会保険病院, 新千里病院 (現大阪府済生会千里病院) などを経て, 1980 年から筑波学園病院小児科部長, 2010 年 定年退職後同病院および東京クリニック小児・思春期頭痛外来で診療.

専門：小児・思春期の頭痛, 頭痛に関連するこころの病気.

荒木　清 (あらき きよし)

1982 年 慶應義塾大学医学部卒. 浦和市立病院, 河北総合病院, さいたま市立病院, 埼玉社会保険病院 (現地域医療機能推進機構埼玉メディカルセンター) などを経て, 2011 年から東京都済生会中央病院小児科部長, 2022 年から同病院小児科小児・思春期頭痛外来担当.

専門：小児・思春期の頭痛, 成長・発達, 思春期, 内分泌疾患, 臨床遺伝.

桑原健太郎 (くわばらけん たろう)

1991 年 日本医科大学卒. 社会保険大宮総合病院 (現地域医療機能推進機構さいたま北部医療センター), 国立東静病院 (現国立病院機構静岡医療センター), 日本医科大学各付属病院を経て, 2000 年から同大学小児神経外来, 2007 年から小児頭痛外来, 2008 年同大学付属病院病院講師, 2014 年から広島市立広島市民病院小児科部長, 2024 年から唐淵会桑原医院.

専門：小児・思春期の頭痛, 神経発達症, 起立性調節障害.

小児・思春期の頭痛の診かた
これならできる！頭痛専門小児科医のアプローチ

2018 年 4 月 24 日　1 版 1 刷	ⓒ 2022
2019 年 5 月 30 日　　　　2 刷	
2022 年 2 月 15 日　2 版 1 刷	
2024 年 4 月 30 日　　　　2 刷	

監修者　　　編　者
<ruby>藤田<rt>ふじ た</rt></ruby><ruby>光江<rt>みつ え</rt></ruby>　　<ruby>荒木<rt>あら き</rt></ruby>　<ruby>清<rt>きよし</rt></ruby>　　<ruby>桑原健太郎<rt>くわばらけん た ろう</rt></ruby>

発行者
株式会社 南山堂　代表者 鈴木幹太
〒113-0034　東京都文京区湯島 4-1-11
TEL　代表 03-5689-7850　　www.nanzando.com

ISBN 978-4-525-28282-0